全国中医药行业高等教育"十三五"规划教材

全国高等中医药院校规划教材（第十版）

中医药统计学

（新世纪第四版）

（供中医学、中药学、中药制药、药学等专业用）

主　编

何　雁（江西中医药大学）

副主编

魏高文（湖南中医药大学）　　　　　谢国梁（黑龙江中医药大学）

崔红新（河南中医药大学）　　　　　魏兴民（甘肃中医药大学）

曹治清（成都中医药大学）　　　　　颜素容（北京中医药大学）

编　委

要玉坤（河北中医学院）　　　　　　崔　宁（山东中医药大学）

李　伟（辽宁中医药大学）　　　　　白丽霞（山西中医学院）

季顺欣（黑龙江中医药大学佳木斯医学院）　韩曦英（长春中医药大学）

洪全兴（福建中医药大学）　　　　　陈　丹（湖北中医药大学）

姚　政（云南中医学院）　　　　　　刘建国（江西中医药大学）

中国中医药出版社

·北京·

图书在版编目（CIP）数据

中医药统计学 / 何雁主编 . —4 版 . —北京：中国中医药出版社，
2016.9（2019.6重印）

全国中医药行业高等教育"十三五"规划教材

ISBN 978 - 7 - 5132 - 3365 - 1

Ⅰ.①中…　Ⅱ.①何…　Ⅲ.①中国医药学 – 医学统计 – 中医药院
校 – 教材　Ⅳ.①R2 – 32

中国版本图书馆 CIP 数据核字（2016）第 099520 号

请到"医开讲 & 医教在线"（网址：www.e-lesson.cn）
注册登录后，刮开封底"序列号"激活本教材数字化内容。

中国中医药出版社出版

北京经济技术开发区科创十三街 31 号院二区 8 号楼
邮政编码　100176
传真　010 64405750
山东临沂新华印刷物流集团有限责任公司印刷
各地新华书店经销

开本 850 × 1168　1/16　印张 13.5　字数 329 千字
2016 年 9 月第 4 版　2019 年 6 月第 5 次印刷
书号　ISBN 978 - 7 - 5132 - 3365 - 1

定价　38.00 元
网址　www.cptcm.com

如有印装质量问题请与本社出版部调换（010-64405510）

社长热线　010 64405720
购书热线　010 64065415　010 64065413
微信服务号　zgzyycbs

书店网址　csln.net/qksd/
官方微博　http：//e.weibo.com/cptcm

淘宝天猫网址　http：//zgzyycbs.tmall.com

全国中医药行业高等教育"十三五"规划教材

全国高等中医药院校规划教材（第十版）

专家指导委员会

名誉主任委员

王国强（国家卫生计生委副主任　国家中医药管理局局长）

主 任 委 员

王志勇（国家中医药管理局副局长）

副主任委员

王永炎（中国中医科学院名誉院长　中国工程院院士）

张伯礼（教育部高等学校中医学类专业教学指导委员会主任委员
　　　　天津中医药大学校长）

卢国慧（国家中医药管理局人事教育司司长）

委　　　　员（以姓氏笔画为序）

王省良（广州中医药大学校长）

王振宇（国家中医药管理局中医师资格认证中心主任）

方剑乔（浙江中医药大学校长）

孔祥骊（河北中医学院院长）

石学敏（天津中医药大学教授　中国工程院院士）

卢国慧（全国中医药高等教育学会理事长）

匡海学（教育部高等学校中药学类专业教学指导委员会主任委员
　　　　黑龙江中医药大学教授）

吕文亮（湖北中医药大学校长）

刘　力（陕西中医药大学校长）

刘振民（全国中医药高等教育学会顾问　北京中医药大学教授）

安冬青（新疆医科大学副校长）

许二平（河南中医药大学校长）

孙忠人（黑龙江中医药大学校长）

严世芸（上海中医药大学教授）

李灿东（福建中医药大学校长）

李青山（山西中医药大学校长）

李金田（甘肃中医药大学校长）

杨　柱（贵阳中医学院院长）

杨关林（辽宁中医药大学校长）

余曙光（成都中医药大学校长）

宋柏林（长春中医药大学校长）

张欣霞（国家中医药管理局人事教育司师承继教处处长）

陈可冀（中国中医科学院研究员　中国科学院院士　国医大师）

陈明人（江西中医药大学校长）

武继彪（山东中医药大学校长）

范吉平（中国中医药出版社社长）

周仲瑛（南京中医药大学教授　国医大师）

周景玉（国家中医药管理局人事教育司综合协调处处长）

胡　刚（南京中医药大学校长）

谭元生（湖南中医药大学校长）

徐安龙（北京中医药大学校长）

徐建光（上海中医药大学校长）

唐　农（广西中医药大学校长）

彭代银（安徽中医药大学校长）

路志正（中国中医科学院研究员　国医大师）

熊　磊（云南中医学院院长）

秘　书　长

王　键（安徽中医药大学教授）

卢国慧（国家中医药管理局人事教育司司长）

范吉平（中国中医药出版社社长）

办公室主任

周景玉（国家中医药管理局人事教育司综合协调处处长）

林超岱（中国中医药出版社副社长）

李秀明（中国中医药出版社副社长）

李占永（中国中医药出版社副总编辑）

全国中医药行业高等教育"十三五"规划教材

编审专家组

组　长

王国强（国家卫生计生委副主任　国家中医药管理局局长）

副组长

张伯礼（中国工程院院士　天津中医药大学教授）

王志勇（国家中医药管理局副局长）

组　员

卢国慧（国家中医药管理局人事教育司司长）

严世芸（上海中医药大学教授）

吴勉华（南京中医药大学教授）

王之虹（长春中医药大学教授）

匡海学（黑龙江中医药大学教授）

王　键（安徽中医药大学教授）

刘红宁（江西中医药大学教授）

翟双庆（北京中医药大学教授）

胡鸿毅（上海中医药大学教授）

余曙光（成都中医药大学教授）

周桂桐（天津中医药大学教授）

石　岩（辽宁中医药大学教授）

黄必胜（湖北中医药大学教授）

前 言

　　为落实《国家中长期教育改革和发展规划纲要（2010-2020 年）》《关于医教协同深化临床医学人才培养改革的意见》，适应新形势下我国中医药行业高等教育教学改革和中医药人才培养的需要，国家中医药管理局教材建设工作委员会办公室（以下简称"教材办"）、中国中医药出版社在国家中医药管理局领导下，在全国中医药行业高等教育规划教材专家指导委员会指导下，总结全国中医药行业历版教材特别是新世纪以来全国高等中医药院校规划教材建设的经验，制定了"'十三五'中医药教材改革工作方案"和"'十三五'中医药行业本科规划教材建设工作总体方案"，全面组织和规划了全国中医药行业高等教育"十三五"规划教材。鉴于由全国中医药行业主管部门主持编写的全国高等中医药院校规划教材目前已出版九版，为体现其系统性和传承性，本套教材在中国中医药教育史上称为第十版。

　　本套教材规划过程中，教材办认真听取了教育部中医学、中药学等专业教学指导委员会相关专家的意见，结合中医药教育教学一线教师的反馈意见，加强顶层设计和组织管理，在新世纪以来三版优秀教材的基础上，进一步明确了"正本清源，突出中医药特色，弘扬中医药优势，优化知识结构，做好基础课程和专业核心课程衔接"的建设目标，旨在适应新时期中医药教育事业发展和教学手段变革的需要，彰显现代中医药教育理念，在继承中创新，在发展中提高，打造符合中医药教育教学规律的经典教材。

　　本套教材建设过程中，教材办还聘请中医学、中药学、针灸推拿学三个专业德高望重的专家组成编审专家组，请他们参与主编确定，列席编写会议和定稿会议，对编写过程中遇到的问题提出指导性意见，参加教材间内容统筹、审读稿件等。

　　本套教材具有以下特点：

　　1. 加强顶层设计，强化中医经典地位

　　针对中医药人才成长的规律，正本清源，突出中医思维方式，体现中医药学科的人文特色和"读经典，做临床"的实践特点，突出中医理论在中医药教育教学和实践工作中的核心地位，与执业中医（药）师资格考试、中医住院医师规范化培训等工作对接，更具有针对性和实践性。

　　2. 精选编写队伍，汇集权威专家智慧

　　主编遴选严格按照程序进行，经过院校推荐、国家中医药管理局教材建设专家指导委员会专家评审、编审专家组认可后确定，确保公开、公平、公正。编委优先吸纳教学名师、学科带头人和一线优秀教师，集中了全国范围内各高等中医药院校的权威专家，确保了编写队伍的水平，体现了中医药行业规划教材的整体优势。

　　3. 突出精品意识，完善学科知识体系

　　结合教学实践环节的反馈意见，精心组织编写队伍进行编写大纲和样稿的讨论，要求每门教材立足专业需求，在保持内容稳定性、先进性、适用性的基础上，根据其在整个中医知识体系中的地位、学生知识结构和课程开设时间，突出本学科的教学重点，努力处理好继承与创新、理论与实践、基础与临床的关系。

4. 尝试形式创新，注重实践技能培养

为提升对学生实践技能的培养，配合高等中医药院校数字化教学的发展，更好地服务于中医药教学改革，本套教材在传承历版教材基本知识、基本理论、基本技能主体框架的基础上，将数字化作为重点建设目标，在中医药行业教育云平台的总体构架下，借助网络信息技术，为广大师生提供了丰富的教学资源和广阔的互动空间。

本套教材的建设，得到国家中医药管理局领导的指导与大力支持，凝聚了全国中医药行业高等教育工作者的集体智慧，体现了全国中医药行业齐心协力、求真务实的工作作风，代表了全国中医药行业为"十三五"期间中医药事业发展和人才培养所做的共同努力，谨向有关单位和个人致以衷心的感谢！希望本套教材的出版，能够对全国中医药行业高等教育教学的发展和中医药人才的培养产生积极的推动作用。

需要说明的是，尽管所有组织者与编写者竭尽心智，精益求精，本套教材仍有一定的提升空间，敬请各高等中医药院校广大师生提出宝贵意见和建议，以便今后修订和提高。

国家中医药管理局教材建设工作委员会办公室

中国中医药出版社

2016 年 6 月

编写说明

　　本教材是为致力于学习基本统计方法的中医药类专业的学生而编写的。教材中所讲统计学方法已成为正确理解当前中医药文献必不可少的工具。但是，对于多数学生而言，学习统计学恰如服食苦口良药：非常艰涩，但又必要而且难以回避。

　　为什么许多人学了多遍统计学，仍不得要领，几乎一用就错？这是个很普遍但又令人十分遗憾的问题。面对生物医学科研中大量误用和滥用统计学的案例，面对因科研设计和统计分析错误导致结论令人难以置信的事实，需要我们寻找出有效的方法解决上述问题。

　　产生上述问题的原因很多，但最主要的是现行医药统计学教科书严重脱离科研实际。教材中所写内容全是经过统计学工作者加工过的，而实际问题的"原型"已不见踪迹。教科书上对类似的概念与方法也不加以辨识和比较，再加之实际问题的训练量不充分，因此，只接触过统计学"标准形式"的人，很难正确运用统计学处理各种复杂的实际问题。

　　统计学本身的理论和方法很多，但其指导思想和精髓是概率论与数理统计。它在不同学科中的具体应用就产生了工业统计学、农业统计学、经济统计学、生物统计学、医学统计学、卫生统计学等学科。可以这样说，某一特定研究领域中的统计学总是以解决这一领域具体问题为目的，而绝不是统计学复杂公式的计算原理和推导过程的"翻版"。因此，在教育理念上，必须强调理论密切联系实际，理论是为实践服务的，要在打牢基础的前提下，注重实践技能的培养。检验教学质量高低的标准是看学生运用所学理论解决实际问题能力的大小。

　　基于以上认识，我们对有关内容进行耐心而又清晰的阐释。在可能的条件下，强调统计学对中医药的价值，以专业需要驱动对相关统计方法的学习。然后以适当的实际案例说明这种统计方法。一系列统计学工具的介绍也是建立在循序渐进基础之上的。

一、本教材的内容及知识体系

　　本教材更加贴近中医药专业的实际应用，兼顾统计学的教学体系，所有的例题要求选自医药研究实际问题，尽量把统计学体系的叙述方式转换为统计学能为中医药数据评价提供什么样的工具帮助。

　　统计学的难点是公式和计算，在信息化普及时代，引入统计软件完成数据处理已势在必行，结合本科阶段学生计算机水平，选择 Office 办公软件的 Excel 作为辅助工具处理统计计算问题。具体内容如下：

　　1. 实验数据的基本统计处理　介绍中医药统计学的基本概述，重点整理与后续教学密切相关的准备知识，了解数据统计在药事管理和中药用药规律上的辅助作用。使学生初步学会用统计软件（Excel）处理统计问题。

　　2. 随机抽样与抽样分布　建立统计学的思维模式，了解统计量概念在实际统计中的重要作用。掌握用统计软件（Excel）处理统计学的计算问题。

3. 参数估计与检验　这是本课程的重点内容，要求熟练掌握参数估计与检验的原理和方法，熟练掌握用统计软件（Excel）处理计算问题。

4. 相关与回归　掌握建立相关量回归表达式及可靠性估计的方法，重点掌握多元回归的分析方法。

5. 试验设计方法　建立试验设计的基本思想，了解试验前进行合理设计的必要性，掌握单因素、双因素试验设计的前提条件和试验模式，了解多因素正交设计和均匀设计。

6. 非参数检验　重点介绍在数据分布未知或知之甚少的前提下，如何检验数据的分布情况，重点介绍两组比较与多组比较的秩检验。

二、本教材的特色

1. 改变教学角度，突出中医药的实际应用　本教材尝试改变学习的角度。把以往从数学角度阐述统计问题改为从中医药实际问题出发，引入统计的前提条件和相应的统计方法。以中医药科研实际为例，介绍统计学的思路和分析方法。使抽象的统计推断紧紧围绕具体的科研实例，开阔思路，加深学生对统计学在科学研究中重要性上的认识。使学生明白正确地运用统计学，避免在科研工作中走弯路，避免数据收集的盲目性，提高自己的创新能力。

2. 使用最基本、最易获取的统计软件 Excel，以提高学习效率和兴趣　在当今计算机发展的时代，统计软件已使统计过程变得更容易。本课程给出科研实例，鼓励学生用计算机软件重现结果，加深理解统计学在中医药科研中的作用。第十章软件使用内容建议，根据各章数据统计需要，穿插在各章中讲解，增强学生学习本课程的兴趣。

通过对本教材的学习，使同学们认识到在中医药科研过程中，充分利用统计学这一工具，可以极大提高科研效率；有计算机统计软件作为辅助工具，学好统计学课程并不困难。

三、本教材的适用对象

本教材的内容和实例满足中医、中药、生物、医疗卫生保健等多学科的需要，可供高等院校中医学、中药学、中药制药、药学等专业本科生以及从事统计分析的研究者参考使用，也可作为中医药统计学培训和自学的教材。带 * 号内容为选学内容。

四、本教材的作者队伍

本教材凝结着全国 17 所院校 18 位编写者的智慧和心血，第一章和第八章由何雁、刘建国、白丽霞完成，第二章由颜素容和要玉坤完成，第三章由崔红新、韩曦英完成，第四章和第十章由魏兴民和李伟完成，第五章和第六章由谢国梁、季顺欣完成，第九章由魏高文、陈丹、崔宁完成。没有他们的辛勤劳作和无私奉献就没有这本教材。本教材在编写过程中，金国华、周丽、罗晓健、宋伟才老师对稿件提出了许多修改意见，并且得到了江西中医药大学各级领导及教务处等有关部门的大力支持，在此一并表示衷心感谢。

本教材数字化工作是在国家中医药管理局中医药教育教学改革研究项目的支持下，由中国中医药出版社资助展开的。该项目（编号：GJYJS16062）由何雁老师负责，全体编委会成员共同参与。

对于教材中不足之处，敬请广大师生提出宝贵意见，以便再版时修订提高。

《中医药统计学》编委会

2016 年 5 月

目　录

第一章　中医药统计学概论

第一节　统计学概述

中医药研究是通过实验或临床疗效观察取得信息,产生了大量的数据,科学合理地进行数据管理和统计分析,可以发现其中的规律,从而更好地理解所研究的问题,解释所观察到的现象。统计学已经成为中医药研究的重要组成部分。

统计学是关于研究对象的数据资料搜集、整理、分析和解释,以显示其总体特征和统计规律性的一门科学。统计学本身的理论和方法很多,但其指导思想和精髓是概率论与数理统计,它们在不同学科的具体应用就产生了工业统计学、农业统计学、生物统计学、医药统计学、卫生统计学等学科。

在近代,数理统计学的应用领域不断扩展,并出现了一些相应的边缘学科,图1-1仅列出了它们的主要应用,而其影响范围要广泛得多。

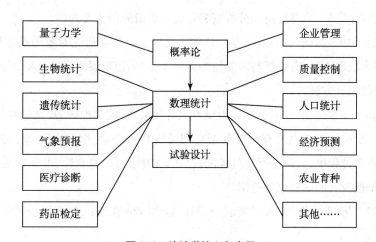

图1-1　统计学核心和应用

统计方法在医药卫生领域中有广泛的应用。常用的基本统计方法包括数据资料的统计描述和总体指标的估计和检验及数据组之间的相关分析。本课程的具体内容如图1-2所示。

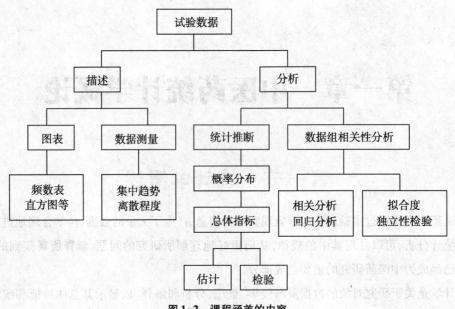

图1-2　课程涵盖的内容

第二节　统计学研究的内容

试验设计、收集资料、整理资料和分析资料是统计学研究的主要内容。

1. 试验设计　即根据研究的目的,制定总的研究方案。包括研究对象的纳入标准和排除标准,样本量和样本获取方法,实验组与对照组的分组原则,确定观察指标及精度,实验过程中的质量控制,拟使用的统计方法等。

2. 收集资料　即根据研究的目的,以及试验设计的要求,收集准确的、完整的、充满信息的原始资料。中医药学统计资料主要有实验数据和现场资料报表、医疗卫生工作记录和报告卡等。在这些资料的收集过程中,必须进行质量控制,包括它的统一性、确切性、可重复性。对这些原始数据的精度和偏性应有明确的控制范围。

3. 整理资料　即把收集到的原始资料,有目的地进行科学加工,使资料系统化、条理化,以便进行统计分析。

4. 分析资料　即建立一个在数学上可以处理并尽可能简单的模型来描述所得数据,进而对所研究的问题做出一定的结论。这种"结论"在统计上叫作"推断"。它是对所提出问题的一个回答,而不只限于所得数据范围内。

综上所述,统计分析的研究内容应该包含以下三方面的内容:

(1) 实验数据的集中趋势和波动程度(总体的数字特征)分析;

(2) 根据总体抽取的部分样本来推断总体特征的数学方法;

(3) 为了推断总体特征所必须要满足的试验设计要求。

第三节　统计学的基本概念

一、总体与样本

总体是指性质相同的研究对象中某种变量值的集合。如研究某社区 2011 年正常成人的血压,则研究对象是该社区 2011 年正常成年人;变量值为每个研究对象的血压值;该社区 2011 年正常成人的血压值就构成一个总体。这里的总体只包括有限个变量值,称为有限总体。有时,总体是设想的,如研究某药治疗糖尿病患者的效果,组成该总体的个体为各个糖尿病患者,研究者所设想的总体是所有糖尿病患者,其研究对象的总数显然是不确定的,称为无限总体。

由于医药研究中的总体大都是无限总体,所以研究者只能从中抽取一部分进行研究。从总体中随机地抽取部分个体所组成的某种变量值的集合,称为样本。抽样研究的目的是由样本信息推断总体特征,如测量某地 2011 年 200 名正常成年人的血压值组成的样本,计算样本均数,可以用来推断该地区 2011 年正常成人血压的总体均数。但是,这种推断必须以样本的可靠性和代表性为前提。

二、统计数据类型

医药统计资料一般分为计量(定量)资料和计数(定性)资料。介于其中还有等级(半计量)资料,研究者必须根据不同资料类型选用适当的统计方法。

1. 计量资料　测定每个观察单位某项指标量的大小,所得到的数据称为计量资料。例如 18 岁男性的身高值(cm)、体重值(kg)、某中药有效成分的含量(mg/kg)等。这类资料一般具有计量单位,各观察单位的测量值常有量的差异。

2. 计数资料　将观察单位按照某种属性或类别分组计数,得到各组观察单位的个数称为计数资料。例如用某药治疗若干痢疾病人的治愈人数;某人群中 O、A、B、AB 各种血型的人数。分属于各组的观察单位有质的差别,不同质的观察单位不能归于同一个组内。

3. 等级资料　将观察单位按某种属性的不同程度分组计数,得到各组观察单位的个数称为等级资料或半定量资料。例如用某药治疗若干流感病人,统计治愈、好转、无效的人数,或测定某种血清凝集反应的结果为−、+、++的人数等,这类资料具有计数资料的特点,但所分各组又是按一定顺序由轻到重、由小到大排列的。

三、概率与频率

概率是描述事件发生可能性大小的一个度量。它描述的是总体中随机事件出现的可能性大小,是一个确定的数值,它的取值范围由 0 到 1。

对一个随机事件 A 做重复观察,其中某变量值出现的次数称为频数。若以 n 代表重复观察的总次数,以 f 代表频数,则 f/n 为事件 A 发生的频率。频率是已经进行试验的结果,描述的是样本中事件出现的可能性大小。对于一个随机事件,尽管每进行 n 次重复试验,所得到的频率可能各不相同,其取值具有偶然性。但经验证明,在同一条件下进行大量重复试验时,随机事件出现的频率会在某一常数左右摆动,这种性质叫作频率的稳定性。在许多实际问题中,当概率不易求得时,只要 n 充分大,可以将频率作为概率的估计值。

概率常用符号 P 来表示,必然事件的概率为1,不可能事件的概率为0,P 越接近1,表明其事件发生的可能性越大,P 越接近于0,表明其发生的可能性越小。例如用针灸的方法治疗某病200名患者,治愈率为90%(或0.9),则治愈某病的概率可以估计为0.9,这个治愈的频率说明针灸方法治愈某病的可能性。

四、参数和统计量

参数是根据总体分布的特征而计算的总体指标,一般用小写的希腊字母表示总体参数。如正态总体均数(μ)、标准差(σ)、离散总体率(p)等,总体的参数是一个确定的数值。

由总体中随机抽取样本而计算的相应指标称为统计量,一般用拉丁字母代表,如样本均数(x)、样本标准差(s)、样本率($\hat{p}$)等。统计量一般随概率的不同,取值也不同,统计量是一个变量值。

五、变量与抽样误差

在统计学中,将说明观察单位的某种属性或标志称为变量。对变量进行测量或观察的值称为变量值。如果变量可以取有限个数值或可列个数值,称为离散变量,如仪器个数、治愈的人数等,如果变量的取值是连续不断的,且不能一一列举,就称为连续变量,如时间、温度、产品尺寸等。

抽样误差是指样本指标(如样本均数、样本标准差、样本率等)与总体指标(总体均数、总体标准差、总体率等)之间的差异。例如,同一总体同一样本均数,多次抽取得到的不同样本之间都有差异,$\overline{X}_1 \neq \overline{X}_2$ 这些都系抽样误差所致。例如分6批观察某种中药复方治疗高血压病人的疗效,样本含量各为50例,尽管各样本的条件尽量保持一致,但各样本的有效率也不完全一样。样本的有效率也不恰好等于总体的有效率。

因为各观察单位间存在着个体差异,样本又未包含总体的全部信息,所以这种抽样误差是难免的,但抽样误差有一定的规律,运用这些规律可以进行总体的估计和统计推断。

第四节　学习中医药统计学的目的和要求

一、学习的目的

学习中医药统计学并非要使我们成为统计学的专业人员,其目的在于使大家具备科学的推理思维,学会从不确定的概率角度去考虑问题;学会结合专业问题合理进行课题设计,通过精细的实验研究获得可靠、准确的资料;学会正确运用统计学方法充分挖掘资料中隐含的信息,并能恰如其分地作出理性概括,正确书写具有一定学术水平的研究报告或科学论文,提高自身的科学素养。

为了使读者在使用统计方法时,能从繁杂的计算工作中解脱出来,本书以统计软件 Excel 作为辅助工具,尽可能地把统计学原理和计算机数据处理结合起来,并更好地应用到中医药研究的实践中去。利用实际事例,详细介绍相应统计学方法的计算机处理操作过程。这里要特别指出的是:

1. 计算机统计软件是处理数据的有力工具,但从专业角度和统计学意义上做出正确判断的任务却是计算机不能替代的。读者应该把所采用的统计学方法的适用条件和统计学原理理解透彻,如果做不到这一点,那么做试验和数据处理都是毫无意义的。

2. 学习中医药统计学应着重于理解医学统计学的基本原理和基本概念;掌握收集、整理与分析资料的基本知识与基本技能;重视原始资料的完整性、可靠性及处理数据时实事求是的科学态度。

3. 本教材的重点在于理解各种统计学方法的基本概念,掌握其适用的范围和注意事项,学习过程必须注意理论联系实际,结合专业,联系中医药科研实际,评价其统计设计和分析的优缺点等。对于教材中引用的统计公式,只要求了解其意义及使用方法,不必深究其数学推导过程。

通过本教材的学习,期望同学们得到如下体会:在中医药科研过程中,充分利用统计分析这门学科,可以极大提高科学研究的效率;有计算机统计软件作为辅助工具,学好统计课程是不困难的事。

二、学习的要求

1. 思考问题的角度　统计学是用随机与不确定的观点去考虑问题,在齐同的基础上去比较、分析,依据概率的逻辑推理去作结论,属于从个别到一般的归纳推理思维。与我们以前的从一般到个别的演绎推理思维有所不同,初学统计学应注意这一点。

2. 统计离不开计算和公式　统计学中的公式都是由实际问题引申出来的,都是有一定条件的,虽不要求掌握其数学推导,但要牢记其直观意义、用途和应用的条件。学习时要留心有关解释,并多加思考,这将有助于对公式的理解和正确应用。

学习本课程还应该多做习题,本书的每一章均配一定数量的习题,通过练习,帮助大家学会思考,熟悉概念,学会正确运用统计方法去解决问题。借助统计软件可以省去烦琐的计算,更好地掌握统计软件输出结果的正确解释。

3. 统计不是万能的　正确应用统计学方法,能帮助我们正确认识客观事物,阐明事物的固有规律,从而把感性认识提升到理性认识。有些人仅凭收集到的少量数据,就希望用统计学方法推断结论,把规律"创造"出来,但统计不是万能的,它绝不能改变事物的本来面目,统计只能帮助我们认识规律而不能"创造"规律。另外,统计学分析手段需要有正确的中医药理论作指导,不能将数据处理归结为纯粹的数学问题,否则会归纳出错误的,甚至是荒谬的结论。

4. 统计分析的结论是以一定概率为基础的　统计分析的结论都是有一定概率条件的,因此所作的结论或推断的可靠性都是相对的。当推断两种药物疗效有无差别,而统计推断犯错误的概率等于 0.05 时,表示根据该实验结果推断有 95% 的把握认为两种药物疗效有显著差别,但同时也还存在 5% 估计错误的可能性,因此在下结论时应该根据具体情况,结合专业知识,慎重斟酌。统计推断的正确性有赖于有效的方法。"有效的方法"评价的基点往往是从概率出发的,"大量重复使用该方法总体效果最好"。

第五节　实例分析:中药注射剂不良反应的评价

一、中药注射剂的概念

中药注射剂是指中药材经提取、纯化后制成的供注入人体的溶液、乳液及供配制成溶液的粉末或浓溶液的无菌制剂。种类包括注射液、注射用无菌粉末和注射用浓溶液,可用于肌内、静脉注射或静脉滴注等。

二、发展历程

中药注射剂为中国所独有,它突破了中药传统给药方式,是中药制剂研究的创举,已成为临床治疗的独特手段,是目前中药临床用药的重要剂型之一。1954 年武汉制药厂对柴胡注射液重新鉴定并批量生产,成为国内工业化生产的第一个中药注射剂品种。目前,全国有 400 多家企业生产已有批准文号的中药注射剂共 109 种。从目前应用来看,双黄连注射剂是很好的广谱抗病毒注射剂,因为西药抗病毒药物是针对特定的病毒,一旦病毒变异,药品就会失效,所以说,没有哪种西药可以替代它,双黄连注射剂在临床治疗中具有不可替代性。

随着中药注射剂的广泛使用,中药注射剂不良反应/不良事件时有发生,使中药注射剂的安全性受到社会各界广泛关注,并陷入信任危机,甚至有"停用中药注射剂"的呼声。中药注射剂的前景令人担忧。中药注射剂同其他药品一样迫切需要从安全性、有效性、处方的合理性和工艺等方面对其进行上市后的再评价。

三、数据处理与统计分析

2010 年四川大学华西医院中国循证医学中心李幼平主任带领她的循证医学研究团队以文献研究为切入点,描述性分析我国中药注射剂不良反应/不良事件统计趋势,为中药注射剂研发、合理使用与安全警戒,以及风险管理工作提供参考依据(文献来源:中国循证医学杂志 2010,10(2):132~139)。

1. 数据来源　中国生物医学文献数据库(1978.1~2009.4)、中国期刊全文数据库(1979.1~2009.4)、中文科技期刊数据库(1989.1~2009.4)、中国中医药数据库(1984.1~2009.4)、卫生部及国家食品药品监督管理局网站《药品不良反应信息通报》第 1~22 期国家基本药物目录(2004 年版)33 种中药注射剂不良反应/不良事件(ADR/AE)相关数据。

2. 统计分析　上述 5 个数据库共检出 5405 篇文献,剔除重复文献 2160 篇后,再按纳入与排除标准最终纳入 1010 篇。得到统计图表 1-1:

表 1-1　中药注射剂 ADR 文献类型

序号	文献类型	文献数(篇)	构成比(%)
1	个案报告	348	34.46
2	系列病例观察	254	25.15
3	ADR 综述	119	11.78
4	随机对照试验	116	11.49
5	横断面研究	78	7.72
6	ADR 文献分析	61	6.04
7	非随机对照研究	28	2.77
8	系统评价	6	0.60
合计		1010	100.0

表 1-1 的数据提示:

(1) 文献总体研究质量不高。纳入的 1010 篇文献中,ADR 的文献类型以描述性研究和普通综述及文献分析为主,其中个案报告、系列病例观察共 675 篇(占 66.83%)。对常见 ADR,设计更严谨的 RCT 证据强度更高;而对罕见 ADR,病例对照研究、系列病例观察,乃至个案报告都具有非常重要的价值。但发表文献中,多数报告的是常见 ADR,相对证据强度高的 RCT 及其系统评价/Meta 分析仅有 117 篇和 6 篇,且大多不是以安全性研究为目的,关注的只是中药注射剂疗效。RCT 报告质量不高主要表现为绝大多数未说明随机方法(甚至是错误的随机方法),几乎未报告随机分配隐藏,使用盲法者极少,未充分报告受试者的纳入排除标准,基线可比性报告不规范,所有研究均未描述样本含量的估算依据,失访病例的记录较少等。若按 RCT 报告标准判断,则高质量文献屈指可数。仅有的 6 篇系统评价仍然问题突出。

(2) 缺乏从国家层面对中药注射剂的全面系统评价,包括来自临床、企业和国家药品不良反应中心的报告和监测数据。因此,需要加强中药注射剂临床科研能力和 ADR 报告、监测数据的挖掘和证据合成能力等,提高中药注射剂临床研究质量和报告规范。

纳入的 1010 篇文献中,1984 年只有 1 篇,此后 6 年(1985~1990 年)未检索到相关报道。但自 1991 年起,我国中药注射剂 ADR 研究年文献发表总量和年文献累积量均明显递增(图 1-3)。年文献发表量可分 4 阶段:1991~1996 年每年不到 20 篇慢速增长;1997~2000 年首次快速增长,从年均 20 篇文献增至近 65 篇;2001~2003 年第二次快速增长,从年均 60 篇文献增至近 110 篇;2004 年至今年均约 100~120 篇。

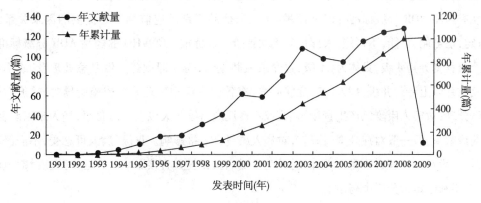

图 1-3　文献发表时间分布

中药注射剂 ADR 文献报告从 1984~1990 年不足 1 篇/年,到 2009 年 4 月平均 120 篇/年,说明人们对中药注射剂 ADR 的认识逐渐走出了误区:从认为中药注射剂"疗效好,无毒、无副作用",到通过主动监测(如通过临床试验和监测点报告)、自发报告和事故追查等多种途径报告中药注射剂 ADR;政府建立药品 ADR/AE 信息通报制度,对药物 ADR/AE 调查处理过程及时公开,并通过权威新闻媒体公诸于众,增加药品安全信息的透明度,让人们逐渐开始全面认识中药注射剂。

表 1-2 《药品不良反应信息通报》中药注射剂 ADR 的管制措施

序号	中药注射剂	上市时间	管制时间/撤市时间	管制原因	管制措施	文献数（篇）	构成比（%）
1	双黄连	2002.06.21	2009.09.16	严重不良反应报道频繁	暂停销售和使用标示	309	16.97
2	清开灵	2002.06.21	2009.04.20	严重不良反应报道频繁	公众警示	254	13.95
3	鱼腥草	2002.06.21	2009.09.25	272 例严重不良反应报告	公众警示	201	11.04
4	刺五加	2002.10.16	2008.10.08	严重不良反应事件,3 例死亡	暂停销售	152	8.35
5	茵栀黄	2002.06.21	2008.10.19	4 例不良反应事件,1 名新生儿死亡	停止使用	118	6.48
6	参麦	2002.08.18	2003.01.01	17 例严重不良反应报告	掌握适应证	74	4.06
7	莲必治	2002.07.102	2006.11.12	引起急性肾功能损害的风险	加强监测	14	0.77
	合计					1443*	79.25

* 上市时间以 SFDA 官方网站中该中药注射剂的注册批准时间为准

由于中药注射剂引发的 ADR 临床表现多样,涉及人体各系统,特点呈现多发性和普遍性、临床表现多样性、种类不确定性、批次间差异性、不可预知性等,现有评价标准仅涉及 ADR 严重程度和因果关系,未考虑发生率等量化指标,缺乏中药注射剂风险评价标准。

近年随着中药注射剂 ADR/AE 报告日益增多,SFDA 也加大惩戒力度,屡次叫停中药注射剂。从 2006 年 6 月暂停鱼腥草注射液的销售使用后,又先后叫停刺五加、双黄连和茵栀黄等注射液,并修改莲必治、穿琥宁等中药注射剂的说明书。但仅靠惩戒无法解决根本问题。

现有药品 ADR 分级标准有以下两种:①国家药品不良反应监测中心提供的因果关系评价为:肯定,很可能,可能,不可能,未评价和无法评价 6 级标准。②WHO 的药品 ADR 分级标准,根据其严重程度分为 4 级,具体为:Ⅰ级,致命或威胁生命,需立即撤药并做紧急处理者,或不良反应持续一月以上者。Ⅱ级,病人反应症状明显,有各器官病理生理改变或检验异常,被迫撤药并做特殊处理,对病人康复已产生直接影响,或不良反应持续 7 天以上者。Ⅲ级,病人难以忍受,被迫停药或减药,经一般对症处理后好转,对病人康复无直接影响。Ⅳ级,病人可忍受,不需停药或减量,经一般对症处理或不需处理即较快恢复,对病人康复无直接影响。缺乏中药注射剂风险评价标准,不利于定量分析中药注射剂 ADR。

3. 结论

（1）中药注射剂 ADR 研究呈增长态势,但数量少、发表分散、质量不高。目前文献发表及分布的现状既不利于中药注射剂 ADR 病例收集与深入研究,也不利于对中药注射剂 ADR 的警戒和监控。因此,加强中药注射剂 ADR 研究、发表及其核心期刊群的建设迫在眉睫。

（2）迫切需要研究制定中药注射剂 ADR 的分级和风险评价标准。引入中药注射剂的风险管理制度,通过一系列警戒行动和干预,识别、预防和减少其相关风险,以达到风险/效益最优化。可以将风险管理意识植入中药注射剂的产业链中,采取措施以降低 ADR 发生概率或/和发生后果的损害。

（3）应有组织地推动中药注射剂安全性再评价和合理用药的宣传普及。中药注射剂再评价是一个系统工程,不仅限于安全性监测和评价,还应借鉴国际西药(尤其是生物制剂等)再评价和政策制定及管理运行经验,结合中药注射剂特点,利用多学科方法、跨部门合作,综合评价其风险–成本–效果,循证制定各种评价指标、标准和技术方法,建立和完善中药注射剂再评价制度。

思考与练习一

一、选择题

1.下列观测结果属于等级资料的是(　　)。

　　A.白细胞计数　　　　　　　　B.住院天数

　　C.门诊就诊人数　　　　　　　D.患者的病情程度

2.总体是由(　　)组成。

　　A.部分个体　　　　　　　　　B.全部研究对象

　　C.全部同质个体　　　　　　　D.相同的观察指标

3.抽样的目的是(　　)。

　　A.研究样本统计量　　　　　　B.由样本统计量推断总体参数

　　C.研究特殊个体的特征　　　　D.研究总体统计量

4.参数是指(　　)。

　　A.参与的个体数　　　　　　　B.样本的统计指标

　　C.总体的统计指标　　　　　　D.样本的总和

5.抽样误差是指(　　)。

　　A.每个样本之间的差异　　　　B.不同批次样本指标之间的差异

　　C.总体指标之间的差异　　　　D.样本指标与总体指标之间的差异

二、简答题

1.数据资料和变量的类型分别有哪几种?请举例说明,它们各有什么特点?

2.概率与频率的联系与区别?

3.参数与统计量有何区别与联系?

4.抽样误差是指哪些指标之间的差异?

三、讨论题

1.利用学校图书馆电子文献数据库资源,调查中药注射剂不良反应/不良事件再评价情况,采集了哪些数据?用了哪些统计学方法?

2.查阅中文科技期刊数据库,综述阿司匹林在高血压患者中使用的效果和预后状况。

第二章 随机事件和概率

　　自然界和社会生活中各种现象不外乎两大类。一类是在一定条件下必然发生或不发生的确定性现象。例如：在正常状况下，水在0℃时结成冰。还有一类现象是在一定条件下可能发生，也可能不发生的随机现象。例如，用某种新药治疗患者的疾病，其结果可能有效或无效。随机现象在个别观察或试验中，其结果具有不确定性，但在多次重复观察中却会表现出某种规律性。例如，多次重复抛掷同一枚质地均匀的硬币，就会发现，正面朝上和反面朝上的次数大致各占一半，这种随机现象的规律性称为统计规律性。

第一节 随机事件及其运算

一、随机试验和随机事件

　　我们对于随机现象的研究，总是伴随着随机试验进行的。为研究随机现象的统计规律性而进行的各种科学实验或观测等都称为**试验**。而将具有以下三个特征的试验称为**随机试验**：

　　（1）在相同的条件下，试验可重复地进行。

　　（2）试验的所有可能结果事先是明确可知的，且不止一个。

　　（3）每次试验只出现其中之一，但试验前无法预知出现哪一个结果。

　　为简便起见，以后我们将随机试验简称为试验。对某种现象的"观察的结果"称为**事件**。每个可能结果称为**基本事件**（或样本点），记为 ω。基本事件的全体，即试验中所有的可能结果组成的集合称为试验的**样本空间**，记为 Ω。我们将由单个或多个基本事件组成的集合称为**随机事件**，简称事件，通常用大写字母 A、B、C 等表示。显然，一个随机事件对应于样本空间的一个子集。例如，盒子中有6个相同的球，标记号码1、2、3、4、5、6，则 $\Omega=\{1、2、3、4、5、6\}$，记随机事件 $A=\{$从中任取一球，号码为偶数$\}$，则 $A=\{2、4、6\}$，A 是 Ω 的一个子集。

　　在一定条件下，试验结果中必然出现的事件，称为**必然事件**。在一定条件下，试验结果中必然不出现的事件，称为**不可能事件**。例如，$\{x^2+1=0$ 有实数解$\}$；$\{$人的寿命可达200岁$\}$等。显然，必然事件与不可能事件发生与否已失去"不确定性"，但为方便起见，仍视为特殊的随机事件，它们是随机事件的两种极端情形。一般地，我们将必然事件记为 Ω，不可能事件记 Φ。

二、随机事件的关系和运算

　　在各种现象中，我们往往要同时考察几个随机事件及它们之间的联系，我们有必要来讨论事件的关系及运算。

1. 事件的包含与相等

设有事件 A 及事件 B，如果事件 A 发生必然导致事件 B 发生，则称事件 A 包含于事件 B。并记为 $A \subset B$ 或 $B \supset A$。若 $A \subset B$，且 $B \subset A$，则称事件 A 与 B 相等，并记为 $A = B$。例如，$A = \{$乙肝患者$\}$，$B = \{$乙肝病毒携带者$\}$，则有 $A \subset B$。

对任意事件 A，有 $\Phi \subset A \subset \Omega$，在概率论中我们常用长方形表示样本空间 Ω，用其中的圆（或其他几何图形）表示事件 A，这类图形称为韦恩图（Venn 图）。如图 2-1 是表示 A 与 B 关系的 Venn 图。

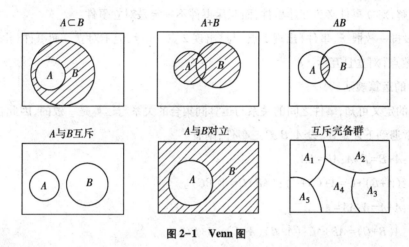

图 2-1　Venn 图

2. 事件的和（或并）

若事件 $C = \{A$ 或 B 中至少有一个发生$\}$，则称 C 为 A、B 两事件的和（或并）事件，记为 $C = A + B$。n 个事件的并事件记为 $A = \sum\limits_{i=1}^{n} A_i$。如图 2-1 是 $A + B$ 的 Venn 图。

例如，$A_1 = \{$甲份血清含乙肝病毒$\}$，$A_2 = \{$乙份血清含乙肝病毒$\}$，

$A = \{$甲、乙两份混合血清含乙肝病毒$\}$，则有

$$A = A_1 + A_2$$

3. 事件的积（或交）

若事件 $C = \{A$ 与 B 同时发生$\}$，则称 C 为 A、B 两事件的积（或交）事件，记为 $C = AB$。n 个事件的交事件记为 $A = \prod\limits_{i=1}^{n} A_i$。如图 2-1 有 AB 的 Venn 图。

例如，$A_1 = \{$甲份血清不含乙肝病毒$\}$，$A_2 = \{$乙份血清不含乙肝病毒$\}$，

$A = \{$甲、乙两份混合血清不含乙肝病毒$\}$，则有

$$A = A_1 A_2$$

4. 事件的互不相容

若事件 A 与事件 B 不能同时发生，则称 A 与 B 为**互不相容事件**，可知 $AB = \Phi$。互不相容事件也称为**互斥事件**。n 个事件互斥，是指它们两两互斥。

例如，对三人做体检，$A = \{$三人正常$\}$，$B = \{$只一人不正常$\}$，A 与 B 是互斥事件。

若 n 个互斥事件的和事件是必然事件，即 $A_i A_j = \Phi (1 \leqslant i < j \leqslant n)$，且 $\sum\limits_{i=1}^{n} A_i = \Omega$，则称这 n 个事件构成**互斥完备群**。

例如，治疗某种疾病，其疗效标准分为四个等级：痊愈、显效、微效和无效。那么，就一次试验

(治疗一个患者的结果)而言,事件{痊愈}、{显效}、{微效}、{无效}是互斥事件,而且这四个事件构成互斥完备群。如图 2-1 有 $A_1, A_2, \cdots, A_5$ 互斥完备群的 Venn 图。

5. 事件的对立

若互斥完备群仅由两事件 A 与 B 构成,则称**事件 A 与事件 B 对立**。例如,治疗某种疾病,只考虑有效和无效两个等级,那么事件 $A = \{有效\}$ 与 $B = \{无效\}$ 就是对立事件,**事件 B 是事件 A 的对立事件**,当然事件 A 也是事件 B 的对立事件。A 的对立事件记作 $\overline{A}$,那么就有 $B = \overline{A}$。如图 2-1 有事件 A 与事件 B 对立的 Venn 图。

不难理解,对立事件必为互斥事件,而互斥事件不一定是对立事件。

例如,投掷一枚骰子,事件{出现1点}与{出现2点}互斥,但不对立。而事件{出现偶数点}与{出现奇数点}对立且互斥。

6. 事件的运算规则

由事件的定义可知,事件之间的关系与运算同集合的关系与运算是一致的,因此在进行事件运算时,经常遇到下述定律,设 A、B、C 三事件,则有

交换律:$A+B=B+A$;$AB=BA$。

结合律:$(A+B)+C=A+(B+C)$;$(AB)C=A(BC)$。

等幂律:$A+A=A$;$AA=A$。

分配律:$A(B+C)=AB+AC$;$(A+B)(A+C)=A+BC$。

补余律:$A+\overline{A}=\Omega$;$A\overline{A}=\Phi$。

同一律:$A+\Phi=A$;$A+\Omega=\Omega$。

零律:$A\Omega=A$;$A\Phi=\Phi$。

德摩根律:$\overline{A+B}=\overline{A}\,\overline{B}$,$\overline{AB}=\overline{A}+\overline{B}$。

对于上述运算规则,我们可以利用 Venn 图和事件间的关系来验证其正确性。一个复杂的事件常常包含若干个简单事件,把一个复杂事件分解成几个简单事件的和、积或混合形式以及找出构成互斥完备群的全部事件是必要的,因为这是讨论事件间关系进而施行运算的重要途径。

例 2-1 依次检查黄芩、黄连、人参三种中药材质量作为一次试验。令 $A = \{黄芩质量合格\}$,$B = \{黄连质量合格\}$,$C = \{人参质量合格\}$。试用 A、B、C 三个事件表示下列事件:

(1) 只有黄芩质量合格;

(2) 只有一种中药质量合格;

(3) 三种中药质量都不合格;

(4) 至少有一种中药质量合格;

(5) 构成互斥完备群的全部事件。

解 令,$\overline{A} = \{黄芩质量不合格\}$,$\overline{B} = \{黄连质量不合格\}$,$\overline{C} = \{人参质量不合格\}$。

(1) {只有黄芩质量合格} = {黄芩质量合格且黄连、人参质量不合格} $= A\overline{B}\,\overline{C}$

(2) {只有一种中药质量合格} = {只有黄芩质量合格} + {只有黄连质量合格} + {只有人参质量合格}

$$= A\overline{B}\,\overline{C} + \overline{A}B\overline{C} + \overline{A}\,\overline{B}C$$

(3) {三种中药质量都不合格} $= \overline{A}\,\overline{B}\,\overline{C}$

(4) {至少有一种中药质量合格} $= A+B+C$,或者

{至少有一种中药质量合格}$= \bar{A}\bar{B}C+\bar{A}B\bar{C}+\bar{A}BC+A\bar{B}\bar{C}+A\bar{B}C+AB\bar{C}+ABC$

（5）构成互斥完备群的全部事件有八个，即

$$\Omega = \bar{A}\bar{B}\bar{C}+\bar{A}\bar{B}C+\bar{A}B\bar{C}+\bar{A}BC+A\bar{B}\bar{C}+A\bar{B}C+AB\bar{C}+ABC$$

第二节　事件的概率

在一次试验中随机事件可能发生，也可能不发生，我们自然希望知道事件在一次试验中发生的可能性有多大，而这种可能性的大小就由概率来表示。

定义 2-1　事件 A 在试验中出现的可能性大小，称为事件 A 发生的概率，用 $P(A)$ 表示。

因为，$P(\Omega)=100\%=1$，$P(\Phi)=0\%=0$

所以，$0 \leq P(A) \leq 1$

基于对概率的不同情形的应用和不同解释，概率的定义有所不同，主要有古典概率、统计概率和几何概率等定义。

一、古典概率

若随机试验具有下列两个特点：

（1）随机试验的可能结果是有限的。即基本事件的总数是有限的。

（2）每一个试验的结果出现的可能机会是相等的。即每个基本事件发生的可能性是相同的。

这类随机试验的概率模型称为古典概率，这是因为它是概率论发展初期研究的主要对象。

我们把等概率基本事件组记为 $\Omega=\{A_1,A_2,\cdots,A_n\}$，古典概率定义如下：

定义 2-2　如果一组等概率基本事件 $A_1,A_2,\cdots,A_n$ 中，事件 A 包含 $m(m \leq n)$ 个等概率基本事件，则事件 A 的概率

$$P(A)=\frac{A\text{ 所包含的基本事件个数}}{\text{等概率基本事件的总个数}}=\frac{m}{n} \tag{2-1}$$

古典概率的大部分问题都能形象化地归结为抽球问题。

例 2-2　在盒子中有六个相同的球，分别标号码为 $1,2,\cdots,6$，从中任取一球，求此球的号码为偶数的概率。

解　$\Omega=\{1,2,3,4,5,6\}$，基本事件总数 $n=6$。令 $A=\{$所取球的号码为偶数$\}$，显然，$A=\{2\}+\{4\}+\{6\}$，所以 A 中含有 $m=3$ 个基本事件，从而

$$P(A)=\frac{m}{n}=\frac{3}{6}=\frac{1}{2}$$

例 2-3　50 个药丸中有 3 丸已失效，现任取 5 丸，求：

（1）一次取一丸，取得失效药丸的概率；

（2）一次取 5 丸，5 丸中有 2 丸是失效药丸的概率。

解　（1）50 个药丸中取一丸，其可能结果有 50 个基本事件（每个药丸被取到的可能性相等），即 $n=50$。

设 $A=\{$取到失效药丸$\}$，则 A 包含 3 个基本事件，即 $m=3$，由古典定义得

$$P(A)=\frac{m}{n}=\frac{3}{50}=0.06$$

（2）50 个药丸中取 5 丸，其可能结果有 C_{50}^5 个基本事件（C_{50}^5 种机会均等的取法），即 $n=C_{50}^5$。

设 $B=\{5$ 个药丸有 2 丸是失效药丸$\}$，则事件 B 包含的基本事件数 $m=C_3^2C_{47}^3$，故所求概率

$$P(B)=\frac{C_3^2C_{47}^3}{C_{50}^5}=\frac{9}{392}=0.023$$

二、几何概率

在古典概率中，我们要求随机现象的所有可能结果的总数只能是有限多个，这给许多实际问题的解决带来了很大的限制。例如：向平面上有限区域 S 任意投点，我们希望求出点落在 S 内小区域 G 中的概率（图 2-2）。此时，由于投点的任意性，点落在 G 中任一点的可能性相等，但落点的所有可能结果，即 S 内所有点的个数却是无限多个，这显然已不属于古典概率的问题。

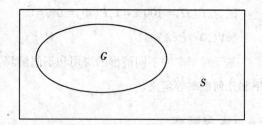

图 2-2　几何概率韦恩图

这类随机试验，它具有以下两个特点：

（1）试验的样本空间对应于一个测度有限的几何区域 S，随机事件 A 是 S 区域内的子集区域 G；

（2）每个试验结果出现的可能性是相同的，即事件 A 的概率只与其对应区域 G 的测度成正比，而与 G 的形状或所在位置等无关。

这类随机试验的概率模型称为几何概率。这里所说的几何区域可以是一维、二维、三维等情形，而其测度相应地为长度、面积、体积等。

定义 2-3　在几何概率中，我们定义任意事件 A 的几何概率为

$$P(A)=\frac{\mu(G)}{\mu(S)}=\frac{G\ 的测度}{S\ 的测度} \tag{2-2}$$

式中的 $\mu(G)$、$\mu(S)$ 分别表示事件 A 的对应区域 G、样本空间 Ω 的对应区域 S 的几何测度。

在此定义下有

$$0\leqslant P(A)\leqslant1,P(\Omega)=1,P(\Phi)=0$$

例 2-4　某码头只能停泊一艘船，现甲、乙两船都将在一昼夜内任意时刻到达该码头，如果甲、乙两船的停泊时间分别为 4 小时和 3 小时，试求甲、乙两船至少有一船需等待码头空出的概率。

解：以 x、y 分别表示甲、乙两船到达该码头的时刻，由于它们在一昼夜 24 小时的任意时刻都可能达到，则 (x,y) 在其样本空间 $\Omega=\{(x,y)\mid 0\leqslant x,y\leqslant24\}$ 中任意时刻都等可能出现。现建立直角坐标系 xoy 如图 2-3 所示，则 Ω 对应于图中边长为 24 的正方形区域 S，我们所关心的事件

$$A=\{其中有一艘船需等待码头空出\}$$

$$=\{x-y<3,y-x<4\}$$

可以证明，事件 A 对应于图 2-3 两平行线所夹的部分区域 G。由几何概率公式，所求概率为

$$P(A) = \frac{\mu(G)}{\mu(S)} = \frac{G \text{ 的面积}}{S \text{ 的面积}}$$

$$= \frac{24^2 - \frac{1}{2} \times 20^2 - \frac{1}{2} \times 21^2}{24^2} = 0.270$$

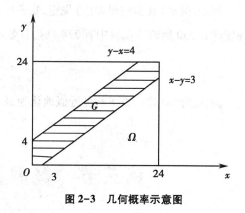

图 2-3　几何概率示意图

三、统计概率

随机事件是一种可能发生、也可能不发生的事件,看起来似乎没什么规律可循,当我们在同一条件下进行大量重复试验时,就会显现某种规律性。若进行条件相同的 n 次试验,事件 A 出现 m 次,则称 m 为事件 A 的**频数**,称比值 m/n 为事件 A 的频率,记为

$$f_n(A) = \frac{m}{n} \tag{2-3}$$

显然,事件 A 的频率是通过特定的试验获得的,每做 n 次试验,所得到的频率可能各不相同,但经验证明,在同一条件下,进行多次重复试验时,事件出现的频率会在某一常数附近左右摆动,这种性质叫做频率的**稳定性**。

世界著名的投币试验,表 2-1 列出试验记录,容易看出,投掷次数逐渐增多时,{出现正面}这个事件的频率 $\frac{m}{n}$ 总是在 0.5 这个数附近摆动而逐渐稳定于 0.5。

表 2-1　世界著名的投币实验记录

试验者	投掷次数 n	正面次数 m	频率 m/n
德摩根	2048	1061	0.5181
蒲丰	4040	2048	0.5069
皮尔逊	12000	6019	0.5016
皮尔逊	24000	12012	0.5005

由此可见,频率的稳定性充分说明随机事件发生的可能性大小是事件本身固有的一种客观属性,并为我们衡量随机事件发生的可能性提供了客观的基础。

定义 2-4　在条件相同的 n 次试验中,事件 A 发生 m 次,如果不断增大试验次数 n 时,A 的频率 m/n 逐渐稳定在一个常数 P 附近,就把这个常数 P 称为事件 A 的**统计概率**。记为

$$P(A) = \lim_{n \to \infty} f_n(A) = p \tag{2-4}$$

在此定义下有

$$0 \leqslant P(A) \leqslant 1, P(\Omega) = 1, P(\Phi) = 0$$

概率的统计定义给出了计算随机事件概率的近似方法,即当试验次数 n 足够大时,一个事件的频率与概率应充分接近,所以用事件的频率作为概率的近似值,这种估计在医药学中经常用到,在概率不易求出的情况下,常常用频率近似代替概率。

需要注意的是:不要把频率和概率相混淆。频率是我们已经进行的试验的结果,其数值随着试验次数的改变而变化,具有偶然性;而概率是一种客观存在,是个确定的数值,具有必然性。

例如,国家《新药注册办法》规定,新药临床试验一般不得少于 300 例,并设对照组。如果某种新药在 350 例临床试验中有 278 例是有效的,其有效率为

$$f_n(A) = \frac{m}{n} = \frac{278}{350} \approx 0.794$$

则该新药有效的概率就可近似地认为是 0.794。

第三节　概率的性质与运算法则

一、概率的公理化定义

上述三种概率的定义,是概率在不同条件下的具体计算,有其各自的应用范围,同时也都有局限性。下面给出概率的三条公理则概括了概率的共性,是概率的最基本性质,也是概率公理化定义的基础。

公理 2-1(非负性)　对任一事件 A,有

$$0 \leqslant P(A) \leqslant 1;$$

公理 2-2(规范性)　必然事件 Ω 的概率为 1,不可能事件 Φ 的概率为 0,即

$$P(\Omega) = 1, P(\Phi) = 0;$$

公理 2-3(可列可加性)　对于两两互不相容的事件 $A_1, A_2, \cdots, A_n, \cdots, (A_i A_j = \Phi, i \neq j)$,有

$$P(A_1 + A_2 + \cdots + A_n + \cdots) = P(A_1) + P(A_2) + \cdots + P(A_n) + \cdots$$

定义 2-5　设 Ω 是随机试验的样本空间,如果对于 Ω 中任意事件 A,都对应一个实数 $P(A)$,而且 $P(A)$ 满足上述公理 2-1、公理 2-2、公理 2-3,则称 $P(A)$ 为**随机事件 A 的概率**。

定义 2-5 称为**概率的公理化定义**,对所有的随机试验都适用。古典概率、几何概率和统计概率等定义都是公理化定义的特殊情形。

二、概率的重要性质

由上述概率的公理和公理化定义,结合 Venn 图,我们就可以推出下列概率的重要性质,也即概率的运算法则。

性质 2-1(互不相容事件加法公式)　若事件 A 与 B 互不相容,即 $AB = \Phi$,则

$$P(A+B) = P(A) + P(B) \tag{2-5}$$

性质 2-2(对立事件公式)　对任一事件 A 及其对立事件 $\bar{A}$,有

$$P(A) = 1 - P(\bar{A}) \tag{2-6}$$

性质 2-3(一般加法公式)　对于任意两个事件 A、B,有

$$P(A+B) = P(A) + P(B) - P(AB) \tag{2-7}$$

例 2-5　某大学学生中近视眼学生占 22%,色盲学生占 2%,其中既是近视眼又是色盲的学生占 1%。现从该校学生中随机抽查一人,试求:

(1)被抽查的学生是近视眼或色盲的概率;

(2)被抽查的学生既非近视眼又非色盲的概率。

解：令 $A=\{$被抽查者是近视眼$\}$，$B=\{$被抽查者是色盲$\}$

由题意知，$P(A)=0.22$，$P(B)=0.02$，$P(AB)=0.01$，则

（1）利用一般加法公式，所求概率为

$$P(A+B)=P(A)+P(B)-P(AB)=0.22+0.02-0.01=0.23$$

（2）利用德摩根定律、对立事件公式和（1）的结果，所求概率为

$$P(\overline{A}\ \overline{B})=P(\overline{A+B})=1-P(A+B)=1-0.23=0.77$$

第四节　条件概率和事件的独立性

一、条件概率

定义 2-6　在事件 B 已发生的条件下，事件 A 发生的概率称为 A 的条件概率，记为 $P(A|B)$，读作在条件 B 下事件 A 的概率。

条件概率满足

$$0\leqslant P(A|B)\leqslant 1,P(\Omega|B)=1,P(\Phi|B)=0$$

相对而言，$P(A)$ 可以称为无条件概率。在一般情况下，无条件概率 $P(A)$ 与条件概率 $P(A|B)$ 是不相等的。

例 2-6　某区 1329 名老人体检，其结果如下所示：

表 2-2　某区 1329 名老人体检记录

健康状况	高血脂	正常脂	合计
高血压	58	216	274
正常压	107	948	1055
合计	165	1164	1329

现随机抽取一人，试求下列事件的概率

（1）此人是高血脂患者的概率；

（2）已知此人是高血压患者，求此人是高血脂患者的概率。

解：设 $A=\{$高血脂患者$\}$，$B=\{$高血压患者$\}$。

（1）所求概率可根据统计概率定义，由表可得

$$P(A)\approx\frac{58+107}{1329}=0.1242$$

（2）所求概率是事件 A 在"事件 B 已发生"条件下的概率，可将其表示为 $P(A|B)$。此时，由于事件 B 已发生，样本空间缩减到仅含高血压患者 274 人中，相应地事件 A 所含的基本事件数只是高血压患者中高血脂患者人数 58 人，则由表可直接求得

$$P(A|B)\approx\frac{58}{58+216}=0.2117$$

显然，$P(A|B)=0.2117\neq P(A)$

二、乘法公式

定理 2-1　（乘法公式）对任意两事件 A 与 B，有

$$P(AB) = P(A)P(B|A) = P(B)P(A|B) \tag{2-8}$$

证明　设试验的全部结果包含有 n 个基本事件，而事件 A、B、AB 分别包含其中的 m_1 个、m_2 个、m 个基本事件，显然这 m 个基本事件就是 A 所包含的 m_1 个和 B 所包含的 m_2 个基本事件中共有的基本事件。按古典定义有 $P(A) = \dfrac{m_1}{n}$，$P(B) = \dfrac{m_2}{n}$，$P(AB) = \dfrac{m}{n}$。

在事件 A 已经发生的前提下，事件 B 所包含的基本事件就是事件 AB 所包含的那些基本事件，有且仅有 m 个，所以

$$P(B|A) = \frac{m}{m_1} = \frac{m/n}{m_1/n} = \frac{P(AB)}{P(A)}$$

由此得

$$P(AB) = P(A)P(B|A) \tag{2-9}$$

同理可得

$$P(AB) = P(B)P(A|B) \tag{2-10}$$

对于式（2-9）要求 $P(A) \neq 0$，对于式（2-10）要求 $P(B) \neq 0$。

例 2-7　某药厂自动生产线上有两料仓，在一天内甲料仓装满需清理的概率为 0.15，乙料仓装满需清理的概率为 0.25，甲料仓装满需清理的情况下，乙料仓也装满需清理的概率为 0.08，求：

（1）当乙料仓装满需清理时，甲料仓也装满需清理的概率；

（2）问一天至少有一个料仓装满需清理的概率。

解　令 $A = \{$甲料仓装满需清理$\}$，$B = \{$乙料仓装满需清理$\}$

由题意知 $P(A) = 0.15$，$P(B) = 0.25$，$P(B|A) = 0.08$

再由乘法公式　$P(AB) = P(A)P(B|A) = 0.012$

则（1）所求概率为　$P(A|B) = \dfrac{P(AB)}{P(B)} = \dfrac{0.012}{0.25} = 0.04$

（2）所求概率为

$$P(A+B) = P(A) + P(B) - P(AB) = 0.15 + 0.25 - 0.012 = 0.388$$

三、事件的独立性

在某些情况下，若无条件概率和条件概率相等，即 $P(A) = P(A|B)$，这说明事件 A 的概率与事件 B 出现与否无关，也就是说 A 与 B 是相互独立的。

定义 2-7　若 $P(A) = P(A|B)$，就称事件 **A 与 B 相互独立**。由对称性可知，此时必有 $P(B) = P(B|A)$。

如 A 与 B 独立，易知 A 与 $\bar{B}$、$\bar{A}$ 与 B、$\bar{A}$ 与 $\bar{B}$ 也独立。

例 2-8　为研究某种方剂对风热外感证的疗效，随机选取 400 名患者，有的服药，有的不服药，经过一段时间后，有的患者痊愈，有的患者未愈。结果见表 2-3。试判断用此方剂治疗风热外感证是否有效。

表 2-3 400 名患者治疗效果

	B(服药)	$\bar{B}$(未服药)	合计
A(有效)	127	190	317
$\bar{A}$(无效)	33	50	83
合计	160	240	400

解 如果事件 A(有效)与事件 B(服药)独立,就说明有效与服药无关,方剂未起作用。

$P(A)=\dfrac{317}{400}=0.793$；$P(A|B)=\dfrac{127}{160}=0.794$；可见 $P(A)\approx P(A|B)$。两者几乎相等。认为事件 A 与 B 相互独立,即该方剂对风热外感证没有疗效。

需要注意的是,如果单看条件概率,该方剂对风热外感证的有效率高达 0.794,效果似乎不错。但一经比较,发现无条件概率也高达 0.793,当然不能认为方剂确实有效。这说明判断一种医学方案的客观效果,往往不能只凭单方面的数据下结论,而应当进行必要的对照。

定理 2-2 (独立事件乘法公式)若事件 A 与 B 独立,则

$$P(AB)=P(A)P(B) \tag{2-11}$$

证明：

$$因为 P(B|A)=P(B),P(A|B)=P(A)$$

将其代入式(2-8),即得

$$P(AB)=P(A)P(B)=P(B)P(A)$$

这个定理其逆亦真,即若有 $P(AB)=P(A)P(B)$,则事件 A 与 B 独立。

对于 n 个独立事件,容易推出

$$P(A_1 A_2 \cdots A_n)=P(A_1)P(A_2)\cdots P(A_n) \tag{2-12}$$

还应指出,实际应用中,事件的独立性常常不是根据定义而是根据实际意义来做出判断的。

例 2-9 若每人血清中有肝炎病毒的概率为 0.4%,今混合 100 人的血清,求混合血清无肝炎病毒的概率。

解 设 $A_i=\{$第 i 人血清中有病毒$\}$,则 $\bar{A}_i=\{$第 i 人血清中无病毒$\}$。

$$P(A_i)=0.004,P(\bar{A}_i)=1-P(A_i)=0.996$$

因为 100 个事件 $\bar{A}_1$、$\bar{A}_2$、$\cdots$、$\bar{A}_{100}$ 独立,所以混合血清无病毒的概率为

$$P（混合血清无病毒）$$

$$=P(\bar{A}_1 \bar{A}_2 \cdots \bar{A}_{100})$$

$$=P(\bar{A}_1)P(\bar{A}_2)\cdots P(\bar{A}_{100})=0.996^{100}=0.67$$

应用概率的加法和乘法公式时,必须注意到事件的互斥性和独立性。并且要注意到如下命题成立:具有非零概率的两事件,互斥就不独立,独立就不互斥。

例 2-10 由例 2-9 可知,当混合的份数减少时,混合血清无病毒的概率就会增大。如果要求混合血清无病毒的概率在 95% 以上,那么混合的份数 n 应当不超过多少?

解 因为 $0.996^n=0.95$,所以

$$n=\frac{\lg 0.95}{\lg 0.996}=12.8$$

故应不超过 12 份。

上述两例的计算,体现了可靠性思想。建立在概率论基础上的可靠性理论已经迅速发展起来。

第五节　全概率公式和贝叶斯公式

一、全概率公式

为了计算一个复杂事件的概率,我们经常把该事件分解为若干事件组成的互斥完备群,然后分别计算这些简单事件的概率,再利用加法和乘法公式来计算该复杂事件的概率。把这种思想转化为计算过程,便得到下述公式。

全概率公式　若事件组 A_1、A_2、$\cdots$、A_n 构成互斥完备群,则对任意事件 B 有

$$P(B) = \sum_{i=1}^{n} P(A_i)P(B|A_i) \tag{2-13}$$

证明　因为 A_1、A_2、$\cdots$、A_n 构成互斥完备群,且 $\sum_{i=1}^{n} A_i = \Omega$,所以

$$B = B\Omega = B\left(\sum_{i=1}^{n} A_i\right) = \sum_{i=1}^{n} A_i B$$

由于事件 A_1、A_2、$\cdots$、A_n 互斥,所以,事件 A_1B、A_2B、$\cdots$、A_nB 也互斥(图 2-4),于是

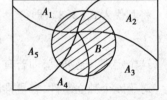

图 2-4　全概率公式示意图

$$P(B) = P\left(\sum_{i=1}^{n} A_i B\right) = P(A_1B) + P(A_2B) + \cdots + P(A_nB)$$

$$= P(A_1)P(B|A_1) + P(A_2)P(B|A_2) + \cdots +$$

$$P(A_n)P(B|A_n)$$

即

$$P(B) = \sum_{i=1}^{n} P(A_i)P(B|A_i)$$

全概率公式提供了一种思想方法:当计算复杂事件 B 的概率比较困难时,可以把事件 B 分割成诸互斥事件 $A_iB(i=1,2,\cdots,n)$ 的和事件,而事件 A_i 和 A_iB 的概率计算又比较容易,我们就可以先计算每个 $P(A_i)$ 和 $P(B|A_i)$,对应乘积之和便是所求概率 $P(B)$。

把事件 A_i 看成是导致事件 B 发生的原因,一般地,能在 B 发生之前由经验得出其概率 $P(A_i)$,故也称 $P(A_i)$ 为**先验概率**。而事件 B 是由各互斥事件 A_iB 的全体事件之和构成,故称 $P(B)$ 为**全概率**。

例 2-11　设药品仓库的某种药品由三个不同的厂家提供。其中第一家药厂的药品占 1/2,第二和第三家药厂的药品分别占 1/4,已知第一、第二两家药厂的药品有 2% 的外观不合格药品,第三家药厂的药品有 4% 的外观不合格药品,现从中任取一份药品,问拿到外观不合格药品的概率是多少?

解　设 $B = \{$取得的药品是外观不合格药品$\}$,$A_i = \{$取得的药品是属于第 i 家药厂$\}$($i=1,2,3$),由于事件 A_1、A_2、A_3 构成互斥完备群,又

$$P(A_1) = \frac{1}{2}, P(A_2) = \frac{1}{4}, P(A_3) = \frac{1}{4}$$

$$P(B|A_1) = 2\%, P(B|A_2) = 2\%, P(B|A_3) = 4\%$$

如果事件 B 发生,则该失效药品必属于某一个(第 i 个)药厂生产的,即 B 与 A_i 且仅与 $A_i(i = 1,2,3)$ 中某一个同时发生,故 B 的概率用全概率公式求之:

$$P(B) = \sum_{i=1}^{n} P(A_i)P(B|A_i)$$

$$= \frac{1}{2} \times \frac{2}{100} + \frac{1}{4} \times \frac{2}{100} + \frac{1}{4} \times \frac{4}{100} = 2.5\%$$

二、贝叶斯公式(逆概率公式)

在实际工作中经常会遇到与全概率问题相逆的问题:已知诸先验概率 $P(A_i)$ 和对应的条件概率 $P(B|A_i)$,如果事件 B 已经发生,那么,在此条件下,事件 A_i 发生的条件概率 $P(A_i|B)$ 是多少? 利用逆概率公式计算可以解答这类问题。

逆概率公式(Bayes 公式)　若事件组 A_1、A_2、$\cdots$、A_n 构成互斥完备群,则在事件 B 已发生的条件下

$$P(A_i|B) = \frac{P(A_i)P(B|A_i)}{\sum_{i=1}^{n} P(A_i)P(B|A_i)} \quad (i = 1,2,\cdots,n) \qquad (2-14)$$

证明　由乘法公式得

$$P(B)P(A_i|B) = P(A_i)P(B|A_i)$$

所以

$$P(A_i|B) = \frac{P(A_i)P(B|A_i)}{P(B)}$$

右边的分母 $P(B)$ 用全概率公式代换就得到

$$P(A_i|B) = \frac{P(A_i)P(B|A_i)}{\sum_{i=1}^{n} P(A_i)P(B|A_i)}$$

注意到全概率公式和贝叶斯公式应用的条件是相同的,只是所需解决的问题不一样。若我们把事件 A_1、A_2、$\cdots$、A_n 看作导致试验结果事件 B 发生的"原因",而事件 B 只能伴随着"原因" A_1、A_2、$\cdots$、A_n 其中之一发生,又已知各"原因" A_i 的概率和在事件 B 发生的每个"原因"的概率,当我们要求出该事件 B 发生的概率时,通常用全概率公式;如果在进行该试验中,事件 B 已经发生,要求找出由某个"原因" A_i 导致该结果发生的概率,往往用贝叶斯公式。

为了区别于条件概率 $P(B|A_i)$,我们称 $P(A_i|B)$ 为**"后验概率"**,它表示在事件 B 发生的情况下事件 A_i 发生的概率,如果计算得到某个 $P(A_i|B)$ 相对较大,则意味事件 A_i 对事件 B 的影响也较大,便可推断出 B 来自这个 A_i 的可能性也较大。

例2-12　用甲胎球蛋白法(AFP)诊断肝癌,设 $A = \{$患有肝癌$\}$,$B = \{$被诊断患有肝癌$\}$。若人群中 $P(A) = 4/10000$,检验阳性的正确率(实有肝癌被诊断有肝癌的概率)为 $P(B|A) = 0.95$,检验阴性的正确率(实无肝癌被诊断无肝癌的概率)为 $P(\bar{B}|\bar{A}) = 0.90$,若某人用 AFP 法被诊断患有肝癌时,求这个人实有肝癌的概率。

解　互斥完备群由对立事件 A 与 $\bar{A}$ 构成。由 Bayes 公式,被判为有肝癌的人确实有肝癌的概率为

$$P(A|B)=\frac{P(A)P(B|A)}{P(A)P(B|A)+P(\bar{A})P(B|\bar{A})}$$

$$=\frac{0.0004\times0.95}{0.004\times0.95+0.9996\times0.1}=0.0038$$

可见,尽管这种检验方法可靠度较高 $P(B|A)=0.95$,但是被诊断有肝癌的人确实有肝癌的可能性 $P(A|B)=0.0038$ 并不太大,所以不能偏信单项医学检查的结果。

应用贝叶斯公式求逆概率,回顾性地判别事件发生的原因的影响大小,我们将这种方法称为贝叶斯判别法。它属于一门新兴学科——模式识别的范畴。

思考与练习二

一、选择题

1. 下列说法正确的是(　　)

　　A. 任一事件的概率总在 $(0,1)$ 区间　　　　B. 不可能事件的概率不一定为 0

　　C. 必然事件的概率一定为 1　　　　　　　D. 以上均不对

2. 以 A 表示事件"甲种药品畅销,乙种药品滞销",则 A 的对立事件为(　　)

　　A. "甲,乙两种药品均畅销"　　　　　　B. "甲种药品滞销,乙种药品畅销"

　　C. "甲种药品滞销"　　　　　　　　　　D. "甲种药品滞销或乙种药品畅销"

3. 设 A 和 B 互不相容,且 $P(A)>0,P(B)>0$,则下列结论正确的是(　　)

　　A. $P(B|A)>0$　　　　　　　　　　　　B. $P(A)=P(A|B)$

　　C. $P(A|B)=0$　　　　　　　　　　　　D. $P(AB)=P(A)P(B)$

4. 一批针剂共 100 支,其中有 10 支失效药品,则这批针剂的失效药品率是(　　)

　　A. 0.1　　　　　　B. 0.01　　　　　　C. 0.2　　　　　　D. 0.4

二、填空题

1. 设事件 A、B 相互独立,且 $P(A)=0.2,P(B)=0.4$,则 $P(A+B)=$ _____。

2. 从 0、1、2、3、4 五个数中任意取三个数,则这三个数中不含 0 的概率为 _____。

3. 设 $P(A)=\frac{1}{3},P(A+B)=\frac{1}{2}$,且 A 与 B 互不相容,则 $P(\bar{B})=$ _____。

4. 一批产品,由甲厂生产的占 $\frac{1}{3}$,其次品率为 5%,由乙厂生产的占 $\frac{2}{3}$,其次品率为 10%,从这批产品中随机取一件,恰好取到次品的概率为 _____。

5. 对任一事件 A,都有 $A\bar{A}=$ _____,$A+\bar{A}=$ _____,$\bar{\bar{A}}=$ _____。

三、计算题

1. 设 A、B、C 为三事件,用 A、B、C 的运算关系表示下列事件:

(1) A 发生,B 与 C 不发生;

(2) A 与 B 都发生,而 C 不发生;

(3) A、B、C 都发生;

(4) A、B、C 中至少有一个发生;

(5) A、B、C 都不发生;

(6) A、B、C 中不多于一个发生;

(7) A、B、C 中不多于两个发生;

(8) A、B、C 中至少有两个发生。

2. 某市在某年的第一季度出生婴儿的情况为一月份男孩 145 个、女孩 135 个,二月份男孩 125 个、女孩 136 个,三月份男孩 152 个、女孩 140 个,问该季度生男孩的频率是多少?

3. 40 个药丸中 3 丸已失效,现任取 5 丸,求其中有 2 丸失效的概率。

4. 一批针剂共 100 支,其中有 10 支失效,求:①这批针剂的失效率;②从中任取 5 支,全部是失效针剂的概率;③从中任取 5 支,恰有 2 支失效的概率。

5. 某地居民血型分布为:$P($O 型$)=50\%$,$P($A 型$)=14.5\%$,$P($B 型$)=31.2\%$,$P($AB 型$)=4.3\%$,若有一个 A 型血型病人需要输血,问当地居民任一人可为他输血的概率是多少?

6. 药房有包装相同的六味地黄丸 100 盒,其中 5 盒为去年产品,95 盒为今年产品。现随机发出 4 盒,求:①有 1 盒或 2 盒去年产品的概率;②有去年产品的概率。

7. 从 1、2、3、4、5 号小白鼠中任取两只做新药试验,计算所取两只中一次是 4 号小白鼠的概率。

8. 某药检所从送检的 10 件药品中先后抽取了两件。如果 10 件中有三件不合格产品,求:①第一次抽到的是不合格产品的概率。②第一次抽到的是不合格品后,第二次抽到的是不合格品的概率。③两次都抽到的是不合格产品的概率。

9. 某厂生产的产品中,36% 为一等品,54% 为二等品,10% 为三等品,任取一件产品,已知它不是三等品,求它是一等品的概率。

10. 经调查,在 50 个聋耳人中有 4 人色盲,在 950 个非聋耳人中有 76 人色盲,试说明聋耳与色盲无关。

11. 假如某人群中患结核病的概率为 0.003,患沙眼的概率为 0.04,现从该人群中任意抽查一人,求下列事件的概率:①此人患结核病且患沙眼病;②此人既无结核病又无沙眼病;③此人至少有这两种病的一种;④此人只有其中一种病。

12. 某药厂针剂车间灌装一批注射液需用四道工序。已知由割锯(安瓿割口)时掉入玻璃屑而造成废品的概率为 0.5%,由于安瓿洗涤不洁而造成废品的概率为 0.2%,由于灌装药时污染而造成废品的概率为 0.1%,由于封口不严而造成废品的概率为 0.8%,试求产品合格的概率?

13. 设某产品进行验收检查,发现次品率为 0.02。

(1) 今独立地检验 100 件产品,问至少发现一件产品为次品的概率是多少?

(2) 如保证至少发现一件次品的概率为 0.9,问应检验多少件产品?

14. 三家工厂生产同一种产品,每厂产量分别占总产量的 25%、35%、40%,又知每厂的次品率分别为 5%、4%、2%,求:从这种产品中取一件,取到次品的概率。

15. 仓库里有 10 箱规格相同的产品,已知其中有 5 箱、3 箱、2 箱依次是甲厂、乙厂、丙厂生产的,且甲厂、乙厂、丙厂的产品次品率分别为 1/10、1/15、1/20,从这 10 箱中取 1 箱,再从中任取 1 件产品,求取得正品的概率。

16. 把甲乙两种外观一样、数量相等的药片混在一起,若甲种药片的不合格率为 0.05,乙种药片的不合格率为 0.0025,现从中抽出 1 片发现是不合格药片,求该药片来自甲、乙种的概率。

17. 已知一批产品中 96% 是合格品,检查时,一个合格品误认为不合格的概率是 0.02,一个不合格品误认为合格的概率是 0.05,求在检查合格的产品中确是合格品的概率。

18. 用 X 线透视诊断肺结核,设 $A = \{$实有肺结核$\}$,$B = \{$被判有肺结核$\}$。若某市成人中 $P(A) = 0.001$,这种检查阳性的正确率 $P(B/A) = 0.95$,阴性的正确率 $P(\bar{B}|\bar{A}) = 0.998$。

(1) 求该市一人经透视被判有肺结核的概率;

(2) 若一个经透视被判有肺结核,求他实际患有肺结核的概率。

第三章　随机变量的统计描述

中医药科学研究工作中,一般需要根据研究目的对收集的资料进行描述和统计推断。统计描述的主要任务是刻画资料的基本统计特征,了解研究对象的基本概况。本章将分别介绍计量资料和计数资料的统计描述。

第一节　随机变量及其分布

一、随机变量

随机事件有多种可能的结果,我们用不同取值的变量来表示随机事件的可能结果。

定义 3-1　直接用数量来描述随机事件所有可能结果的变量,我们称为随机变量,简称变量,常用 X、Y 等表示。

随机变量是随机事件的数量化。随机变量有离散型与连续型两种。

定义 3-2　如果随机变量 X 的取值仅为有限或者可列无穷多个数值,即所有可能结果可以一一列举,则称 X 是离散型随机变量。

定义 3-3　如果随机变量 X 在 $(-\infty, +\infty)$ 中取值,且存在一个非负可积函数 $f(x)$,对任意实数 a、$b(a<b)$,随机变量 X 在 a、b 之间取值的概率可表示为

$$P(a<X<b) = \int_a^b f(x)\,dx$$

则称 X 为连续型随机变量,称 $f(x)$ 为 X 的概率密度函数,简称概率密度或密度函数。

密度函数 $f(x)$ 是连续函数。且有

$$P(-\infty<X<+\infty) = P(\Omega) = 1$$

介于概率密度函数曲线 $y=f(x)$ 与 x 轴间平面图形的面积恒为 1(图 3-1),而 X 落在区间 $(x, x+\Delta x)$ 里的概率等于图 3-2 中阴影部分的面积。

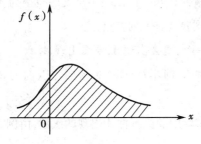

图 3-1　密度函数与 x 轴的面积图

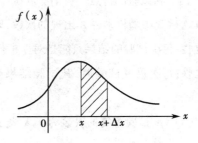

图 3-2　在 $(x, x+\Delta x)$ 区间的概率图

满足

$$F(x) = P(X \leqslant x) \qquad (-\infty < x < +\infty)$$

的函数称为随机变量 X 的分布函数。

可以证明:$0 \leqslant F(x) \leqslant 1$,$F(x)$ 是非减函数,$F(+\infty) = 1$,$F(-\infty) = 0$

对于离散型变量,$F(k) = P(x \leqslant k) = \sum_{i=0}^{k} p(x=i)$

对于连续型变量,$F(k) = P(x \leqslant k) = \int_{-\infty}^{k} f(x) \, \mathrm{d}x$

在研究随机事件时,我们不仅要知道试验可能出现哪些结果,更要了解这些结果出现的概率有多大。同样对随机变量,我们不仅要知道它取哪些值,还要知道它取这些值的概率,而且一旦了解了随机变量的取值范围和取这些值的概率,我们也就了解了该变量的统计规律性。

定义 3-4   随机变量 X 的可能取值范围和它取这些值的概率通称为 X 的概率分布。

例 3-1   某药物是治疗牛皮癣的常规用药,用该药物先后治疗 4 名牛皮癣患者。假定这 4 名患者的病情基本相同,并且每个患者有效的概率均为 0.6,疗效指标为有效或无效。考察的随机变量 X 为治疗有效的患者数,试表达随机变量 X 的概率分布。

解   随机变量 X 的可能取值为 0,1,2,3,4

$$P(X=0) = P(4 \text{ 人均无效}) = C_4^0 0.6^0 (1-0.6)^4$$

$$P(X=1) = P(1 \text{ 人有效},3 \text{ 人无效}) = C_4^1 0.6^1 (1-0.6)^3$$

$$P(X=2) = P(2 \text{ 人有效},2 \text{ 人无效}) = C_4^2 0.6^2 (1-0.6)^2$$

$$P(X=3) = P(3 \text{ 人有效},1 \text{ 人无效}) = C_4^3 0.6^3 (1-0.6)^1$$

$$P(X=4) = P(4 \text{ 人均有效}) = C_4^4 0.6^4 (1-0.6)^0$$

我们也可以用概率函数的形式表达随机变量 X 的概率分布:

$$P(X=k) = C_4^k 0.6^k (1-0.6)^{4-k} \qquad k=0,1,2,3,4$$

二、常用概率分布

1. 二项分布   在中医药研究中,许多观察或试验的可能结果可以归结为两个相互排斥的结果。如检查的结果为阳性或阴性;治疗的结果为有效或无效;毒性试验的结果为存活或死亡等。为了找到这些试验结果的规律性,往往需要在相同条件下做 n 次独立重复试验,我们把这种试验结果具有对立性的 n 次独立重复试验称为 n 重伯努利(Bernoulli)试验,简称伯努利试验。

(1)伯努利试验的特点   在伯努利试验中,若事件 A 在一次试验中出现的概率为 p,随机变量 X 为 n 次试验中随机事件 A 出现的次数,则每次试验具有下列特点:

对立性:每次试验的结果只能是对立事件中的一个,要么出现 A,要么出现 $\overline{A}$。

独立性:每次重复试验时,其试验结果互不影响。即本次试验的结果与以前的试验结果无关。

设 $P(A) = p$,试验重复的次数为 n,X 表示 n 次试验中随机事件 A 出现的次数,由例 3-1 的计算可知,

$$P(X=k) = C_n^k p^k (1-p)^{n-k} \qquad k=0,1,2,\cdots,n$$

$$F(k)=P(x\le k)=\sum_{i=0}^{k}p(x=i) \quad -\infty <k<+\infty$$

不难看出,伯努利试验的概率对应于二项展开式$(a+b)^n$的通项$T_k=C_n^k a^k b^{n-k}$,伯努利试验的概率分布由此得名为二项分布。记为$X\sim B(k;n,p)$。

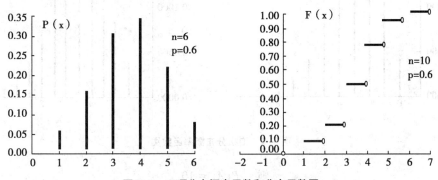

图3-3 二项分布概率函数和分布函数图

(2) 二项分布的图形 二项分布中,X取不同值$k(k=0,1,2,\cdots,n)$的概率是不同的,使$P(X=k)$取最大值的k称为二项分布的最可能值,即n次独立重复试验中事件A最可能出现次数。可以证明,当k在$(n+1)p$附近时,$P(X=k)$达最大值。

例3-2 设某种老鼠正常情况下,受某种病毒感染的概率为0.2,试求正常情况下,25只健康老鼠受感染的最可能只数是多少?

解 问题可归结为$n=25$的伯努利试验,令
$$X=\{25只健康老鼠受感染的只数\}$$
则25只健康老鼠被感染的只数$X\sim B(k;25,0.2)$

故25只健康老鼠最可能感染的只数$(n+1)p=5.2$,不是整数,故最可能感染的只数为5只。

2. 泊松分布 在很多实际问题中,n次独立重复试验中的n往往很大,p往往很小。例如某人用步枪射击飞机,每次射击的命中率为0.02,射击400次。我们称这样的二项分布为稀有事件的概率分布。若按二项分布$B(k;n,p)$来计算事件发生次数X的概率分布是很麻烦的,如果$np\approx\lambda$接近常数时,法国数学家泊松(Possion)得出了下列近似公式。

(1) 泊松(Poisson)分布 若随机变量$X\sim B(k;n,p)$,且有$\lim_{n\to\infty}np=\lambda$(即有$np\approx\lambda$),则
$$P(X=k)=C_n^k p^k (1-p)^{n-k}\approx\frac{\lambda^k}{k!}e^{-\lambda} \quad\quad (证明从略)$$

定义3-5 如果随机变量X的概率函数为$P(X=k)=\dfrac{\lambda^k e^{-\lambda}}{k!}$ $(k=0,1,2,\cdots)$

其中$\lambda>0$,则称X服从参数为λ的泊松分布。记为$X\sim P(k;\lambda)$。$np\approx\lambda$可理解为一个试验单元中,事件A平均发生的次数。

(2) 泊松分布的图形

例3-3 某种彩票每周开奖一次,每次中大奖的概率为十万分之一(10^{-5}),若你每周买一张彩票,坚持买了10年(1年52周),试求你从未中过大奖的概率?

解 每周买一张彩票,10年共买了$10\times52=520$张
设 $A_i=\{第i次买彩票中大奖\}$ $i=1,2,3,\cdots,520$

NOTE

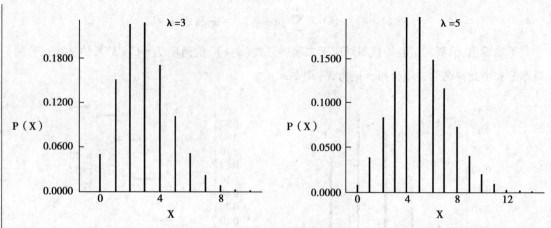

图 3-4　泊松分布概率函数图

则　$P(A_i) = 10^{-5}$

由于每周开奖都是相互独立的,因为,$n = 520$,$P(A_i) = 10^{-5}$充分小,可以认为中大奖的次数 $X \sim P(k;\lambda)$,$\lambda \approx np = 520 \times 10^{-5} = 0.0052$

$$P(X \leqslant 0) = P(X = 0) = \frac{\lambda^k}{k!}e^{-\lambda} = 0.9948$$

结果表明,坚持买了 10 年彩票,从未中过大奖的概率是非常大的。

3. 正态分布　正态分布是一种最重要、最常用的连续型分布,它的应用极为广泛。德国数学家高斯(Gauss)在研究误差理论时曾用它来刻画误差,因此也称高斯分布。实际上,如果影响某数量指标有许多随机因素,而每个随机因素都不起主要的作用(作用微小)时,则该数量指标服从正态分布(可由中心极限定理证明)。

(1) 正态分布

定义 3-6　若随机变量 X 的概率密度函数式为:

$$f(x) = \frac{1}{\sigma\sqrt{2\pi}}e^{-\frac{(x-\mu)^2}{2\sigma^2}} \qquad -\infty < x < +\infty$$

其中 μ、σ 是常数,且 $\sigma > 0$,则称随机变量 X 服从参数为 μ 和 σ 的正态分布(或高斯分布),记为 $X \sim N(\mu, \sigma^2)$。

(2) 正态分布的图形　正态分布的概率密度函数 $f(x)$ 和分布函数 $F(x)$ 的图形见图 3-5。

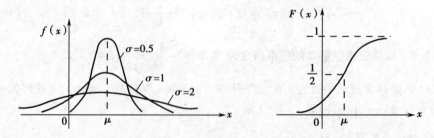

图 3-5　正态分布密度函数与分布函数图

当 σ 固定时,改变 μ 的值,$y = f(x)$ 的图形沿 x 轴平行移动而不改变形状,故 μ 又称为位置参数。若 μ 固定,改变 σ 的值,则 $y = f(x)$ 的图形的形状随 σ 的增大而变得平坦,随 σ 的减小而变得陡峭,故 σ 称为形状参数。

（3）标准正态分布

定义 3-7 称参数 $\mu=0,\sigma^2=1$ 的正态分布为标准正态分布,记为 $X\sim N(0,1)$。其概率密度函数记为

$$\varphi(x)=\frac{1}{\sqrt{2\pi}}e^{-\frac{x^2}{2}} \qquad -\infty<x<+\infty$$

其分布函数记为

$$\Phi(x)=\frac{1}{\sqrt{2\pi}}\int_{-\infty}^{x}e^{-\frac{t^2}{2}}dt$$

标准正态分布具有正态分布的一切性质,只是因为 $\mu=0$,$\varphi(x)$ 的图形关于 $x=0$ 对称,因而具有更特殊的性质:$\varphi(-x)=\varphi(x)$ 和 $\Phi(-x)=1-\Phi(x)$,如图3-6所示。

标准正态分布非常重要,它是我们解决一般正态分布和许多其他统计分布的工具和桥梁。为了使用方便,前人已编制了标准正态分布概率密度函数 $\varphi(x)$ 值表(统计用表1)和标准正态分布函数 $\Phi(x)$ 值表(统计用表2),以供查用。

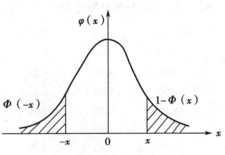

图3-6 标准正态分布图

如查表得

$$\varphi(0)=0.3989,\varphi(-1.45)=\varphi(1.45)=0.1394$$

$$\Phi(-2.42)=1-\Phi(2.42)=1-0.992240=0.0078$$

对于一般正态分布,可先将其标准化。设 $X\sim N(\mu,\sigma^2)$,则

$$f(x)=\frac{1}{\sigma}\frac{1}{\sqrt{2\pi}}e^{-\frac{1}{2}\left(\frac{x-\mu}{\sigma}\right)^2}=\frac{1}{\sigma}\varphi\left(\frac{x-\mu}{\sigma}\right)$$

$$F(x)=\int_{-\infty}^{x}\frac{1}{\sigma\sqrt{2\pi}}e^{-\frac{(t-\mu)^2}{2\sigma^2}}dt$$

$$=\int_{-\infty}^{x}\frac{1}{\sqrt{2\pi}}e^{-\frac{1}{2}\left(\frac{t-\mu}{\sigma}\right)^2}d\frac{t-\mu}{\sigma}$$

$$=\Phi\left(\frac{x-\mu}{\sigma}\right)$$

通过上两式可将一般正态分布转化成标准正态分布再利用 $\varphi(x)$ 和 $\Phi(x)$ 值表进行计算。

例 3-4 某高校高考采用标准化计分方法,并认为考生成绩近似服从正态分布 $X\sim N(500,100^2)$,如果该省的本科生录取率为42.8%,问该省本科生录取分数线应该划定在多少分数线上?

解 设录取分数线应该划定在 k 分以上,则应有

$$P(X>k)=0.428$$

$$P(X>k)=1-P(X\leqslant k)=1-F(k)=1-\Phi\left(\frac{k-\mu}{\sigma}\right)=0.428$$

从而说明 $\Phi\left(\frac{k-\mu}{\sigma}\right)=1-0.428=0.572$

查统计用表 2 得，$\dfrac{k-\mu}{\sigma}=0.18$

故　$k=\mu+0.18\sigma=500+0.18\times100=518$

即该省的本科录取线应该划定在 518 分以上。

三、频数表和频数图

数据的整理是统计研究的基础，整理数据的最常用任务是判定数据的概率分布状态，我们可以用频数分布表或频率分布表来描述数据的分布情况。

例 3-5　在颗粒剂分装过程中，随机抽取 100 包颗粒剂称重，结果如下（单位：g）：

0.89	0.92	0.98	0.91	0.85	0.93	0.89
0.89	0.86	0.87	0.93	0.88	0.82	0.95
0.86	0.85	0.82	0.93	0.96	0.91	0.98
0.95	0.90	0.87	0.88	0.86	0.90	1.00
0.90	0.95	0.95	0.87	0.87	0.87	0.92
0.95	0.84	0.94	0.92	0.87	0.91	0.86
0.97	0.92	0.89	0.87	0.91	0.92	0.93
0.92	0.92	0.88	0.94	0.78	0.80	0.89
0.88	0.94	0.96	0.89	0.90	0.92	0.92
0.87	0.87	0.89		0.87	0.87	0.90
0.86	0.92	0.89	0.95	0.92	0.90	0.94
0.97	0.92	0.90	0.91	0.91	0.84	0.93
0.99	0.89	1.03	0.81	0.92	0.86	0.98
0.92	0.84	0.98	0.85	0.91	0.86	0.84
1.06	0.92					

试近似地确定颗粒剂重量的概率密度，并作出概率密度的近似图形。

解　我们按下列步骤作出样本频率（直方）图。

（1）找出样本数据的最大值和最小值。这里是 0.78 和 1.06。

（2）确定分组的组距和组数。一般按等距分组，当样本容量小于 50 时分为 5~7 组，当样本容量为 100 左右时分为 7~10 组，当样本容量很大时可分为 10~15 组，本例分为 10 组，$R=1.06-0.78=0.28$，由于分 10 组，组距为 0.028，自 0.78 至 1.06 止，共分为 10 个小区间。

（3）计算出频数，求出频率密度。把位于各小区间的数据个数用"正"字记下，最后数出与小区间相应的频数。再将各组的频数除以样本容量得到各组的样本频率。最后，将各组的频率除以各组相应的组距得到频率密度。

表 3-1　频数频率分布表

组　号	区　间	频数划记	频　数	频　率	频率密度
1	$[0.76, 0.808)$	丁	2	0.02	0.72
2	$[0.808, 0.836)$	下	3	0.03	1.07
3	$[0.836, 0.864)$	正正丅	14	0.14	5.00
4	$[0.864, 0.892)$	正正正正丅	24	0.24	8.57
5	$[0.892, 0.92)$	正正正正正丅	29	0.29	10.36
6	$[0.92, 0.948)$	正正	10	0.1	3.57

续表

组　号	区　间	频数划记	频　数	频　率	频率密度
7	$[0.948,0.976)$	正正	10	0.10	3.57
8	$[0.976,1.004)$	正一	6	0.06	2.14
9	$[1.004,1.032)$	一	1	0.01	0.36
10	$[1.032,1.06]$	一	1	0.01	0.36
合计			100		

（4）画出频率（直方）图。在直角坐标系中，以随机变量取值作横坐标，频率为纵坐标，在每个小区间上作出小矩形，底长为组距，高为频率，即得样本直方图3-7。直方图左右近似对称，这与正态分布的概率密度函数很相似，故可猜测这种颗粒剂每袋重量服从正态分布。如需作出比较可靠的判断，可用下一节的知识来检验。

我们可以用 Excel 软件直接作出频率（直方图），具体方法可参阅第十章第一节内容。

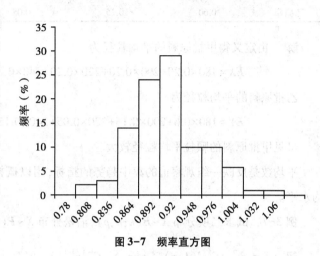

图 3-7　频率直方图

第二节　随机变量的趋势描述

一、随机变量的数字特征

前面我们讨论了随机变量及其概率分布，并用概率分布或概率密度表示随机变量的取值及概率。但是，对于一般的随机变量，要完全确定其概率分布往往并不容易。而在许多实际问题中，有时并不需要知道随机变量的概率分布，而只需了解随机变量的某些特征，如随机变量取值的平均水平和离散程度等就足够了。

定义 3-8　表示随机变量取值的平均水平和离散程度的统计数值，我们称为随机变量的数字特征。

随机变量的数字特征有许多，常用的数字特征有总体均数（数学期望）、总体方差、总体标准差和总体相对标准差等。我们逐一给予介绍。

1. 随机变量的总体均数（数学期望）

随机变量 X 的总体均数，来源于通常的平均概念，所以也称为随机变量的数学期望。

定义 3-9　设离散型随机变量 X 的概率分布：

$$P(X=x_i)=p_i \quad i=1,2,3,4,\cdots$$

若级数 $\sum_{i=1}^{\infty} x_i p_i$ 绝对收敛，则称 $\sum_{i=1}^{\infty} x_i p_i$ 为 X 的总体均数，记为 EX。

总体均数 EX 体现了随机变量的平均取值大小。

例 3-6　甲、乙两批原料在同样条件下过筛,过筛后知颗粒的概率分布如表 3-2,平均说来,哪批颗粒的粒径较大?

表 3-2　颗粒粗度的概率分布

粗度(目)	180	200	220	240	260
甲概率	0.20	0.20	0.20	0.20	0.20
乙概率	0.60	0.15	0.05	0.15	0.05

解　由定义得甲批原料的平均粒径为

$$EX = 180 \times 0.20 + 200 \times 0.20 + 220 \times 0.20 + 240 \times 0.20 + 260 \times 0.20 = 220(目)$$

乙批原料的平均粒径为

$$EY = 180 \times 0.6 + 200 \times 0.15 + 220 \times 0.05 + 240 \times 0.15 + 260 \times 0.050 = 198(目)$$

可见甲批原料的颗粒平均粒径较大。

平均数是反映一组观察值的集中趋势的指标,用以概括地反映总体观察值的集中位置或平均水平。

例 3-7　试求二项分布 $X \sim B(k;n,p)$,泊松分布 $X \sim P(k;\lambda)$ 的数学期望。

解: $EX = \sum_{k=0}^{n} k C_n^k p^k (1-p)^{n-k} = np \sum_{k=1}^{n} C_{n-1}^{k-1} p^{k-1} (1-p)^{n-k}$

$$= np[p+(1-p)]^{n-1} = np$$

可见,二项分布 $X \sim B(k;n,p)$ 的数学期望 EX 近似为二项分布的最可能值。

$$EX = \sum_{k=0}^{\infty} k \frac{\lambda^k}{k!} e^{-\lambda} = \lambda e^{-\lambda} \sum_{k=1}^{\infty} \frac{\lambda^{k-1}}{(k-1)!} = \lambda e^{-\lambda} e^{\lambda} = \lambda$$

可见,泊松分布 $X \sim P(k;\lambda)$ 的数学期望 EX 为泊松分布的参数 λ。

定义 3-10　设连续型随机变量 X 的概率密度为 $f(x)$,若 $\int_{-\infty}^{\infty} x f(x) \mathrm{d}x$ 绝对收敛,则称 $\int_{-\infty}^{\infty} x f(x) \mathrm{d}x$ 为 X 的数学期望(或均值),记为 EX。

例 3-8　若 $X \sim N(\mu, \sigma^2)$,求 EX。

解
$$EX = \int_{-\infty}^{\infty} x f(x) \mathrm{d}x = \int_{-\infty}^{\infty} \frac{x}{\sigma\sqrt{2\pi}} e^{-\frac{(x-\mu)^2}{2\sigma^2}} \mathrm{d}x$$

令 $u = \frac{x-\mu}{\sigma}$,有 $x = \sigma u + \mu$,$\mathrm{d}x = \sigma \mathrm{d}u$,则

$$EX = \frac{1}{\sqrt{2\pi}} \int_{-\infty}^{\infty} (\sigma u + \mu) e^{-\frac{u^2}{2}} \mathrm{d}u$$

$$= \frac{\sigma}{\sqrt{2\pi}} \int_{-\infty}^{\infty} u e^{-\frac{u^2}{2}} \mathrm{d}u + \mu \int_{-\infty}^{\infty} \frac{1}{\sqrt{2\pi}} e^{-\frac{u^2}{2}} \mathrm{d}u$$

$$= 0 + \mu \cdot 1 = \mu$$

正态分布 $X \sim N(\mu, \sigma^2)$ 的参数 μ 反映的是总体均数,它也是密度函数曲线的对称轴 $x = \mu$。

例 3-9　对某厂生产的六味地黄丸(球状)的直径 X 作近似测量,其值的概率密度为

$$f(x) = \begin{cases} \dfrac{1}{b-a} & a \leq x \leq b \\ 0 & 其他 \end{cases}$$

试求该厂六味地黄丸的平均直径。

解　六味地黄丸的平均直径即为直径 X 作的数学期望

则有

$$EX = \int_{-\infty}^{\infty} xf(x)\,\mathrm{d}x = \frac{1}{2}(a+b)$$

即六味地黄丸的平均直径 EX 恰为区间 $[a,b]$ 的中点。

数学期望有如下一些基本性质:

(1) $E(C) = C$　　(C 为常数)

(2) $E(kX) = kEX$　　(k 为常数)

(3) $E(kX+b) = kEX+b$　　(k,b 为常数)

(4) $E(X \pm Y) = EX \pm EY$　　(可推广到有限个变量的情形)

(5) $E(XY) = EX \cdot EY$　　(X 与 Y 独立)

2. 随机变量的方差

数学期望是随机变量的重要数字特征,它体现了随机变量取值的平均程度。但有时我们不仅需要了解随机变量取值的平均均数,还要知道随机变量取值的分散程度。

例 3-10　有甲、乙两台药品自动装瓶机,每瓶标准重量为 $100(\mathrm{g})$。若以 X、Y 表示这两台药品自动装瓶机所装的每瓶重量,由以往装瓶结果知,X、Y 的概率分布为

<table>
<tr><td colspan="4">表 3-3　X 的概率分布表</td><td colspan="6">表 3-4　Y 的概率分布表</td></tr>
<tr><td>X</td><td>99</td><td>100</td><td>101</td><td>X</td><td>98</td><td>99</td><td>100</td><td>101</td><td>102</td></tr>
<tr><td>P</td><td>0.2</td><td>0.6</td><td>0.2</td><td>P</td><td>0.15</td><td>0.2</td><td>0.3</td><td>0.2</td><td>0.15</td></tr>
</table>

易知 $EX = EY = 100$,即它们所装药瓶平均重量均为 $100(\mathrm{g})$。显然,由此难以比较这两台装瓶机的优劣。但由概率分布可看出,X 的取值较 Y 的取值更集中于均值 100,这表明甲装瓶机的质量优于乙装瓶机,那么应如何表征这种随机变量取值偏离其均值的程度呢?

我们自然会想到用随机变量与平均值之差的绝对值大小来表示变量偏平均值的程度 $E|X-EX|$。因绝对值不便于计算,故我们将绝对值改为平方来考虑,即用 $E[(X-EX)^2]$ 来衡量随机变量的取值与平均值 EX 的偏离程度。

定义 3-11　对随机变量 X,若 $E[(X-EX)^2]$ 存在,则称 $E[(X-EX)^2]$ 为随机变量 X 的方差,记为 DX 或 $Var(X)$。

显然,由方差的定义知,方差是一个非负常数,该常数的大小表示了随机变量 X 的取值偏离平均值的离散程度。方差越大,X 的取值越分散;方差越小,则 X 的取值越集中。

注意到方差的量纲与 X 的量纲不同,如果希望量纲一致,则可用标准差来反映取值的分散程度。即标准差 $\sigma = \sqrt{DX}$

方差有如下一些基本性质:

(1) $DX = EX^2 - (EX)^2$

（2）$D(C)=0$　　（C 为常数）

（3）$D(kX+b)=k^2DX$　　（k,b 为常数）

（4）$D(X\pm Y)=DX+DY$　　（X 与 Y 独立）

例 3-11　计算例 3-10 的 DX、DY。

解　易知 $EX=EY=100$，所以，

$DX=(99-100)^2\times0.2+(100-100)^2\times0.6+(101-100)^2\times0.2=0.4$

$DY=(98-100)^2\times0.15+(99-100)^2\times0.2+(100-100)^2\times0.3+(101-100)^2\times0.2+(102-100)^2\times0.15$

$\quad=1.6$

因为，$DX<DY$，$EX=EY$，说明两台药品自动装瓶机所装的平均重量相同，但甲装瓶机的每瓶重量的稳定性优于乙装瓶机，所以，总体而言，甲装瓶机的质量优于乙装瓶机。

例 3-12　若 $X\sim B(k;n,p)$，求 DX 和 $\sqrt{DX}$。

解　由本节例 3-7 知 $EX=np$，又 $q=1-p$

$$E(X^2)=\sum_{k=0}^{n}k^2C_n^kp^kq^{n-k}=np\sum_{k=1}^{n}kC_{n-1}^{k-1}p^{k-1}q^{n-k}$$

$$=np\sum_{k=0}^{n-1}(k+1)C_{n-1}^kp^kq^{n-1-k}$$

$$=np\left[\sum_{k=0}^{n-1}kC_{n-1}^kp^kq^{(n-1)-k}+\sum_{k=0}^{n-1}C_{n-1}^kp^kq^{(n-1)-k}\right]$$

$$=np[(n-1)p+1]=np(np+q)$$

$$=(np)^2+npq$$

所以

$$DX=E(X^2)-(EX)^2=(np)^2+npq-(np)^2=npq$$

$$\sqrt{DX}=\sqrt{npq}$$

例 3-13　若 $X\sim P(k;\lambda)$，求 DX 和 $\sqrt{DX}$。

解　由本节例 3-7 知 $EX=\lambda$，又

$$E(X^2)=\sum_{k=0}^{\infty}k^2\cdot\frac{\lambda^k}{k!}e^{-\lambda}=\lambda\sum_{k=1}^{\infty}k\frac{\lambda^{k-1}}{(k-1)!}e^{-\lambda}$$

$$=\lambda\sum_{k=0}^{\infty}(k+1)\frac{\lambda^k}{k!}e^{-\lambda}=\lambda\left[\sum_{k=0}^{\infty}k\cdot\frac{\lambda^k}{k!}e^{-\lambda}+\sum_{k=0}^{\infty}\frac{\lambda^k}{k!}e^{-\lambda}\right]$$

$$=\lambda(\lambda+1)=\lambda^2+\lambda$$

所以

$$DX=E(X^2)-(EX)^2=\lambda^2+\lambda-\lambda^2=\lambda$$

$$\sqrt{DX}=\sqrt{\lambda}$$

例 3-14　若 $X\sim N(\mu,\sigma^2)$，求 DX 和 $\sqrt{DX}$。

解　由本节例 3-8 知 $EX=\mu$，又

$$DX=\int_{-\infty}^{\infty}(x-\mu)^2\frac{1}{\sigma\sqrt{2\pi}}e^{-\frac{(x-\mu)^2}{2\sigma^2}}dx$$

令 $u=\dfrac{x-\mu}{\sigma}$，有 $x=\sigma u+\mu$，$dx=\sigma du$，则

$$DX = \frac{\sigma^2}{\sqrt{2\pi}} \int_{-\infty}^{\infty} u^2 e^{-\frac{u^2}{2}} \mathrm{d}u$$

$$= \frac{\sigma^2}{\sqrt{2\pi}} \left[-ue^{-\frac{u^2}{2}} \Big|_{-\infty}^{\infty} + \int_{-\infty}^{\infty} e^{-\frac{u^2}{2}} \mathrm{d}u \right]$$

$$= \sigma^2 \int_{-\infty}^{\infty} \frac{1}{\sqrt{2\pi}} e^{-\frac{u^2}{2}} \mathrm{d}u = \sigma^2 \cdot 1 = \sigma^2$$

$$\sqrt{DX} = \sigma$$

从以上例题可以看出,上述三种重要分布的总体均数和方差完全可由概率分布的参数所确定。

二、随机变量的相对标准差(变异系数)

用方差或标准差来描述一个随机变量的离散程度固然满意,若两个变量的均数相差悬殊或者取值单位不同,这时用方差或标准差描述离散程度就不适宜了。这时,可通过相对标准差(变异系数)来比较两个变量的离散大小,相对标准差记为 RSD(或者 CV),即

$$RSD = CV = \frac{\sqrt{DX}}{EX} \times 100\%$$

相对标准差表示的是标准差相对于平均数的变化率,它同样是描述随机变量离散程度的数字特征,因其无量纲,更便于对不同量纲的随机变量之间波动程度的比较。

例 3-15　对一个气相色谱仪的实验人员进行技术考核,已知测试合格的实验人员其测试数据的波动性要达到 $CV<1\%$。现有一个实验人员测试数据如下,$\sqrt{DX}=3\text{mm}$,$EX=146.98\text{mm}$。试对其技术水平进行评价。

解　因为,$CV = \frac{\sqrt{DX}}{EX} \times 100\% = 2.05\% > 1\%$

可以认为该实验人员的测试技术波动性大于考核要求,技术水平不够稳定,测试不合格。

第三节　中心极限定理

定理 3-1(林德贝格-勒维(Lindeberg - Levy)中心极限定理)　设随机变量 $X_1, X_1, \cdots, X_n$ 相互独立,且服从相同的分布,如果它们具有有限的数学期望和方差,$EX_k = \mu$, $DX_k = \sigma^2$, $k=1,2,\cdots$,则对任意实数 x,一致地有

$$\lim_{n \to \infty} P \left\{ \frac{\sum_{i=1}^{n} X_i - n\mu}{\sqrt{n}\sigma} \leq x \right\} = \frac{1}{\sqrt{2\pi}} \int_{-\infty}^{x} e^{-\frac{t^2}{2}} \mathrm{d}t = \Phi(x)$$

其中 $\Phi(x)$ 为标准正态分布的分布函数。

该定理又称为独立同分布中心极限定理,其证明可利用数学分析知识及特征函数的有关性质证得,此处从略。

由于 $EX_k = \mu$, $DX_k = \sigma^2$, $k=1,2,\cdots$,从而

$$E\left(\sum_{i=1}^{n}X_i\right)=n\mu, \quad D\left(\sum_{i=1}^{n}X_i\right)=n\sigma^2$$

故 $Y_n=\dfrac{\sum\limits_{i=1}^{n}X_i-n\mu}{\sqrt{n}\,\sigma}$ 是标准化的随机变量。该中心极限定理表明:相互独立且服从同一分布,

但不一定服从正态分布的随机变量 $X_1,X_2,\cdots,X_n$ 其前 n 项之和 $\sum\limits_{i=1}^{n}X_i$ 近似服从正态分布 $N(n\mu,n\sigma^2)$。

在前面讨论正态分布时,我们曾指出,如果随机变量是受许多独立的随机因素的影响而形成,而且每个因素的影响又是微小的,都起不到主导作用,则这样的随机变量一般都近似地服从正态分布 $X\sim N(\mu,\sigma^2)$,例如,测量的总误差这个随机变量就是在测量过程中,由温度、湿度、气压等对测量仪器的影响,以及测量者观察时的视差和心理、生理状态等许多因素综合影响而造成的。显然,每个因素产生的误差都是微小的、随机的,它们的总和所形成测量总误差就服从正态分布。中心极限定理的理论就为上述事实提供了严格的理论依据。

例 3-16　用机器对某种新药的口服液装瓶,由于机器会有误差,所以每瓶口服液净重为一随机变量,其期望值为100g,标准差为10g,每箱内装200瓶,试求一箱口服液净重超过20500g的概率。

解　设一箱新药口服液净重为 $X(g)$,箱中第 k 瓶新药口服液净重为

$X_k(k=1,2,\cdots,200)$。显然, $X=\sum\limits_{i=1}^{200}X_i$,且 $X_1,X_2,\cdots,X_{200}$ 相互独立,并有

$EX_k=100$, $DX_k=10^2$, $k=1,2,\cdots,200$。则所求概率为

$$P(X>20500)=1-P(X\leqslant 20500)$$
$$=1-\Phi\left(\frac{20500-n\mu}{\sqrt{n}\,\sigma}\right)$$
$$=1-\Phi\left(\frac{20500-20000}{\sqrt{200}\cdot 10}\right)$$
$$=0.0002$$

定理 3-2(德莫佛—拉普拉斯中心极限定理)　设 μ_n 为 n 次独立重复试验中事件 A 发生的次数, p 为每次试验中事件 A 发生的概率, $0<p<1$,则对任意实数 x,一致地有

$$\lim_{n\to\infty}\left\{\frac{\mu_n-np}{\sqrt{npq}}\leqslant x\right\}=\frac{1}{\sqrt{2\pi}}\int_{-\infty}^{x}e^{-\frac{t^2}{2}}\mathrm{d}t=\Phi(x)$$

其中 $q=1-p$, $\Phi(x)$ 为标准正态分布的分布函数。

德莫佛-拉普拉斯中心极限定理告诉我们,服从二项分布 $B(k;n,p)$ 的随机变量 μ_n,将以正态分布 $N(np,npq)$ 为其极限分布。这样,当 n 足够大时

$$P(x_1<\mu_n<x_2)=P\left(\frac{x_1-np}{\sqrt{npq}}<\frac{\mu_n-np}{\sqrt{npq}}<\frac{x_2-np}{\sqrt{npq}}\right)$$
$$=\Phi\left(\frac{x_2-np}{\sqrt{npq}}\right)-\Phi\left(\frac{x_1-np}{\sqrt{npq}}\right)$$

其中 $\Phi(x)$ 为标准正态分布 $N(0,1)$ 的分布函数,由此只需查标准正态分布函数值表(统计

表2),即可求得 $P(x_1<\mu_n<x_2)$ 的近似值。

例 3-17 对于某一癌症高发病地区进行普查,结果其患癌症的概率是 0.005,现有这地区一万人的乡村,试推测:

(1) 这个村至多有 70 人患癌症的概率;

(2) 有 30 至 50 人患癌症的概率;

(3) 有不少于 50 人患癌症的概率。

解 全村 1 万人中患癌症人数 X 服从二项分布。因为

(1) $X\sim B(k;n,p)$,而 n 充分大,由定理 3-2 知,$X\sim N(np,npq)$

$n=10^4,p=0.005,np=10^4\times0.005=50$,可用正态分布近似计算。

$\mu=np=50,q=0.995,\sigma^2=npq=10^4\times0.005\times0.995=49.75$

所以,$P(X\leqslant70)\approx\Phi\left(\dfrac{70-\mu}{\sigma}\right)=\Phi\left(\dfrac{70-50}{\sqrt{49.75}}\right)$

$$=\Phi(2.84)=0.9977$$

(2) $\quad P(30\leqslant x\leqslant50)=F(50)-F(30)$

$$\approx\Phi\left(\frac{50-50}{\sqrt{49.75}}\right)-\Phi\left(\frac{30-50}{\sqrt{49.75}}\right)$$

$$=\Phi(0)-\Phi(-2.84)=0.4977$$

(3) $\quad P(x\geqslant50)=1-P(x\leqslant49)=1-F(49)$

$$=1-\left[\Phi\left(\frac{49-50}{\sqrt{49.75}}\right)\right]=1-0.4436=0.5563$$

至多有 70 人患癌症的概率为 0.9977;有 30 至 50 人患癌症的概率为 0.4977;全乡不少于 50 人患癌症的概率为 0.5557。

思考与练习三

一、选择题

1. 理论上,二项分布是一种( )。

　　A. 连续型分布　　　　　　　　B. 离散型分布

　　C. 均匀分布　　　　　　　　　D. 标准正态分布

2. 在样本例数不变的情况下,下列( )情况时,二项分布越接近泊松分布。

　　A. 总体率 p 越大　　　　　　　B. 样本容量 n 越大

　　C. 总体率 p 越接近 0.5　　　　D. 总体率 p 越小

3. 设某病在人群感染患病率为 20%,现随机地从此群人中抽出 50 人,则患病人数的数学期望和方差分别为( )

　　A. 25 和 8　　　B. 10 和 2.8　　　C. 25 和 64　　　D. 10 和 8

4. 正态分布有两个参数 μ 与 σ,( )相应的正态曲线的形状越扁平。

　　A. σ越大　　　　B. σ越小　　　　C. μ越大　　　　D. μ越小

二、是非题

1. 二项分布越接近 Poisson 分布时,也越接近正态分布。（　　）

2. 从同一新生儿总体(无限总体)中随机抽样 200 人,其中新生儿窒息人数服从二项分布。
（　　）

3. 在 n 趋向无穷大、总体率 p 趋向于 0,且 np 保持常数时的二项分布的极限分布是 Poisson
分布。（　　）

4. 设 $F(x)$ 是随机变量 x 的分布函数,则 $F(+\infty)=1$　（　　）

5. 设 $X \sim N(\mu, \sigma^2)$,则 $F(k)=P(x \geq k)$　（　　）

三、计算题

1. 设一离散型变量 X 的概率函数为

$$P(X=k)=C_4^k 0.3^k 0.7^{4-k} \quad (k=0,1,2,3,4)$$

（1）列出 X 的概率函数表;

（2）画出 X 的概率函数图;

（3）验证全部概率函数值之和为 1;

（4）求 $F(2)$;

（5）求 $P(0<X\leq3)$;

（6）求 $P(X\neq k)$。

2. 上海虚证患者中,气虚型占 33%,现随机抽查 20 名虚证患者,求其中没有气虚型的概率,
有 5 名气虚型的概率。

3. 若一批出厂半年的人参养荣丸的潮解率为 8%,从中抽取 20 丸,求恰有一丸潮解的概率;
不超过 1 丸潮解的概率;有 1~5 丸潮解的概率。

4. 某种疾病的自然痊愈率为 0.3,为试验一种新药对该药是否有效,把它给 30 个病人服用。
如果有半数以上痊愈,试说明可以认为这种药有效。

5. 设平均每 n 次(n 大)伯努利试验中事件 A 出现 9.3 次:

（1）指出 n 次试验中 A 出现的次数 X 服从什么样的分布;

（2）求 n 次试验中 A 出现 18 次的概率。

6. 在 200mL 当归浸液里含某种颗粒 300 个,求 1mL 浸液中含 2 个颗粒的概率,超过 2 个颗粒
的概率。

7. 150 颗花粉孢子随机落入大小相同的 500 个格子里:

（1）约有多少个格子中没有孢子;

（2）约有多少个格子中有 2 颗孢子;

（3）约有多少个格子中的孢子多于 2 颗。

8. 设随机变量 X 服从正态分布 $N(\mu, \sigma^2)$,通过查阅正态分布表求:

（1）$P(\mu-0.32\sigma<X<\mu+0.32\sigma)$;

（2）$P(\mu+0.32\sigma<X<\mu+0.69\sigma)$;

（3）$P(\mu+0.69\sigma<X<\mu+1.15\sigma)$；

（4）$P(\mu+1.15\sigma<X<\mu+2.58\sigma)$；

（5）$P(\,|X-\mu|>2.58\sigma)$。

9. 某地胃癌的发病率是 0.01%，现检查 5 万人，求其中没有发现胃癌患者的概率，发现胃癌患者不超过 5 人的概率。

10. 设出院患者回某医院复查等待检查的时间 X（以分计）服从指数分布，其概率密度函数为

$$f(x)=\begin{cases}\dfrac{1}{5}e^{-\frac{x}{5}} & x>0 \\ 0 & x\leqslant 0\end{cases}$$

某患者去医院复查，若等待检查时间超过 10 分钟，他就离开。医院要求他一个月要来检查 5 次，以 Y 表示他未等到检查而离开医院的次数，求 Y 的概率分布，并求 $P(Y\geqslant 1)$。

11. 随机变量 X 的概率分布如下表：

表 3-5　X 概率分布表

X	-2	0	2
P_i	0.5	0.3	0.2

试求 EX,DX。

12. 某地白血病发病率为 0.0001，求该地 100 万人中有 100 人患白血病的概率。

13. 设某幼儿群体身长的均数 $\mu_1=85\mathrm{cm}$，标准差 $\sigma_1=4\mathrm{cm}$；某运动员群体身长的均数 $\mu_2=185\mathrm{cm}$，标准差 $\sigma_2=4\mathrm{cm}$。试比较两群人身长的波动情况。

14. 写出下列分布的均数、方差、标准差和变异系数：

（1）$X\sim B(k;20,0.3)$；

（2）$X\sim P(k;2.25)$；

（3）$X\sim N(5.4,2.5^2)$。

15. 5 家中药材店联营，它们每两周售出某中药材的数量（以 kg 计）分别为 $X_1,X_2,\cdots,X_5$，已知：

$$X_1\sim N(200,225)$$
$$X_2\sim N(240,240)$$
$$X_3\sim N(180,225)$$
$$X_4\sim N(260,265)$$
$$X_5\sim N(320,270)，X_i\ 相互独立(i=1,2,3,4,5)。$$

（1）求五家店两周的总销量的均值与方差。

（2）药材店每隔两周进货一次，为了使新的供货到达前，药材店不会脱销的概率大于 0.99，问药材店的仓库应至少储存多少公斤该药材？

第四章　随机抽样和抽样分布

在前两章的讨论中,我们只要知道随机现象的概率分布和数字特征,就可以对随机现象做出决策,比如,某种疾病的用药决策、某种新药的疗效评价等等。在实际问题中,要准确知道随机现象的概率分布和数字特征,有时是很困难的,还有一些检验指标要成批逐个检验,无论从人力还是物力上都会受到条件限制。实际中,人们总是通过对部分产品的抽样试验结果作分析,推断出全部产品的概率分布和数字特征。本章先讨论样本和统计量等基本概念,然后讨论常见的几种抽样分布,为进一步讨论统计推断方法打下必要的理论基础。

第一节　简单随机抽样及样本的数字特征

抽样的目的是对总体的统计规律作出估计和推断,因而对所抽取的样本要求能够良好地反映总体的特征。因此在抽样时,既要考虑抽样结果的代表性,又要考虑抽样本身的可行性、简便性。抽样方法很多,有单纯随机抽样、系统抽样、分层抽样等。对于不同的抽样方法,使用的统计推断方法不同,这里主要讨论简单随机抽样。所谓简单随机抽样是指在抽取样本时,总体的每一个个体被抽中的概率相同。

一、简单随机样本

定义 4-1　样本 $X_1, X_2, \cdots, X_n$ 相互独立且与总体 X 有相同的分布函数,这样的样本称为简单随机样本,简称为简单抽样。

由以上定义可见,简单随机样本要满足以下两点要求:其一,抽样随机,总体中每个个体被抽到的机会均等。例如,在检查药品质量指标时,有意识地选优,就违反了随机性原则,所得指标必然不能反映总体的质量情况,不具代表性。其二,样本 $X_1, X_2, \cdots, X_n$ 具有独立性,即抽取一个个体后,总体成分不变。例如,从一小批产品中,抽样检查合格品,采取有放回地抽样方法,可满足独立性条件;若无放回地抽样则不满足独立性条件。对于无限总体,由于抽出的一个样品放回与否不改变总体成分,可看作不影响抽样的独立性。在实际应用中,即使总体个数 N 有限,只要被抽取的个体数 n 较小,比如不超过总体的5%,也可看作近似满足独立性条件,这样做可简化计算。

二、统计量

抽取样本之后,一般不直接利用样本进行推断,而是根据实际需要,把样本中我们关心的信息集中起来,针对不同的问题构造出样本的某种函数(样本函数)作为推测总体参数的基础。

定义 4-2 设 $X_1, X_2, \cdots, X_n$ 为总体 X 的一个样本，$g = f(X_1, X_2, \cdots, X_n)$ 为一个样本函数，如果 g 中不含有任何未知参数，则称 g 为一个统计量。

例如设 $X \sim N(\mu, \sigma^2)$，且 μ 为已知，σ^2 为未知，$X_1, X_2, \cdots, X_n$ 是 X 的一个样本，则 $\sum_{i=1}^{n}(X_i - \mu)^2$ 是一个统计量；而 $\sum_{i=1}^{n} \frac{(X_i - \mu)^2}{\sigma^2}$ 仅是样本函数，不是统计量，因为其中含有未知参数 σ^2。

三、样本的数字特征

1. 样本均数与样本率

定义 4-3 样本均数是指收集的研究对象观察值的平均数，用 $\overline{X}$ 表示。样本均数描述了一组数据的集中趋势。

描述样本取值集中趋势的方法有很多，如算术平均数、几何平均数、中位数、众数等，若总体 $X \sim N(\mu, \sigma^2)$，我们用算术平均数描述样本的平均数。将所有数据 $X_1, \cdots, X_n$ 直接相加，再除以总例数 n，即

$$\overline{X} = \frac{X_1 + X_2 + \cdots + X_n}{n} = \frac{1}{n}\sum_{i=1}^{n} X_i \tag{4-1}$$

例 4-1 随机测量某地 10 名 20~30 岁健康男性居民血清铁含量（μmol/L），测量值分别为 6.58, 7.42, 15.32, 15.78, 17.60, 17.98, 15.21, 17.53, 20.11, 22.64，试求其血清铁含量平均数。

解 $$\overline{X} = \frac{1}{n}\sum_{i=1}^{n} X_i = \frac{6.58 + 7.42 + \cdots + 22.64}{10} = 15.62 (\mu mol/L)$$

定义 4-4 从总体中抽取容量为 n 的样本，其中具有某种特点的个体数为 m，则称 $\frac{m}{n}$ 为样本率，记为 $\hat{p}$。

例 4-2 对 100 个服用某种药物的病人进行疗效观察，若有效人数为 60 人，试求其有效率。

解 $$\hat{p} = \frac{m}{n} = \frac{60}{100} = 0.6 = 60\%$$

于是样本有效率为 60%。

2. 样本方差与样本相对标准差

样本方差刻画了样本观察值与样本均数之差平方的平均值。它定量地反映了样本数据偏离平均数的离散程度。英国统计学家 W. S. Gosset 提出样本方差 S^2 的计算公式为

$$S^2 = \frac{\sum_{i=1}^{n}(X_i - \overline{X})^2}{n-1} \tag{4-2}$$

方差的度量单位是原度量单位的平方，因此常将方差开方，以恢复其原度量单位，我们称 $S = \sqrt{S^2}$ 为样本标准差。在数理统计学上可以严格证明：$ES^2 = DX$。

如果两组（或几组）资料的量纲不同，或均数相差悬殊，比较两组样本间的离散程度宜用样本相对标准差 RSD

$$RSD = \frac{S}{\overline{X}} \times 100\% \tag{4-3}$$

RSD 描述了观察值的标准差相对其平均值的平均波动大小。亦称为变异系数（CV）。

例 4-3 某地调查 120 名 20 岁男子，身高均数为 171.80cm，标准差为 4.66cm；体重均数为

61.08 kg,标准差为 4.15 kg,试比较身高与体重两者间数据离散程度哪一个更大?

解

$$身高:RSD_1 = \frac{S}{\overline{X}} \times 100\% = \frac{4.66}{171.80} \times 100\% = 2.71\%$$

$$体重:RSD_2 = \frac{S}{\overline{X}} \times 100\% = \frac{4.15}{61.08} \times 100\% = 6.79\%$$

该地 20 岁男子体重的离散程度大于身高的离散程度。

在医药科研统计中,还广泛地使用一些样本的其他数字特征。

关于表示随机变量集中趋势的还有:

中位数　它是数据资料从小到大排序位于 50% 所对应的变量值。换言之,随机变量的取值大于它的概率和小于它的概率恰好相等,在概率意义上它位于正中。

众数　它是随机变量的概率函数或概率密度函数最大值所对应的变量值。换言之,当大量独立重复试验时,样本值较多地集中在这个值的附近。

关于表示随机变量离散程度的还有:

极差　它等于随机变量有限个样本中最大值与最小值之差。在计算上较标准差方便,因而受到实际工作者的欢迎。但是,它对随机变量的分布情况毕竟只能提供少量信息,因此远不能取代标准差的重要性。

四分位数范围　四分位数范围为 (P_{25}, P_{75}),描述了中位数左侧 25% 的观察资料和中位数右侧的 25% 观察资料所离散的范围,四分位数范围的长度 $P_{75} - P_{25}$,称为四分位数间距,表示了中位数两侧的 50% 观察资料的离散程度。

第二节　样本均数和样本率的抽样分布

我们先不加证明给出正态随机变量的如下性质:

(1) 两个相互独立的随机变量 $X_1 \sim N(\mu_1, \sigma_1^2)$、$X_2 \sim N(\mu_2, \sigma_2^2)$ 的代数和 $X = X_1 \pm X_2$ 仍服从正态分布,且有 $X \sim N(\mu_1 \pm \mu_2, \sigma_1^2 + \sigma_2^2)$。

(2) n 个相互独立的随机变量 $X_i \sim N(\mu_i, \sigma_i^2)$ 的和 $X = \sum\limits_{i=1}^{n} X_i$ 仍服从正态分布,且 $X \sim N\left(\sum\limits_{i=1}^{n} \mu_i, \sum\limits_{i=1}^{n} \sigma_i^2 \right)$,其中 $i = 1, 2, \cdots, n$。

(3) 随机变量 $X \sim N(\mu, \sigma^2)$ 的线性函数 $Y = aX + b$ 仍服从正态分布,且 $Y \sim N(a\mu + b, a^2\sigma^2)$,其中 a、b 均为常数。

(4) n 个相互独立的随机变量 $X_i \sim N(\mu_i, \sigma_i^2)$ 的线性组合 $X = \sum\limits_{i=1}^{n} c_i X_i$ 仍服从正态分布,且有 $X \sim N\left(\sum\limits_{i=1}^{n} c_i \mu_i, \sum\limits_{i=1}^{n} c_i^2 \sigma_i^2 \right)$,其中 c_i 是不全为零的常数。

一、正态总体样本均数的抽样分布

设样本来自正态总体时,即 $X_i \sim N(\mu, \sigma^2)$ $(i = 1, 2, \cdots n)$。我们考虑 n 个相互独立同分布的随机变量的线性组合 $\overline{X} = \frac{1}{n} \sum\limits_{i=1}^{n} X_i = \sum\limits_{i=1}^{n} \frac{X_i}{n}$,则由正态随机变量的性质(4)容易推出:

$$\overline{X} \sim N\left(\sum_{i=1}^{n} \frac{\mu_i}{n}, \sum_{i=1}^{n} \frac{\sigma_i^2}{n^2} \right) \tag{4-4}$$

即

$$\overline{X} \sim N\left(\mu, \frac{\sigma^2}{n} \right) \tag{4-5}$$

这个结论表明：来自正态总体的样本均数仍然服从正态分布，该样本的均数等于原总体的均数，而方差是原总体方差的 $\frac{1}{n}$ 倍。由此可见，样本均数所服从的正态分布与总体的正态分布相比较在分散性方面有改善，且 n 越大，方差就越小，$\overline{X}$ 就越接近总体的均数 μ。所以，在许多实际问题中，我们用观察值数据的均数来表示真实值往往比一次实验测定的值更好。

再考虑样本来自非正态总体时的情况。当抽样为小样本时，问题没有确定解答；当抽样为大样本时，则由统计学的中心极限定理知：若 $X_1, X_2, \cdots, X_n$ 为相互独立的随机变量，且 $E(X_k)=\mu$，$D(X_k)=\sigma^2$，则有

$$u = \frac{\overline{X}-\mu}{\sigma/\sqrt{n}} \sim N(0,1) \tag{4-6}$$

也就是说，对于大样本，无论总体分布如何，式（4-6）总是成立的。

二、样本率的抽样分布

在总体中重复抽取 n 个个体，相当于进行 n 次伯努利试验，事件 A 出现次数 X 是服从二项分布的离散型变量，即 $X \sim B(k;n,p)$，总体均数 $EX=np$，总体方差 $DX=npq$，$q=1-p$。

由德莫佛-拉普拉斯中心极限定理可知：在 n 足够大时，$X \sim N(np, npq)$

所以，样本率 $\hat{p} = \dfrac{X}{n} \sim N\left(p, \dfrac{pq}{n} \right)$

则有

$$u = \frac{\hat{p}-p}{\sqrt{\dfrac{pq}{n}}} \sim N(0,1) \tag{4-7}$$

也就是说，对于大样本，无论总体分布如何，式（4-7）总是成立的。

第三节　常用的抽样分布

一、χ^2 分布

定义 4-5　设 $X_1, X_2, \cdots, X_n$ 是相互独立且服从 $N(0,1)$ 的随机变量，则称随机变量

$$\chi^2 = X_1^2 + X_2^2 + \cdots + X_n^2 \tag{4-8}$$

服从参数为 n 的 χ^2 分布，记为 $\chi^2 \sim \chi^2(n)$。

χ^2 分布的概率密度函数是

$$f(x) = \begin{cases} \dfrac{1}{2^{\frac{n}{2}}\Gamma\left(\dfrac{n}{2}\right)} e^{-\frac{x}{2}} x^{\frac{n}{2}-1} & \text{当 } x>0 \\ \\ 0 & \text{当 } x\leq 0 \end{cases}$$

其中参数 n 称为自由度,它表示式(4-8)中独立变量的个数。

二、χ^2 分布的特征

1. χ^2 分布概率密度 $f(x)$ 的图形为一簇单峰正偏态分布曲线,且随着自由度的增加,正偏的程度越小。自由度很大时,接近正态分布。图4-1中给出了自由度为2到10的3条 χ^2 概率密度曲线。

2. χ^2 分布的概率密度曲线下面积有其规律性,对于给定的概率 $1-\alpha$,满足

$$P(\chi^2_{1-\frac{\alpha}{2}} < \chi^2 < \chi^2_{\frac{\alpha}{2}}) = 1-\alpha$$

的数值 $\chi^2_{1-\frac{\alpha}{2}}, \chi^2_{\frac{\alpha}{2}}$ 称为 χ^2 分布的临界值。

即有,$P(\chi^2 > \chi^2_{\frac{\alpha}{2}}) = \dfrac{\alpha}{2}$ 或 $P(\chi^2 < \chi^2_{1-\frac{\alpha}{2}}) = \dfrac{\alpha}{2}$,如图4-2所示临界值,可以查统计用表4得到。

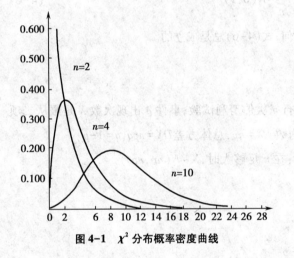

图4-1 χ^2 分布概率密度曲线   图4-2 χ^2 分布临界值

3. **定理 4-1**   若 $X_1, X_2, \cdots, X_n$ 为正态总体 $N(\mu, \sigma^2)$ 的一个样本,则有

$$\frac{(n-1)S^2}{\sigma^2} \sim \chi^2(n-1) \quad \text{证明从略。}$$

例 4-4   查统计用表4写出 $\chi^2_{0.05}(9)$,$\chi^2_{0.025}(11)$,$\chi^2_{0.95}(7)$。

解   查统计用表4,$\chi^2_{0.05}(9) = 16.919$,$\chi^2_{0.025}(11) = 21.920$,$\chi^2_{0.95}(7) = 2.167$。

三、t 分布

定义 4-6   设随机变量 $U \sim N(0,1)$,$V \sim \chi^2(n)$,并且 U 与 V 相互独立,则称随机变量

$$t = \frac{U}{\sqrt{\dfrac{V}{n}}}$$

服从自由度为 n 的 t 分布,记为 $t \sim t(n)$。

在不至于弄错的情况下,括号中的自由度可以省略。

t 分布的概率密度函数为

$$f(x)=\frac{\Gamma\left(\dfrac{n+1}{2}\right)}{\sqrt{n\pi}\,\Gamma\left(\dfrac{n}{2}\right)}\left(1+\frac{x^2}{n}\right)^{-\frac{n+1}{2}} \qquad (-\infty<x<+\infty)$$

其中 n 为自由度。

四、t 分布的特征

1. t 分布的概率密度曲线关于 $t=0$ 对称,形状类似于标准正态分布概率密度的图形。当 $n\to\infty$ 时,它的极限分布是标准正态分布。但当 n 较小时,对于相同的变量值,t 分布的曲线尾部较标准正态分布的曲线尾部差异较大。见图4-3。

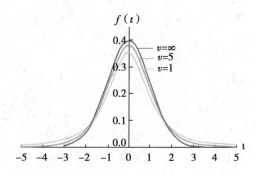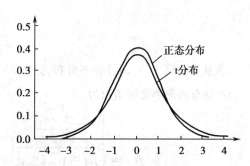

图4-3 t 分布的概率密度图

2. 与标准正态分布相比,t 分布的高峰位置较低,尾部较高,随着自由度的增加,t 分布曲线的尾部越来越矮、中间越来越高。当自由度为无穷大时,样本的信息变为总体本身,故此时的 t 分布曲线就是标准正态分布曲线。

3. 对于给定的概率 $1-\alpha$,满足

$$P\left(|t|\leqslant t_{\frac{\alpha}{2}}\right)=1-\alpha$$

的数值 $t_{\frac{\alpha}{2}}$ 称为 t 分布的双侧临界值。

满足 $P(t>t_\alpha)=\alpha$ 或 $P(t<-t_\alpha)=\alpha$ 的数值 t_α 称为 t 分布的单侧临界值,如图4-4所示临界值可以查统计用表 5 得到。

例4-5 查统计用表 5 写出 $t_{\frac{\alpha}{2}}(9)$,$t_{0.01}(11)$,$t_{0.40}(7)$。

解 查统计用表 5,$t_{\frac{\alpha}{2}}(9)=2.262$,$t_{0.01}(11)=t_{\frac{\alpha}{2}}(11)=2.718$,$t_{0.40}(7)=0.263$

图4-4 t 分布的临界值

定理4-2 设 $X_1,X_2,\cdots,X_n$ 为正态总体 $N(\mu,\sigma^2)$ 的一个样本,则

$$\frac{\overline{X}-\mu}{S/\sqrt{n}}\sim t(n-1) \qquad 证明从略。$$

定理4-3 设 $X_1,X_2,\cdots,X_{n_1}$ 和 $Y_1,Y_2,\cdots,Y_{n_2}$ 分别是从同方差的总体 $N(\mu_1,\sigma^2)$ 和 $N(\mu_2,\sigma^2)$ 中所抽取的样本,它们相互独立,则

$$\frac{(\overline{X}-\overline{Y})-(\mu_1-\mu_2)}{S_w\sqrt{\dfrac{1}{n_1}+\dfrac{1}{n_2}}}\sim t(n_1+n_2-2)$$

其中

$$S_\omega^2=\frac{(n_1-1)S_1^2+(n_2-1)S_2^2}{n_1+n_2-2}$$

S_1^2 和 S_2^2 分别是这两个样本的样本方差。证明从略。

五、F 分布

定义 4-7 设随机变量 $U\sim\chi^2(n_1)$，$V\sim\chi^2(n_2)$，并且 U、V 相互独立，则称随机变量

$$F=\frac{\dfrac{U}{n_1}}{\dfrac{V}{n_2}}=\frac{U}{V}\cdot\frac{n_2}{n_1}$$

服从自由度为 (n_1,n_2) 的 F 分布，记作 $F\sim F(n_1,n_2)$。

F 分布的概率密度函数为

$$f(x)=\begin{cases}\dfrac{\Gamma\left(\dfrac{n_1+n_2}{2}\right)}{\Gamma\left(\dfrac{n_1}{2}\right)\Gamma\left(\dfrac{n_2}{2}\right)}\left(\dfrac{n_1}{n_2}\right)^{\frac{n_1}{2}}x^{\frac{n_1}{2}-1}\left(1+\dfrac{n_1}{n_2}x\right)^{-\frac{n_1+n_2}{2}} & x>0\\[4mm]0 & x\leqslant0\end{cases}$$

F 分布有两个自由度，第一自由度 n_1 为组成统计量 F 分子的随机变量的自由度；第二自由度 n_2 为分母的随机变量的自由度。

$f(x)$ 的图形如图 4-5 所示。不对称的山状曲线，峰向左偏斜，且只在第一象限取值，F 分布不以正态分布为其极限分布。

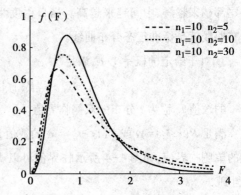

图 4-5 F 分布的概率密度曲线

六、F 分布的特征

1. F 分布有两个自由度，F 的取值范围为 $(0,+\infty)$。

2. F 分布为一簇单峰正偏态分布曲线，与两个自由度有关。图 4-5 给出了 3 组不同自由度时的 F 分布的图形。

定义 4-8 对于给定的概率 $1-\alpha$，满足

$$P\left(F_{1-\frac{\alpha}{2}}<F<F_{\frac{\alpha}{2}}\right)=1-\alpha$$

的数值 $F_{1-\frac{\alpha}{2}}$，$F_{\frac{\alpha}{2}}$ 称为 F 分布的临界值。可以证明 $F_\alpha(n_1,n_2)=\dfrac{1}{F_{1-\alpha}(n_2,n_1)}$。

显然，$P\left(F>F_{\frac{\alpha}{2}}\right)=\dfrac{\alpha}{2}$ 或 $P\left(F<F_{1-\frac{\alpha}{2}}\right)=\dfrac{\alpha}{2}$，临界值可以查统计用表 6 得到。

例 4-6 查统计用表 6，写出 $F_{0.01}(10,9)$，$F_{0.95}(10,9)$，$F_{0.05}(10,9)$ 的临界值。

解 查统计用表 6,可知,

$$F_{0.01}(10,9)=5.26, F_{0.05}(10,9)=3.14, F_{0.05}(10,9)=\frac{1}{F_{0.05}(9,10)}=\frac{1}{3.02}=0.33$$

定理 4-4 设 $X_1, X_2, \cdots, X_{n_1}$ 为总体 $N(\mu_1, \sigma_1^2)$ 的样本;$Y_1, Y_2, \cdots, Y_{n_2}$ 为总体 $N(\mu_2, \sigma_2^2)$ 的样本,且两组样本相互独立,样本方差为 S_1^2、S_2^2,则

$$\frac{S_1^2/\sigma_1^2}{S_2^1/\sigma_2^2} \sim F(n_1-1, n_2-1) \quad 证明从略。$$

本节中介绍的 χ^2 分布、t 分布、F 分布是对正态总体而言的,这些样本都是来自正态总体,在使用时,必须注意这一前提条件。

第四节 实例分析:健康成人男性脉搏普查抽样误差分析

2001 年在某地区的一次普查中得到,该地区健康成人男性(人群)的脉搏平均数为 72.5 次/分,标准差为 6.3 次/分。普查的资料表明:成人男性每分钟脉搏跳动次数近似服从正态分布,可以认为研究对象的每分钟脉搏跳动次数 $X \sim N(72.5, 6.3^2)$。现在总体中独立地进行随机重复抽样,共抽 10 个样本,每个样本的样本量 $n=25$,共得到 10 个样本资料(见表 4-1),对每个样本计算样本均数和样本标准差,若定义抽样误差=样本均数-总体均数,试考察每个样本均数和标准差及抽样误差的变化趋势。

表 4-1 健康成人男性脉搏数的抽样值

样本编号						$n=25$								样本均数	样本标准差	抽样误差
1	65	68	68	76	84	64	80	63	84	72	77	73	74	72.8	6.3	0.3
	76	70	67	63	76	65	78	72	72	78	74	81				
2	74	61	65	75	67	78	72	70	67	74	74	74	74	71.6	5.5	-0.9
	77	72	69	81	71	60	70	67	74	78	77	64				
3	73	71	71	67	68	68	67	61	68	66	70	66	71	70.1	4.4	-2.4
	72	74	74	73	66	67	80	73	64	75	78	69				
4	74	80	76	64	66	71	82	78	67	79	56	64	65	71.6	7.1	-0.9
	69	74	64	66	62	75	71	80	83	77	76	71				
5	75	72	79	74	76	65	80	71	74	69	79	74	73	73.5	4.4	1
	66	73	75	66	77	76	70	68	79	68	80	73				
6	64	78	71	70	70	67	79	72	63	70	74	72	81	71.5	6	-1
	73	71	58	78	73	73	80	70	82	65	64	69				
7	74	67	71	77	70	61	66	70	73	70	67	79	79	71.7	6.9	-0.8
	57	86	70	64	71	80	77	61	71	78	80	74				
8	62	73	80	64	84	66	74	69	76	68	74	56	75	70.5	6.6	-2
	69	83	64	68	68	67	77	71	66	70	74	64				
9	73	68	62	73	73	69	76	71	69	72	72	64		72	5.1	-0.5
	72	81	60	76	77	69	73	74	71	76	79					
10	79	82	75	64	77	74	73	69	67	84	79	78	73	73.9	6.8	1.4
	80	83	78	76	60	80	79	72	72	66	61	69				

解　从表4-1中抽样数据计算结果可知,10个样本均数的值互不相同,但是都在总体均数72.5附近,所以可以认定样本均数的取值是随机的,样本均数可以用来估计总体均数。

10个样本均数之间的平均数记为 $\overline{\overline{X}}$,10个样本均数的标准差记为 $S_{\overline{x}}$,计算可知其波动幅度远小于原始资料的波动幅度,也远小于样本所在总体的标准差。

$$\overline{\overline{X}} = \frac{1}{n}\sum_{i=1}^{n}\overline{X}_i = \frac{1}{10}\times(72.8+71.6+\cdots+73.9)=71.92$$

$$S_{\overline{x}} = \sqrt{\frac{\sum_{i=1}^{n}(\overline{X}_i-\overline{\overline{X}})^2}{n-1}} = \sqrt{\frac{(72.8-71.92)^2+\cdots+(73.9-71.92)^2}{10-1}} = 1.20 < \sigma = 6.3$$

我们将样本均数的标准差 $S_{\overline{x}}$ 称为样本标准误,它反映了不同批次数据间的离散程度。

若将抽样误差关于抽样批次作图,如图4-6抽样误差基本上在0附近近似对称地随机波动。

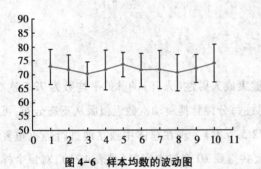 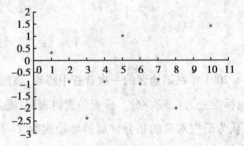

图4-6　样本均数的波动图　　　　图4-7　抽样误差散点图

* 第五节　基本概念辨析

一、标准误与标准差

标准差和标准误是统计学中两个重要的基本概念,两者既有联系又有区别,主要特征如下:

(1) 标准差是表示个体资料分布的离散程度的指标。标准差越小,个体资料的离散程度就越小;标准误是表示统计量的平均抽样误差大小的指标,标准误越小,统计量的平均抽样误差就越小。

(2) 随着样本量不断增大,样本标准差随机波动的幅度越来越小,并且稳定在总体标准差附近;随着样本量不断增大,样本均数的标准误越来越小,并且趋向于0。

(3) 在同样的样本量情况下,标准差越大,标准误相对越大;标准差越小,标准误也相对越小。可以证明: $S_{\overline{x}} \approx \dfrac{S}{\sqrt{n}}$

二、变量的概率分布和统计量的抽样分布

(1) 随机变量的分布　随机变量的分布既体现了样本所在总体的分布情况,也反映了在研究群体中随机抽取一个观察值落在各个组段或范围的概率。

（2）统计量的抽样分布　由于在大多数情况下,研究者一般只有一个样本和一个统计量,所以统计量的抽样分布主要表示了统计量取值的概率分布,反映了在研究群体中随机抽取一个样本,由这个样本所构建的统计量值落在各个组段或范围的概率。

三、概率分布与频率(直方)图

随机变量的概率密度函数(或分布函数)全面表示了总体的规律,但在实际问题中,总体的分布情况往往是不清楚的。我们可用样本资料通过作出适当的统计图来作直观考察,当总体的数量指标是连续型随机变量时,可作出样本频率分布密度的直方图,作为总体概率密度函数的经验近似。

思考与练习四

一、选择题

1. 以下方法中唯一可行的减小抽样误差的方法是(　　)

　A. 减少个体变异　　　　　　B. 增加样本量

　C. 设立对照　　　　　　　　D. 严格贯彻随机抽样的原则

2. 设连续型随机变量 X 的总体均数为 μ ,反复随机抽样,随样本量 n 增大, $\dfrac{\overline{X}-\mu}{S/\sqrt{n}}$ 将趋于(　　)

　A. X 的原始分布　　　　　　B. 正态分布

　C. 均数的抽样分布　　　　　　D. 标准正态分布

3. 在均数为 μ ,标准差为 σ 的正态总体中随机抽样,理论上 $|\overline{X}-\mu| \geqslant ($　　$)$ 的可能性为5%。

　A. 1.96σ　　　　B. 2.58σ　　　　C. $t_{\frac{\infty}{2}}(n-1)S/\sqrt{n}$　　　　D. $1.96\dfrac{S}{\sqrt{n}}$

4. 变量 X 偏离正态分布,只要样本量足够大,样本均数(　　)

　A. 偏离正态分布　　　　　　B. 服从 F 分布

　C. 近似正态分布　　　　　　D. 服从 t 分布

5. 下面关于标准误的四种说法中,不正确的是(　　)

　A. 标准误是样本统计量的标准差

　B. 标准误反映了样本统计量的变异

　C. 标准误反映了总体参数的变异

　D. 标准误反映了平均的抽样误差大小

二、是非题

1. 设 X 的总体均数为 μ ,则样本均数 $\overline{X}$ 的总体均数也为 μ 。(　　)

2. F 分布的两个自由度,第一个自由度无论如何取值,其概率密度 $f(x)$ 的图形永远在直角坐

标系的第一象限。(   )

3. t 分布就是标准正态分布。(   )

4. 设 X 的总体方差为 σ^2，则样本均数 $\overline{X}$ 的总体方差也为 σ^2。(   )

5. 某研究者做了一个儿童血铅浓度的流行病学调查，已知血铅浓度呈非正态分布，计划调查 1000 人，并计算 1000 人的血铅浓度的样本均数，由于该研究样本量很大，可以认为随机抽样所获得血铅浓度的样本均数近似服从正态分布。(   )

三、计算题

1. 测得 6 例病人的体温（℃）为 38.3,37.8,38.5,39.3,38.7,37.9，试求样本均数和标准差。

2. 从均值 $\mu=18$ 和方差 $\sigma^2=16$ 的正态总体中随机抽取一样本容量为 64 的样本，求其样本均值 $\overline{X}$ 落在 17 到 19 之间的概率。

3. 设从 $N(\mu,\sigma^2)$ 中随机抽取一个样本容量 16 的样本，试求概率 $P\left(\dfrac{S^2}{\sigma^2}>1.666\right)$。

4. 查表求下列各值

(1) $\chi^2_{0.01}(10),\chi^2_{0.10}(12),\chi^2_{0.95}(16)$

(2) $t_{1-0.10}(4),t_{0.99}(10),t_{1-0.05}(12),t_{0.975}(60)$

(3) $F_{0.99}(10,9),F_{0.95}(10,9),F_{0.01}(2,28),F_{0.05}(10,8)$

5. 求以下各分布的临界值 λ

(1) $P(\chi^2(21)>\lambda)=0.025$ (2) $P(\chi^2(21)<\lambda)=0.025$

(3) $P(t(4)>\lambda)=0.99$ (4) $P(|u|>\lambda)=0.5$

6. 某研究机构测得大鼠血清谷丙转氨酶样本均数为 28.7U/L，标准差为 1.3，家兔血清谷丙转氨酶样本均数为 50.6U/L，标准差为 1.4，试评价大鼠与家兔这两种实验动物的谷丙转氨酶实验稳定性。

7. 从同一批号的阿司匹林片中随机抽出 6 片，测定其溶出 50% 的所需（分钟），分别为 5.3,6.6,5.2,3.7,4.9，试计算其样本方差、样本均数和相对标准差。

8. 洋地黄的生物检定法是将洋地黄制成酊剂，用等渗溶液稀释，然后以一定的速度缓慢注入至动物体内，直至动物死亡为止，以求得动物的最小致死量，现用豚鼠及家鸽各 10 只，求得每公斤致死量如下表。

表 4-2 豚鼠与家鸽最小致死量

豚鼠组（mg/kg）	118	134	104	165	116	110	148	116	155	124
家鸽组（mg/kg）	97.3	91.3	102	129	92.8	96.3	99.0	89.2	90.1	98.4

问家鸽与豚鼠两种动物哪一种更适宜作洋地黄毒性检定？

第五章　计量资料的参数估计

在随机数据研究中,试验数据都是服从某种概率分布的,但是,其概率分布的总体参数却常常是未知的。本章将利用第四章介绍的抽样分布来对正态分布的参数 μ 和 σ^2 进行区间估计和假设检验。

第一节　计量资料的参数区间

一、区间估计的概念

区间估计是参数估计的一种形式,通过从总体中抽取的样本,根据一定的可信度与精确度的要求,构造适当的区间,作为总体分布参数的真值范围的估计。

定义 5-1　设 θ 为总体 X 的一个未知参数,$X_1,X_2,\cdots,X_n$ 为总体 X 的简单随机样本,若存在两个统计量 $\hat{\theta}_1=\hat{\theta}_1(X_1,X_2,\cdots,X_n)$ 和 $\hat{\theta}_2=\hat{\theta}_2(X_1,X_2,\cdots,X_n)$,对给定的概率 $\alpha(0<\alpha<1)$,有

$$P(\hat{\theta}_1<\theta<\hat{\theta}_2)=1-\alpha \qquad (5-1)$$

则称区间 $(\hat{\theta}_1,\hat{\theta}_2)$ 为参数 θ 的置信区间(或置信域)。$\hat{\theta}_1,\hat{\theta}_2$ 分别称为置信区间的下限和上限,$1-\alpha$ 为置信水平或置信度,α 称为显著水平。

在区间估计中,置信水平反映了估计的可信程度,置信水平 $1-\alpha$ 越大,参数估计可信度越高。置信区间长度 $|\hat{\theta}_2-\hat{\theta}_1|$ 反映了参数估计的精确度,区间长度越小,参数估计的精确度越高。置信区间 $(\hat{\theta}_1,\hat{\theta}_2)$ 是否包含未知参数 θ 无法确定,但我们可以确定的是:若抽取 n 组样本观测值,在所得的 n 个置信区间中,约有 $n(1-\alpha)$ 个区间包含了 θ 的真值,约有 $n\alpha$ 个区间不包含 θ 的真值。也就是说,当 α 很小时,一次抽样得到的区间一般都会包含 θ。

一般估计参数 θ 置信区间的基本步骤如下:

1. 选择与待估计参数 θ 有关,且不含有其他未知参数的统计量 $T(X_1,X_2,\cdots,X_n;\theta)$,该统计量分布为已知。

2. 根据统计量 $T(X_1,X_2,\cdots,X_n;\theta)$ 分布以及给定的 α 找出两个临界值 c 和 d,使得

$$P(c<T(X_1,X_2,\cdots,X_n;\theta)<d)=1-\alpha$$

3. 将不等式 $P(c<T(X_1,X_2,\cdots,X_n;\theta)<d)=1-\alpha$ 化成等价形式

$$P(\hat{\theta}_1(X_1,\cdots,X_n)<\theta<\hat{\theta}_2(X_1,\cdots,X_n))=1-\alpha$$

则 $(\hat{\theta}_1,\hat{\theta}_2)$ 即为参数 θ 的置信度为 $1-\alpha$ 的置信区间。

由于正态分布在计量资料中广泛存在,我们重点讨论正态总体的未知参数 μ 和 σ 的区间估计,也就是给定置信度 $1-\alpha$,求出正态总体未知参数 μ 和 σ 的置信区间。

二、正态总体均数 μ 的区间估计

1. 总体方差 σ^2 已知, 对总体均数 μ 作区间估计

设 $X_1, X_2, \cdots, X_n$ 是来自总体 $X \sim N(\mu, \sigma^2)$ 的随机样本, σ^2 已知, μ 未知, 由第四章第二节中的 u 分布知识可知

$$u = \frac{\overline{X} - \mu}{\sigma/\sqrt{n}} \sim N(0,1) \tag{5-2}$$

该统计量仅与待估计参数 μ 有关, 且不含有其他未知参数, 满足要求, 于是对给定的显著水平 α, 记标准正态分布的双侧临界值为 $u_{\frac{\alpha}{2}}$, 如图 5-1 所示

$$P(|u| < u_{\frac{\alpha}{2}}) = 1 - \alpha$$

即

$$P\left(\left|\frac{\overline{X} - \mu}{\sigma/\sqrt{n}}\right| < u_{\frac{\alpha}{2}}\right) = 1 - \alpha$$

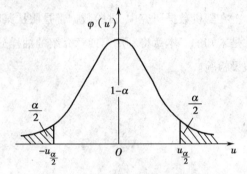

图 5-1　标准正态分布的置信区间

解不等式得

$$P\left(\overline{X} - u_{\frac{\alpha}{2}} \cdot \frac{\sigma}{\sqrt{n}} < \mu < \overline{X} + u_{\frac{\alpha}{2}} \cdot \frac{\sigma}{\sqrt{n}}\right) = 1 - \alpha$$

故可得总体均数 μ 置信度为 $1 - \alpha$ 的置信区间:

$$\left(\overline{X} - u_{\frac{\alpha}{2}} \cdot \frac{\sigma}{\sqrt{n}}, \overline{X} + u_{\frac{\alpha}{2}} \cdot \frac{\sigma}{\sqrt{n}}\right) \tag{5-3}$$

也可简写为

$$\overline{X} \pm u_{\frac{\alpha}{2}} \frac{\sigma}{\sqrt{n}} \tag{5-4}$$

例 5-1　成人每分钟的脉搏次数服从正态分布, 标准差 $\sigma = 6$ 次/分, 现从成人中随机抽取 40 名测量每分钟脉搏, 测得 $\overline{X} = 74.5$ 次/分, 求成人脉搏 95% 的置信区间。

解　由题意知 $n = 40, \overline{X} = 74.5, \sigma = 6, 1 - \alpha = 0.95$

查统计用表 3, 得 $u_{\frac{0.05}{2}} = 1.96$, 于是

$$\overline{X} \pm u_{\frac{\alpha}{2}} \frac{\sigma}{\sqrt{n}} = 74.5 \pm 1.96 \times \frac{6}{\sqrt{40}} = (72.64, 76.36)$$

成人脉搏的 95% 的置信区间是 72.64~76.36 次/分。

2. 总体方差 σ^2 未知, 对总体均数 μ 作区间估计

在实际问题中, 总体方差 σ^2 往往未知, 在没有可靠资料作为方差 σ^2 的真值时, 我们只能依靠样本信息对总体均数 μ 作出估计, 由第四章第三节中的 t 分布知识可知

$$t = \frac{\overline{X} - \mu}{S/\sqrt{n}} \sim t(n-1) \tag{5-5}$$

满足要求, 其中 S 可由样本计算而得。

t 分布具有对称性(如图 5-2)。对于给定的置信水平 $1 - \alpha$, 自由度 $df = n - 1$, 可由 t 分布的临界值表(统计用表 5)查得相应的临界值 $t_{\frac{\alpha}{2}}(n-1)$, 满足

$$P(|t|<t_{\frac{\alpha}{2}}(n-1))=1-\alpha$$

即

$$P\left(\left|\frac{\overline{X}-\mu}{S/\sqrt{n}}\right|<t_{\frac{\alpha}{2}}(n-1)\right)=1-\alpha$$

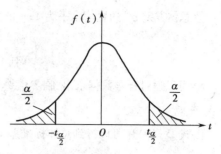

图 5-2　t 分布的置信区间

解不等式得

$$P\left(\overline{X}-t_{\frac{\alpha}{2}}(n-1)\cdot\frac{S}{\sqrt{n}}<\mu<\overline{X}+t_{\frac{\alpha}{2}}(n-1)\cdot\frac{S}{\sqrt{n}}\right)=1-\alpha$$

代入样本值,求得置信水平为 $1-\alpha$ 时 μ 的置信区间为

$$\left(\overline{X}-t_{\frac{\alpha}{2}}(n-1)\cdot\frac{S}{\sqrt{n}},\overline{X}+t_{\frac{\alpha}{2}}(n-1)\cdot\frac{S}{\sqrt{n}}\right) \tag{5-6}$$

习惯上也可写为

$$\overline{X}\pm t_{\frac{\alpha}{2}}(n-1)\frac{S}{\sqrt{n}} \tag{5-7}$$

当 n 足够大时(一般 $n>60$),$t_{\frac{\alpha}{2}}(n-1)\approx u_{\frac{\alpha}{2}}$,这时 t 分布近似于标准正态分布,因此在大样本情况下($n>60$),σ^2 未知时,总体均数 μ 置信度为 $1-\alpha$ 的置信区间也可写为

$$\overline{X}\pm u_{\frac{\alpha}{2}}\frac{S}{\sqrt{n}} \tag{5-8}$$

例 5-2　某药厂从一天生产的针剂中随机抽取 10 支,测量其有效成分的含量(mg/mL)分别为 0.93,0.92,0.98,0.90,0.89,0.94,0.91,0.93,0.88,0.92,试求有效成分含量95%的置信区间。

解　由题意得 $\overline{X}=0.92$,$S=0.028$,$n=10$,$df=10-1=9$,$\alpha=0.05$,

查统计用表 5,得 $t_{\frac{0.05}{2}}(9)=2.262$,于是有

$$\left(\overline{X}\pm t_{\frac{\alpha}{2}}(n-1)\cdot\frac{S}{\sqrt{n}}\right)=\left(0.92\pm2.262\times\frac{0.028}{\sqrt{10}}\right)=(0.90,0.94)$$

故某一天生产的针剂中的有效成分含量95%的置信区间为(0.90,0.94)。

三、正态总体方差 σ^2 的区间估计

要对正态总体的方差进行区间估计,我们要选择适当的含有待估计参数 σ^2 的统计量,由第四章第三节中的 χ^2 定理 4-1 可知,统计量

$$\chi^2=\frac{(n-1)S^2}{\sigma^2}\sim\chi^2(n-1) \tag{5-9}$$

满足要求。由于 χ^2 分布的分布曲线是不对称的,对于给定的置信水平 $1-\alpha$,选取 χ^2 分布的双侧临界值 $\chi^2_{1-\frac{\alpha}{2}}(n-1)$,$\chi^2_{\frac{\alpha}{2}}(n-1)$ 作为两个分界点,如图 5-3,满足

$$P\left(\chi^2_{1-\frac{\alpha}{2}}(n-1)<\frac{(n-1)S^2}{\sigma^2}<\chi^2_{\frac{\alpha}{2}}(n-1)\right)=1-\alpha$$

解括号内的不等式,可得

$$\frac{(n-1)S^2}{\chi^2_{\frac{\alpha}{2}}(n-1)}<\sigma^2<\frac{(n-1)S^2}{\chi^2_{1-\frac{\alpha}{2}}(n-1)}$$

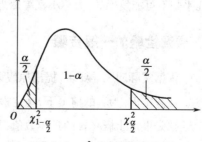

图 5-3　χ^2 分布的置信区间

故总体方差 σ^2 的置信水平为 $1-\alpha$ 的置信区间为

$$\left(\frac{(n-1)S^2}{\chi^2_{\frac{\alpha}{2}}(n-1)}, \frac{(n-1)S^2}{\chi^2_{1-\frac{\alpha}{2}}(n-1)} \right) \tag{5-10}$$

S^2 可以通过样本数据求出,临界值 $\chi^2_{\frac{\alpha}{2}}(n-1)$ 和 $\chi^2_{1-\frac{\alpha}{2}}(n-1)$ 可以利用 χ^2 临界值分布表(统计用表4)查得。

由式(5-10)还可以得到总体标准差 σ 的置信水平为 $1-\alpha$ 的置信区间

$$\left(\sqrt{\frac{(n-1)S^2}{\chi^2_{\frac{\alpha}{2}}(n-1)}}, \sqrt{\frac{(n-1)S^2}{\chi^2_{1-\frac{\alpha}{2}}(n-1)}} \right) \tag{5-11}$$

例 5-3 测得 16 个某药品胶囊的长度(mm)如下:

12.15,12.12,12.01,12.08,12.09,12.16,12.03,12.01,

12.06,12.13,12.07,12.11,12.08,12.01,12.03,12.06。

设药品胶囊长度服从正态分布 $N(\mu, \sigma^2)$,求药品胶囊长度的标准差 σ 的置信水平为 0.99 的置信区间。

解 由已知条件可得 $n=16$, $df=16-1=15$, $S=0.049$, $\alpha=0.01$。

查统计用表 4,得 $\chi^2_{\frac{0.01}{2}}(15)=32.801$, $\chi^2_{1-\frac{0.01}{2}}(15)=4.601$,由式(5-11)得

$$\left(\sqrt{\frac{(n-1)S^2}{\chi^2_{\frac{\alpha}{2}}(n-1)}}, \sqrt{\frac{(n-1)S^2}{\chi^2_{1-\frac{\alpha}{2}}(n-1)}} \right) = \left(\sqrt{\frac{15 \times 0.049^2}{32.801}}, \sqrt{\frac{15 \times 0.049^2}{4.601}} \right) = (0.033, 0.088)$$

故药品胶囊长度的标准差 σ 的置信度为 0.99 的置信区间为 $(0.033, 0.088)$。

第二节 计量资料的假设检验

实践中还提出另一类重要的统计推断问题,就是根据样本资料来判断正态总体是否具有指定的数字特征。例如判断两种药物的疗效是否相同,总体的平均数与某一确定数值是否有实质性差异等。为了解决这些问题,数理统计中采取的办法是先对总体的参数取值做出某种假设,然后通过从总体中抽取的样本计算有关统计量,对所作的假设进行概率检验,这类统计学方法称为统计假设检验。

一、假设检验的基本思想

假设检验方法的主要依据是"小概率实际不可能原理"。即:概率很小的事件,在一次试验中几乎是不可能发生的,简称小概率原理。

二、假设检验的一般步骤

1. 依据实际问题的要求,提出原假设 H_0 和备择假设 H_1。

2. 在假定 H_0 为真的前提下,确定检验用的统计量 $T(X_1, X_2, \cdots, X_n; \theta)$。

3. 预先设定小概率 α 的具体数值,并以此 α 值为准,确定统计量 T 发生小概率 α 的临界值 T_α,即满足:

$$P(T \geq T_\alpha) = \alpha \tag{5-12}$$

4. 根据一次试验得到的样本值,计算该统计量 T 值,将 T 值与临界值 T_α 进行比较,若 T 值满足式(5-12),说明这一次试验发生的结果是小概率事件,即 $P \leqslant \alpha$,根据小概率原理以显著水平 α 拒绝 H_0,接受 H_1,差异有统计学意义(统计结论),可认为参数不同或不等(专业结论),反之,若 $P > \alpha$,结论为按显著水平 α 不拒绝 H_0,差异无统计学意义(统计结论),还不能认为参数不同或不等(专业结论),这里由于是根据一次抽样得到的结论,所以一般不说接受 H_0,而说不能拒绝 H_0。

根据实际要求设定的小概率称为显著水平,一般用 α 表示,常设定为 0.1,0.05 或 0.01。

小概率事件在一次抽样中发生的可能性很小,如果它发生了,则有理由怀疑原假设 H_0,认为 H_1 成立,当然,尽管发生的概率 α 很小,但仍有发生的可能,我们仅仅根据它在一次试验中发生的可能性很小而拒绝假设,也有可能犯错误,但犯这种错误的可能性是很小的(犯错误的可能性为 α)。

例 5-4　某厂为了提高电池的寿命进行了工艺改革。从生产的一大批产品中随机抽取 10 只,测得其寿命均值 $\overline{X} = 204.8(h)$,$S = 4.8(h)$。已知旧工艺条件下的电池寿命服从正态分布 $N(200,5^2)$,试问新产品的寿命与旧产品的寿命是否一致?

本例中工艺条件的变化只影响寿命均值而对方差影响不大,因此,可以认为新产品寿命 X 服从正态分布 $N(\mu,5^2)$,μ 是未知的,而 $\mu = 200$ 是否成立也是未知的。我们已知 μ 的估计值 $\overline{X} = 204.8(h)$,$\overline{X} > 200$,能否说 $\mu > 200$ 呢?不能。因为样本均值 $\overline{X}$ 是随机变量,若再抽 10 个产品,其平均寿命可能小于 200,随机变量与常数之间不能比较大小,因此判断新产品与旧产品的寿命是否一致,归结为判断 μ 是等于 200 还是不等于 200,用假设检验的形式表示就是 $H_0 : \mu = 200$ 或 $H_1 : \mu \neq 200$。我们把假设 $H_0 : \mu = 200$ 称为原假设(或零假设),$H_1 : \mu \neq 200$ 称为备择假设(或对立假设)。

在假设检验中,原假设和备择假设的选择主要看决策者的意图是什么,通常总是把希望证明的假设当作备择假设,跟它对立的就是原假设。例如在例 5-4 中,希望证明的是新产品的寿命与旧产品的寿命是否一致,因此备择假设选择为 $H_1 : \mu \neq 200$,原假设为 $H_0 : \mu = 200$。另外,若把例 5-4 中的结论改为:新产品的寿命是否高于旧产品的寿命或新产品的寿命是否低于旧产品的寿命,这时决策者的意图改变了,因此备择假设选择为 $H_1 : \mu > 200$ 或 $H_1 : \mu < 200$,这时的原假设还是为 $H_0 : \mu = 200$。

假设检验根据原假设和备择假设的不同可分为单侧检验和双侧检验。

一般来说,单侧检验提出的假设通常为

$$H_0 : \theta = \theta_0, \quad H_1 : \theta < \theta_0$$

或

$$H_0 : \theta = \theta_0, \quad H_1 : \theta > \theta_0$$

前者称为左侧检验,后者称为右侧检验。双侧检验提出的假设通常为

$$H_0 : \theta = \theta_0, \quad H_1 : \theta \neq \theta_0 (双侧检验 H_1 可以省略)$$

单侧检验和双侧检验的接受域和拒绝域如图 5-4,图 5-5。

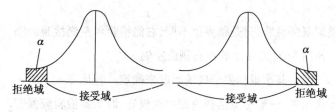

图 5-4　单侧检验

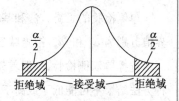

图 5-5　双侧检验

解 假设 $H_0 : \mu = 200$，$H_1 : \mu \neq 200$。

由已知可得 $n = 10$，$\bar{X} = 204.8(\text{h})$，$S = 4.8(\text{h})$

由于新工艺 σ^2 未知，因此应选择检验统计量

$$t = \frac{\bar{X} - \mu}{S / \sqrt{n}} = \frac{204.8 - 200}{4.8 / \sqrt{10}} = 3.162$$

查统计用表 5，得 $t_{\frac{0.05}{2}}(9) = 2.262$，$t_{\frac{0.01}{2}}(9) = 3.250$，由式 (5-5) 得到一次试验的值 $t = 3.162$，比较临界值 $t_{\frac{0.05}{2}}(9) = 2.262$，满足

$$P(|t| \geqslant t_{\frac{0.05}{2}}(9)) = 0.05$$

由于 $P < 0.05$，说明若以显著水平 $\alpha = 0.05$ 判断此次试验发生的结果是小概率事件，根据小概率原理拒绝 H_0，即新产品的寿命与旧产品的寿命是不一致的。

一般假设检验问题需要尽量写出 P 值或 P 值的确切范围，如 $0.01 < P < 0.05$，而不简单写成 $P < 0.05$，以便与同类研究进行比较或进行循证医学的 Meta 分析，因此本书将 0.05 和 0.01 的临界值同时列出与统计量进行比较，由于一般 $t_{\frac{0.05}{2}}(df) < t_{\frac{0.01}{2}}(df)$，所以

（1）当 $|t| \geqslant t_{\frac{0.01}{2}}(df)$ 时，$P \leqslant 0.01$，以 $\alpha = 0.01$ 拒绝原假设 H_0，有时以 $**$ 号标注统计量，过去一般称为有极显著性差异。

（2）当 $t_{\frac{0.05}{2}}(df) \leqslant |t| < t_{\frac{0.01}{2}}(df)$ 时，$0.01 < P \leqslant 0.05$，以 $\alpha = 0.05$ 拒绝原假设 H_0，有时以 $*$ 号标注统计量，过去一般称为显著性差异。

（3）当 $|t| < t_{\frac{0.05}{2}}(df)$ 时，$P > 0.05$，以 $\alpha = 0.05$ 不拒绝原假设 H_0，不标注 $*$ 号，过去一般称为无显著性差异。

第三节　单组资料的假设检验

一、单个正态总体均数 μ 的假设检验

1. σ^2 已知，总体均数 μ 的假设检验

$X \sim N(\mu, \sigma^2)$，设 X_1，X_2，$\cdots$，X_n 为取自这个总体 X 样本，由第四章第二节可知统计量

$$u = \frac{\bar{X} - \mu}{\sigma / \sqrt{n}} \sim N(0, 1) \tag{5-13}$$

这里选用的是服从标准正态分布的统计量 u，故称这种检验法为 u 检验。所做的检验是由样本均数 $\bar{X}$ 来推断给定的数 μ_0 是否与总体均数 μ 相等的问题。检验依题意可分为双侧检验和单侧检验，双侧检验的临界值为 $-u_{\frac{\alpha}{2}}$ 和 $u_{\frac{\alpha}{2}}$，拒绝域有两个，分别在 u 分布密度函数图形两侧的尾部，如图 5-6。

单侧检验的思维方法和基本步骤类似双侧检验，只是临界值不同，右侧检验和左侧检验的临界值分别为 u_α 和 $-u_\alpha$，拒绝域各有一个，如图 5-7，把 α 全放在右侧或左侧。

选择单双侧检验，一般首先根据专业知识，其次根据要解决的问题来确定。若从专业上看一种方法结果不可能低于或高于另一种方法结果，一般尽量选择单侧检验较好，而双侧检验较保守和稳妥。

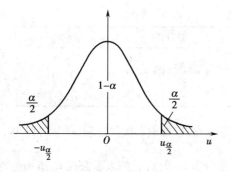

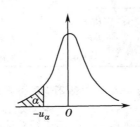
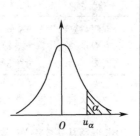

图 5-6 标准正态分布的双侧临界值　　　　**图 5-7 标准正态分布的单侧临界值**

按照假设检验的四个步骤,得正态总体均值的 u 检验,见表 5-1。

表 5-1 u 检验步骤表

检验名称	条件	H_0	H_1	统计量	拒绝域
双侧 u 检验	方差 σ^2 已知	$\mu=\mu_0$	$\mu\neq\mu_0$	$u=\dfrac{\overline{X}-\mu_0}{\dfrac{\sigma}{\sqrt{n}}}$	$\lvert u\rvert\geqslant u_{\frac{a}{2}}$
右侧 u 检验	方差 σ^2 已知	$\mu=\mu_0$	$\mu>\mu_0$		$u\geqslant u_a$
左侧 u 检验	方差 σ^2 已知	$\mu=\mu_0$	$\mu<\mu_0$		$u\leqslant -u_a$

例 5-5 设某制药厂生产的一种抗菌素,根据以往的经验,当生产正常时,该抗菌素主要指标 X(单位:mg)服从正态分布 $N(50,3.8^2)$。某天开工一段时间后,为检验生产是否正常,随机地抽测了 50 瓶,算得 $\overline{X}=51.26$。假定方差没有什么变化。试检验该日生产是否正常?

解 由已知条件知 $\overline{X}=51.26,n=50,\mu_0=50,\sigma=3.8$

$$H_0:\mu=50, \quad H_1:\mu\neq 50$$

由于 σ^2 已知,因此应选择检验统计量 $u=\dfrac{\overline{X}-\mu_0}{\sigma/\sqrt{n}}\sim N(0,1)$,

$$\lvert u\rvert=\frac{\lvert\overline{X}-\mu_0\rvert}{\sigma/\sqrt{n}}=\frac{\lvert 51.26-50\rvert}{3.8/\sqrt{50}}=2.34,$$

查统计用表 3,得临界值 $u_{\frac{0.05}{2}}=1.96,u_{\frac{0.01}{2}}=2.5758$,由于 $u_{\frac{0.05}{2}}<\lvert u\rvert=2.34<u_{\frac{0.01}{2}}$,$0.01<P<0.05$,故在检验水平 $\alpha=0.05$ 下,双侧检验拒绝 H_0,接受 H_1,差异有统计学意义,即认为该日生产不正常,又因为 $\overline{X}=51.26>\mu_0=50$,所以可以认为该指标值高于平时值。

2. σ^2 未知,总体均数 μ 的假设检验

已知总体 $X\sim N(\mu,\sigma^2)$,σ^2 未知,要判断 $H_0:\mu=\mu_0$ 是否成立,则选用统计量

$$t=\frac{\overline{X}-\mu}{S/\sqrt{n}}\sim t(n-1) \tag{5-14}$$

σ^2 未知时,$H_0:\mu=\mu_0$ 的检验称为 t 检验,它同样具有双侧检验和单侧检验,检验步骤和方法与 u 检验法类似,见表 5-2。

表 5-2　t 检验步骤表

检验名称	条件	H_0	H_1	统计量	拒绝域
双侧 t 检验	方差 σ^2 未知	$\mu=\mu_0$	$\mu\neq\mu_0$		$\lvert t\rvert\geq t_{\frac{a}{2}}(n-1)$
右侧 t 检验	方差 σ^2 未知	$\mu=\mu_0$	$\mu>\mu_0$	$t=\dfrac{\overline{X}-\mu_0}{\dfrac{S}{\sqrt{n}}}\sim t(n-1)$	$t\geq t_a(n-1)$
左侧 t 检验	方差 σ^2 未知	$\mu=\mu_0$	$\mu<\mu_0$		$t\leq -t_a(n-1)$

在大样本的条件下(一般 $n>60$),总体不论是否服从正态分布,根据中心极限定理,样本均数 $\overline{X}$ 均渐近服从正态分布,样本函数 $u=\dfrac{\overline{X}-\mu}{S/\sqrt{n}}$ 渐近服从标准正态分布 $N(0,1)$。如果原假设 $H_0:\mu=\mu_0$ 成立,则统计量 $u=\dfrac{\overline{X}-\mu_0}{S/\sqrt{n}}$ 也渐近服从标准正态分布 $N(0,1)$,故可采用 u 检验法。

例 5-6　下面是随机选取某种药片 20 粒的溶解时间(单位:分)

9.8	10.4	10.6	9.6	9.7	9.9	10.9	11.1	9.6	10.2
10.3	9.6	9.9	11.2	10.6	9.8	10.5	10.1	10.5	9.7

设药片溶解时间的总体服从正态分布,问

(1) 可否认为该药片溶解时间的均值为 10?

(2) 可否认为该药片溶解时间的均值显著大于 10?

解　(1) 由题设总体知 $X\sim N(\mu,\sigma^2)$,$\mu_0=10$,$n=20$,$\overline{X}=10.2$,$S=0.51$,σ 未知,故采用 t 检验。

$$H_0:\mu=10,\quad H_1:\mu\neq 10$$

选取检验统计量为 $t=\dfrac{\overline{X}-\mu_0}{S/\sqrt{n}}=\dfrac{10.2-10}{0.51/\sqrt{20}}=1.75$

由自由度 $df=20-1=19$,查统计用表 5 得 $t_{\frac{0.05}{2}}(19)=2.093$。

由于 $\lvert t\rvert=1.75<t_{\frac{0.05}{2}}(19)=2.093$,$P>0.05$,故在显著水平 $\alpha=0.05$ 下双侧检验不拒绝原假设 H_0,差异无统计学意义,即可认为该药片溶解时间的均值为 10。

(2) $X\sim N(\mu,\sigma^2)$,$\mu_0=10$,$n=20$,$\overline{X}=10.2$,$S=0.51$,σ 未知,故采用 t 检验。

$$H_0:\mu=10,\quad H_1:\mu>10$$

选取检验统计量为

$$t=\dfrac{\overline{X}-\mu_0}{S/\sqrt{n}}=\dfrac{10.2-10}{0.51/\sqrt{20}}=1.75$$

由自由度 $df=20-1=19$,查统计用表 5 得 $t_{0.05}(19)=1.729$,$t_{0.01}(19)=2.539$。

由于 $t_{0.05}(19)<t=1.75<t_{0.01}(19)$,$0.01<P<0.05$,故在显著水平 $\alpha=0.05$ 下右侧检验拒绝原假设 H_0,接受备择假设 H_1,差异有统计学意义,即认为该药片溶解时间的均值明显大于 10。

该例说明,对于同一个问题,同一个样本,即使检验水平 α 相同,也可能得出完全相反的结论。因此对于相同的显著水平 α,因为临界值 $t_a(df)<t_{\frac{a}{2}}(df)$,所以双侧检验显著时,单侧检验也显著,反之单侧检验显著时,双侧检验不一定显著。

例 5-7　正常人的脉搏是平均每分钟 72 次,随机抽取某慢性疾病患者 100 例,测得他们的脉搏平均每分钟 68 次,标准差是 5.82,问能否得出这种慢性疾病患者的每分钟脉搏次数显著低于正常人？

解 总体分布不明，但 $n=100$，属于大样本，故可用样本标准差 S 替代总体标准差 σ，$\mu_0=72$，$S=5.82$，$\overline{X}=68$，可进行左侧 u 检验。

建立原假设 $H_0:\mu=72$，备择假设 $H_1:\mu<72$。

计算检验统计量：$u=\dfrac{\overline{X}-\mu}{S/\sqrt{n}}=\dfrac{68-72}{5.82/\sqrt{100}}=-6.87$

查统计用表 3，得 $-u_{0.05}=-1.64$，$-u_{0.01}=-2.33$。

由于 $u=-6.87<-u_{0.01}=-2.33$，所以 $P<0.01$，以 $\alpha=0.01$ 左侧检验拒绝原假设 H_0，接受备择假设 H_1，差异有统计学意义，即这种慢性疾病患者的每分钟脉搏次数显著低于正常人。

二、正态总体方差 σ^2 的假设检验

设 $X_1,X_2,\cdots,X_n$ 是来自总体 $X\sim N(\mu,\sigma^2)$ 的样本，其样本方差为 S^2。

假设 $H_0:\sigma^2=\sigma_0^2$ 成立，选择统计量

$$\chi^2=\frac{(n-1)S^2}{\sigma_0^2}\sim\chi^2(n-1) \tag{5-15}$$

检验也可分为双侧检验和单侧检验，双侧检验的临界值为 $\chi^2_{\frac{\alpha}{2}}(n-1)$ 和 $\chi^2_{1-\frac{\alpha}{2}}(n-1)$，如图 5-8：

满足 $P(\chi^2\geq\chi^2_{\frac{\alpha}{2}}(n-1))=\dfrac{\alpha}{2}$ 和 $P(\chi^2\leq\chi^2_{1-\frac{\alpha}{2}}(n-1))=\dfrac{\alpha}{2}$ 成立，那么 $\chi^2\leq\chi^2_{1-\frac{\alpha}{2}}(n-1)$ 或 $\chi^2\geq\chi^2_{\frac{\alpha}{2}}(n-1)$ 都是小概率事件，以显著水平 α 双侧检验拒绝假设 H_0，认为 σ^2 和 σ_0^2 差异有显著意义。

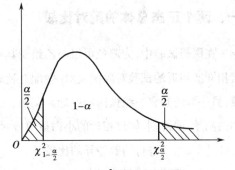

图 5-8 χ^2 分布的临界值

若满足 $P(\chi^2_{1-\frac{\alpha}{2}}(n-1)<\chi^2<\chi^2_{\frac{\alpha}{2}}(n-1))=1-\alpha$ 成立，则 $\chi^2_{1-\frac{\alpha}{2}}(n-1)<\chi^2<\chi^2_{\frac{\alpha}{2}}(n-1)$ 就不是小概率事件，则以显著水平 α 双侧检验不拒绝 H_0。

左侧检验和右侧检验的临界值分别为 $\chi^2_{1-\alpha}(n-1)$ 和 $\chi^2_{\alpha}(n-1)$。

这种利用 χ^2 分布来检验正态总体方差或标准差的方法，称 χ^2 检验，自由 $df=n-1$。通过查 χ^2 分布的临界值（统计用表 4），可查出 $\chi^2_{\frac{\alpha}{2}}(n-1)$、$\chi^2_{1-\frac{\alpha}{2}}(n-1)$、$\chi^2_{1-\alpha}(n-1)$ 和 $\chi^2_{\alpha}(n-1)$ 的值。

下面将单组资料正态总体方差 σ^2 的假设检验的 χ^2 检验法列于表 5-3。

表 5-3 χ^2 检验步骤表

	假设	统计量	临界值	拒绝域
双侧	$H_0:\sigma^2=\sigma_0^2,H_1:\sigma^2\neq\sigma_0^2$	$\chi^2=\dfrac{(n-1)S^2}{\sigma_0^2}$	$\chi^2_{1-\frac{\alpha}{2}}(n-1)$ $\chi^2_{\frac{\alpha}{2}}(n-1)$	$\chi^2\leq\chi^2_{1-\frac{\alpha}{2}}$ 或 $\chi^2\geq\chi^2_{\frac{\alpha}{2}}$
单侧	$H_0:\sigma^2=\sigma_0^2,H_1:\sigma^2<\sigma_0^2$ $H_0:\sigma^2=\sigma_0^2,H_1:\sigma^2>\sigma_0^2$	$\chi^2=\dfrac{(n-1)S^2}{\sigma_0^2}$	$\chi^2_{1-\alpha}(n-1)$ $\chi^2_{\alpha}(n-1)$	$\chi^2\leq\chi^2_{1-\alpha}$ $\chi^2\geq\chi^2_{\alpha}$

例 5-8 用口服液灌装机灌装双黄连口服液，在正常情况下，每支的标准差不能超过 1mL，假设每支双黄连口服液的容量服从正态分布 $N(\mu,\sigma^2)$。某天检验灌装机工作情况，从产品中随

机地抽取 10 支,算得样本方差 $S^2 = 1.6$。试问这天灌装机工作是否正常?

解   由题意知,若灌装机工作正常,则每支双黄连口服液容量的标准差 σ 不能超过 $1\mathrm{mL}$,$\sigma_0 = 1$,因此该问题是方差的单侧假设检验,且为右侧检验,于是

$$H_0 : \sigma \leqslant 1, H_1 : \sigma > 1$$

选择统计量 $\chi^2 = \dfrac{(n-1)S^2}{\sigma_0^2} = \dfrac{9 \times 1.6}{1^2} = 14.4$

查 χ^2 分布表,得 $\chi_{0.05}^2(10-1) = 16.919$,

由于 $\chi^2 = 14.4 < \chi_{0.05}^2(9) = 16.919$,$P > 0.05$,故以 $\alpha = 0.05$ 右侧检验不拒绝原假设 H_0,差异无统计学意义,即这天灌装机工作正常。

第四节   两组资料的假设检验

上一节介绍了单个正态总体的假设检验,在实际工作中,经常会涉及比较两个样本总体参数的差异性,为此接下来讨论两个正态总体参数的假设检验。

一、两个正态总体的配对比较

在医药试验中,为避免甲组与乙组受其他非处理因素的干扰,在试验设计时,常把非处理因素相同或相近的试验对象配成对,做配对比较。例如,在人或动物体上,以一侧的器官组织做对照,另一侧的器官组织做药物处理。又如,在动物试验中,通常把在遗传因素和环境因素差别很小的同胎、同性别、体重相近的小白鼠组成对子(同源配对)做试验。一只做甲种处理,另一只做乙种处理,然后进行均数差异的比较。

若假设两组要考察的指标 $X \sim N(\mu_1, \sigma_1^2)$,$Y \sim N(\mu_2, \sigma_2^2)$,显然,每一对数据 X_i 与 Y_i 并不独立,但是数据对之间则相互独立,因此,其差值 $d_i = X_i - Y_i (i = 1, 2, \cdots, n)$,可视为一个简单随机样本。这个样本的总体 $D \sim N(\mu_d, \sigma_d^2)$,其中 $\mu_d = \mu_1 - \mu_2$,则比较甲乙两种处理结果有无差异就是检验假设:

$$H_0 : \mu_d = 0, H_1 : \mu_d \neq 0$$

由于 σ_d^2 未知,故配对试验结果的检验选用统计量 $t = \dfrac{\bar{d} - \mu_d}{S_d / \sqrt{n}}$ 称配对比较的 t 检验,下面举例说明。

例 5-9   某中医师用中药青木香治疗高血压患者,治疗前后的对比情况,如表 5-4。问该中药治疗高血压是否有效。

表 5-4   青木香治疗高血压服药前后的数据

病人编号	舒张压(kPa)			
	治疗前 (1)	治疗后 (2)	差数 d (3) = (1) - (2)	d^2 (4) = (3)^2
1	14.7	12	2.7	7.29
2	15.3	15.4	-0.1	0.01
3	17.7	13.5	4.2	17.64

续表

病人编号	舒张压（kPa）			
	治疗前 （1）	治疗后 （2）	差数 d （3）=（1）-（2）	d^2 （4）=（3）^{2}
4	17.7	17.5	0.2	0.04
5	16.8	14.7	2.1	4.41
6	14.4	11.7	2.7	7.29
7	14.7	12.3	2.4	5.76
8	14.7	13.9	0.8	0.64
9	18.7	16.8	1.9	3.61
10	13.91	1.5	2.4	5.76
11	16.1	1.7	4.3	18.49
12	16	14.9	1.1	1.21
合计	190.6	165.9	24.7	72.15
均数	15.9	13.8	2.06	

解　（1）检验假设 $H_0 : \mu_d = 0$；

（2）计算差值的均数 $\bar{d} = 2.06$，标准差 $S_d = 1.39$，自由度 $df = 12 - 1 = 11$；

（3）计算统计量。

$$t = \frac{\bar{d} - \mu_d}{S_d / \sqrt{n}} = \frac{\bar{d} - 0}{S_d / \sqrt{n}} = \frac{2.06}{1.39 / \sqrt{12}} = 5.12$$

查统计用表 5，得 $t_{\frac{0.01}{2}}(11) = 3.106$。$|t| = 5.12 > 3.106 = t_{\frac{0.01}{2}}(11)$，即 $P < 0.01$，以 $\alpha = 0.01$ 双侧检验拒绝原假设 H_0，差异有统计学意义。又由于 $\bar{d} > 0$，说明青木香治疗高血压患者对降低舒张压是有效的。

二、两个正态总体的成组比较

1. 总体方差已知，两个正态总体均数的比较

设有总体 $X \sim N(\mu_1, \sigma_1^2)$，$Y \sim N(\mu_2, \sigma_2^2)$，$\sigma_1^2, \sigma_2^2$ 已知，$X_1, X_2, \cdots, X_{n_1}$ 和 $Y_1, Y_2, \cdots, Y_{n_2}$ 是从两总体中随机抽取的两组样本，$\bar{X}, \bar{Y}$ 分别为它们的平均值，由第四章第二节式（4-5）可知

$$\bar{X} \sim N\left(\mu_1, \frac{\sigma_1^2}{n_1}\right), \quad \bar{Y} \sim N\left(\mu_2, \frac{\sigma_2^2}{n_2}\right)$$

由第四章第二节中正态分布可加性知

$$\bar{X} - \bar{Y} \sim N\left(\mu_1 - \mu_2, \frac{\sigma_1^2}{n_1} + \frac{\sigma_2^2}{n_2}\right) \tag{5-16}$$

标准化有

$$u = \frac{(\bar{X} - \bar{Y}) - (\mu_1 - \mu_2)}{\sqrt{\frac{\sigma_1^2}{n_1} + \frac{\sigma_2^2}{n_2}}} \sim N(0, 1) \tag{5-17}$$

在假设 $H_0 : \mu_1 = \mu_2$ 成立情况下，选取统计量为

$$u = \frac{\overline{X} - \overline{Y}}{\sqrt{\dfrac{\sigma_1^2}{n_1} + \dfrac{\sigma_2^2}{n_2}}} \tag{5-18}$$

然后用 u 检验法的步骤进行检验。

下面给出了总体方差已知时两个正态总体均数的 u 检验见表 5-5。

表 5-5　两个总体的 u 检验表

检验	H_0	H_1	临界值	统计量	拒绝域
双侧 u 检验	$\mu_1 = \mu_2$	$\mu_1 \neq \mu_2$	$\pm u_{\frac{a}{2}}$	$u = \dfrac{\overline{X} - \overline{Y}}{\sqrt{\dfrac{\sigma_1^2}{n_1} + \dfrac{\sigma_2^2}{n_2}}}$	$\lvert u \rvert \geqslant u_{\frac{a}{2}}$
右侧 u 检验	$\mu_1 = \mu_2$	$\mu_1 > \mu_2$	u_α		$u \geqslant u_a$
左侧 u 检验	$\mu_1 = \mu_2$	$\mu_1 < \mu_2$	$-u_\alpha$		$u \leqslant -u_a$

例 5-10　已知甲地 20 岁男生身高的标准差为 5.8cm，乙地 20 岁男生身高的标准差为 6.15cm。今从甲、乙两地中分别随机抽取 $n_1 = 430$ 人，$n_2 = 438$ 人，测得身高的平均数 $\overline{X}_1 = 167.5$cm，$\overline{X}_2 = 168.4$cm，试判断甲、乙两地 20 岁男生的平均身高是否有差异（设两地 20 岁男生的身高服从正态分布）。

解　已知 $\sigma_1 = 5.8$，$\sigma_2 = 6.15$，可进行双侧 u 检验。

建立原假设 $H_0: \mu_1 = \mu_2$，$H_1: \mu_1 \neq \mu_2$

计算检验统计量：$u = \dfrac{\overline{X}_1 - \overline{X}_2}{\sqrt{\dfrac{\sigma_1^2}{n_1} + \dfrac{\sigma_2^2}{n_2}}} = \dfrac{167.5 - 168.4}{\sqrt{\dfrac{5.8^2}{430} + \dfrac{6.15^2}{438}}} \approx -2.22$

查统计用表 3 得 $u_{\frac{0.05}{2}} = 1.96$，$u_{\frac{0.01}{2}} = 2.58$。

由于 $u_{\frac{0.05}{2}} < \lvert u \rvert < u_{\frac{0.01}{2}}$，$0.01 < P < 0.05$，故以 $\alpha = 0.05$ 双侧检验拒绝原假设 H_0，接受 H_1，差异有统计学意义，即甲、乙两地 20 岁男生的平均身高有显著差异，又由于 $\overline{X}_1 < \overline{X}_2$，可以认为乙地 20 岁男生身高更高。

2. 总体方差 σ_1^2，σ_2^2 未知，两个正态总体均数的比较

（1）当 $\sigma_1^2 = \sigma_2^2$ 时，两个正态总体均数的比较

两个正态总体 $X \sim N(\mu_1, \sigma_1^2)$，$Y \sim N(\mu_2, \sigma_2^2)$，当 $\sigma_1^2 = \sigma_2^2$ 时，称为方差齐性的总体。

首先分别从两个独立总体中抽取样本：$X_1, X_2, \cdots, X_{n_1}$，其样本均数为 $\overline{X}$，方差为 S_1^2；$Y_1, Y_2, \cdots, Y_{n_2}$，其样本均数为 $\overline{Y}$，方差为 S_2^2。

由第四章第三节定理 4-3 可知：

$$t = \frac{(\overline{X} - \overline{Y}) - (\mu_1 - \mu_2)}{S_w \sqrt{\dfrac{1}{n_1} + \dfrac{1}{n_2}}} \sim t(n_1 + n_2 - 2)$$

其中，$S_w^2 = \dfrac{(n_1 - 1)S_1^2 + (n_2 - 1)S_2^2}{n_1 + n_2 - 2}$。在假设 $H_0: \mu_1 = \mu_2$ 成立情况下，选取统计量为

$$t = \frac{(\overline{X} - \overline{Y}) - (\mu_1 - \mu_2)}{S_w \sqrt{\dfrac{1}{n_1} + \dfrac{1}{n_2}}} = \frac{\overline{X} - \overline{Y}}{S_w \sqrt{\dfrac{1}{n_1} + \dfrac{1}{n_2}}}$$

与前面叙述的单个正态总体的参数检验一样,分为双侧检验和单侧检验,以下是总体方差齐性的两个正态总体均数的 t 检验法(表5-6):

表5-6　两个总体 t 检验步骤表

检验	H_0	H_1	临界值	统计量	拒绝域
双侧 t 检验	$\mu_1=\mu_2$	$\mu_1\neq\mu_2$	$t_{\frac{\alpha}{2}}(n_1+n_2-2)$		$\lvert t\rvert\geq t_{\frac{\alpha}{2}}$
右侧 t 检验	$\mu_1=\mu_2$	$\mu_1>\mu_2$	$t_\alpha(n_1+n_2-2)$	$t=\dfrac{\overline{X}-\overline{Y}}{S_w\sqrt{\dfrac{1}{n_1}+\dfrac{1}{n_2}}}$	$t\geq t_a$
左侧 t 检验	$\mu_1=\mu_2$	$\mu_1\leq\mu_2$	$-t_\alpha(n_1+n_2-2)$	$:t(n_1+n_2-2)$	$t\leq -t_a$

例5-11　从甲乙两校的高二年级女生中测定她们的肺活量数据如下: $n_1=25$, $\overline{X}_1=1823.6\text{mL}$, $S_1^2=109.25$; $n_2=16$, $\overline{X}_2=1835.9\text{mL}$, $S_2^2=112.61$。试问这两校高二女生的肺活量数据有无差异(设两校高二女生肺活量数据服从正态分布,且 $\sigma_1^2=\sigma_2^2$)?

解　设 μ_1,μ_2 分别为甲乙两校高二女生的肺活量数据的平均数,两总体服从正态分布,总体方差未知,且方差齐性,可进行双侧 t 检验。

建立原假设 $H_0:\mu_1=\mu_2$, $H_1:\mu_1\neq\mu_2$

计算检验统计量:

$$t=\frac{\overline{X}_1-\overline{X}_2}{\sqrt{\dfrac{(n_1-1)S_1^2+(n_2-1)S_2^2}{n_1+n_2-2}\left(\dfrac{1}{n_1}+\dfrac{1}{n_2}\right)}}$$

$$=\frac{1823.6-1835.9}{\sqrt{\dfrac{(25-1)\times109.25+(16-1)\times112.61}{25+16-2}\times\left(\dfrac{1}{25}+\dfrac{1}{16}\right)}}$$

$$\approx -3.65$$

由 $df=n_1+n_2-2=25+16-2=39$,查统计用表5可知 $t_{\frac{0.05}{2}}(39)=2.023$, $t_{\frac{0.01}{2}}(39)=2.705$,由于 $\lvert t\rvert>t_{\frac{0.01}{2}}(39)$, $P<0.01$,故以 $\alpha=0.01$ 双侧检验拒绝原假设 H_0,接受备择假设 H_1,即两校高二女生的肺活量数据有显著差异有统计学意义,又由于 $\overline{X}_1<\overline{X}_2$,所以可以认为甲校高二女生的肺活量较低。

(2) 当 $\sigma_1^2\neq\sigma_2^2$ 时,两个正态总体均数的比较

下面按大样本($n_1>60$ 且 $n_2>60$)和小样本($n_1\leq60$ 或 $n_2\leq60$)来分别研究。

(a) 大样本时,可用 $\sigma_1^2\approx S_1^2$, $\sigma_2^2\approx S_2^2$ 近似代替式(5-18)中 σ_1^2、 σ_2^2,于是式(5-18)在原假设 $H_0:\mu_1=\mu_2$ 成立情况下

$$u=\frac{\overline{X}-\overline{Y}}{\sqrt{\dfrac{\sigma_1^2}{n_1}+\dfrac{\sigma_2^2}{n_2}}}\approx\frac{\overline{X}-\overline{Y}}{\sqrt{\dfrac{S_1^2}{n_1}+\dfrac{S_2^2}{n_2}}} \tag{5-19}$$

用此统计量按表5-5的 u 检验法的步骤,便可得出检验的结论。

例5-12　随机抽取某省100名农村7岁男孩平均体重为 $\overline{X}_1=21.1\text{kg}$,标准差为 $S_1=2.0\text{kg}$,抽取该省城市中120名同龄男孩平均体重 $\overline{X}_2=22.4\text{kg}$,标准差为 $S_2=2.1\text{kg}$。若假定总体方差 $\sigma_1^2\neq\sigma_2^2$,试检验该省农村7岁男孩的平均体重是否低于城市同龄男孩。

64   中医药统计学

解:把农村7岁男孩体重与城市7岁男孩体重当作两个总体,两总体服从正态分布,μ_1、μ_2分别表示两总体均值,σ_1、σ_2未知,因为$n_1>60,n_2>60$,大样本,可进行左侧u检验。

建立原假设 $H_0:\mu_1=\mu_2,H_1:\mu_1<\mu_2$

计算检验统计量:$u=\dfrac{\bar{X}_1-\bar{X}_2}{\sqrt{\dfrac{S_1^2}{n_1}+\dfrac{S_2^2}{n_2}}}=\dfrac{21.1-22.4}{\sqrt{\dfrac{2.0^2}{100}+\dfrac{2.1^2}{120}}}\approx-4.69$

查统计用表3,可知$-u_{0.01}=-2.33$

由于$u=-4.69<-u_{0.01}=-2.33$,$P<0.01$,故以$\alpha=0.01$左侧检验拒绝H_0,接受H_1,差异有统计学意义,即该省农村7岁男孩的平均体重低于城市同龄男孩。

(b)小样本时,选用样本函数

$$t=\frac{(\bar{X}-\bar{Y})-(\mu_1-\mu_2)}{\sqrt{\dfrac{S_1^2}{n_1}+\dfrac{S_2^2}{n_2}}} \tag{5-20}$$

近似服从自由度为

$$df=\frac{\left(\dfrac{S_1^2}{n_1}+\dfrac{S_2^2}{n_2}\right)^2}{\dfrac{\left(\dfrac{S_1^2}{n_1}\right)^2}{n_1-1}+\dfrac{\left(\dfrac{S_2^2}{n_2}\right)^2}{n_2-1}} \tag{5-21}$$

的t分布,因此当假设$H_0:\mu_1=\mu_2$成立时,有统计量

$$t=\frac{\bar{X}-\bar{Y}}{\sqrt{\dfrac{S_1^2}{n_1}+\dfrac{S_2^2}{n_2}}}\sim t(df) \tag{5-22}$$

利用t检验的步骤,便能得出检验假设的结论。

例5-13 设有两种降低胆固醇的药物,降低值(mmol/L)均服从正态分布,且方差不相等,现利用这两种药物治疗两组胆固醇过高的病人,胆固醇降低值的均数和标准差如下:

$n_1=20,\bar{X}=2.23,S_1=1.12,n_1=25,\bar{Y}=2.03,S_2=2.75$

试比较这两种降低胆固醇药物的降低效果是否相同?

解:设这两种降低胆固醇药物的降低值$X\sim N(\mu_1,\sigma_1^2)$,$Y\sim N(\mu_2,\sigma_2^2)$,且方差不相等,又因为均为小样本,故采用方差不齐的t检验。

$$H_0:\mu_1=\mu_2,H_1:\mu_1\neq\mu_2$$

计算检验统计量值

$$t=\frac{\bar{X}-\bar{Y}}{\sqrt{\dfrac{S_1^2}{n_1}+\dfrac{S_2^2}{n_2}}}=\frac{2.23-2.03}{\sqrt{\dfrac{1.12^2}{20}+\dfrac{2.75^2}{25}}}=0.3309$$

由于

$$df = \frac{\left(\dfrac{S_1^2}{n_1} + \dfrac{S_2^2}{n_2}\right)^2}{\dfrac{\left(\dfrac{S_1^2}{n_1}\right)^2}{n_1-1} + \dfrac{\left(\dfrac{S_2^2}{n_2}\right)^2}{n_2-1}} = \frac{\left(\dfrac{1.12^2}{20} + \dfrac{2.75^2}{25}\right)^2}{\dfrac{\left(\dfrac{1.12^2}{20}\right)^2}{19} + \dfrac{\left(\dfrac{2.75^2}{25}\right)^2}{24}} = 33.182 \approx 33$$

查统计用表 5，可知 $t_{\frac{0.05}{2}}(33) = 2.035, t_{\frac{0.01}{2}}(33) = 2.733$

因为 $|t| = 0.3309 < t_{\frac{0.05}{2}}(33) = 2.035, P > 0.05$，故以显著水平 $\alpha = 0.05$ 双侧检验不拒绝 H_0，差异无统计学意义，即两种降低胆固醇药物的降低效果没有显著差异。

3. 两个正态总体的方差齐性检验

在两组资料比较的 t 检验中，首先要了解两个正态总体的方差是否齐性，然后决定假设检验方法，因此，有必要讨论如何判断两个正态总体的方差齐性。

设两个正态总体 $X \sim N(\mu_1, \sigma_1^2), Y \sim N(\mu_2, \sigma_2^2)$，且 X, Y 间互相独立，分别取容量为 n_1 和 n_2 的样本 $X_1, X_2, \cdots, X_{n_1}$ 和 $Y_1, Y_2, \cdots, Y_{n_2}$，均数为 $\overline{X}、\overline{Y}$，方差为 $S_1^2、S_2^2$，由第四章第三节定理4-4可知：样本函数

$$F = \frac{S_1^2/\sigma_1^2}{S_2^2/\sigma_2^2} \sim F(n_1-1, n_2-1)$$

在原假设 $H_0: \sigma_1^2 = \sigma_2^2$ 成立情况下，则统计量

$$F = \frac{S_1^2}{S_2^2} \sim F(n_1-1, n_2-1) \tag{5-23}$$

对显著水平 α，由统计用表 6 查得临界值的 $F_{1-\frac{\alpha}{2}}(n_1-1, n_2-1), F_{\frac{\alpha}{2}}(n_1-1, n_2-1)$。若 $F \leq F_{1-\frac{\alpha}{2}}(n_1-1, n_2-1)$ 或 $F \geq F_{\frac{\alpha}{2}}(n_1-1, n_2-1)$，即 $P \leq \alpha$，则以显著水平 α 双侧检验拒绝假设 H_0，若 F 在区间 $(F_{1-\frac{\alpha}{2}}, F_{\frac{\alpha}{2}})$ 内则不拒绝 H_0。

在计算 F 值时，一般总是以较大的样本方差定为 S_1^2 作分子，较小的样本方差定为 S_2^2 作分母，即取 $S_1^2 > S_2^2$，由此算得 $F = \frac{S_1^2}{S_2^2} > 1$，再进行 F 分布的右侧检验，即当 $F > F_{\alpha}(n_1-1, n_2-1)$，拒绝 H_0。这个用 F 分布的统计量进行检验的方法，叫 F 检验法。

例 5-14　某化工厂为了考察某新型催化剂对某化学反应生成物浓度的影响，现作若干试验，测得生成物浓度（单位：%）为

使用新型催化剂（X）：34　35　30　32　33　34

不使用新型催化剂（Y）：31　29　30　28　26　28　30

假定该化学反应的生成物浓度 $X、Y$ 依次服从 $N(\mu_1, \sigma_1^2)$ 及 $N(\mu_2, \sigma_2^2)$。试问使用新型催化剂与不使用新型催化剂的化学反应生成物浓度的波动性（方差）是否相同？

解：通过题意可得

$n_1 = 6, df_1 = 5, \overline{X} = 33, S_1^2 = 3.2; n_2 = 7, df_2 = 6, \overline{Y} = 28.86, S_2^2 = 2.81$

假设　$H_0: \sigma_1^2 = \sigma_2^2, H_1: \sigma_1^2 > \sigma_2^2$

计算统计量　$F = \dfrac{S_1^2/\sigma_1^2}{S_2^2/\sigma_2^2} = \dfrac{S_1^2}{S_2^2} = \dfrac{3.2^2}{2.81^2} = 1.14$

查统计用表 6 得临界值 $F_{0.01}(5,6) = 8.75, F_{0.05}(5,6) = 4.39$。因为 $F < F_{0.05}(5,6), P > 0.05$，所以

在显著水平 $\alpha = 0.05$ 下右侧检验不拒绝 H_0,拒绝 H_1,无统计学意义。使用新型催化剂与不使用新型催化剂的化学反应生成物浓度的方差相同。

例5-15　甲乙两个药品零售企业销售某药品,假设两零售企业每月该药品的销售量(单位:箱)都服从正态分布,测得他们在一年中的销售量如下:

甲企业:80,91,100,82,89,90,92,88,92,87,91,95;

乙企业:105,95,97,100,97,96,98,96,99,101, 96, 99。

试问乙企业每月该药品销售量的方差是否显著比甲企业的小?

解:设甲乙两个药品零售企业每月该药品的销售量分别为随机变量 X,Y,由题设有: $X:N(\mu_1,\sigma_1^2)$, $Y \sim N(\mu_2,\sigma_2^2)$, $n_1 = 12,df_1 = 11,S_1^2 = 28.39,n_2 = 12,df_2 = 11,S_2^2 = 7.84$,根据题意采用右侧检验。

$H_0:\sigma_1^2 = \sigma_2^2,H_1:\sigma_1^2 > \sigma_2^2$ (单边右侧检验)。

计算检验统计量

$$F = \frac{S_1^2}{S_2^2} = \frac{28.39}{7.84} = 3.62$$

由于 $df_1 = 11,df_2 = 11$,因此查统计用表6,得临界值 $F_{0.05}(11,11) = 2.82,F_{0.01}(11,11) = 4.48$,因 $F_{0.05}(11,11) < F < F_{0.01}(11,11)$, $0.01 < P < 0.05$,故在显著水平 $\alpha = 0.05$ 下右侧检验拒绝 H_0 ,接受 H_1 ,差异有统计学意义,即可以认为乙企业每月该药品销售量的方差比甲企业的小。

第五节　常见问题分析

一、置信区间的实际意义

置信区间又称估计区间,是用来估计参数取值范围的。置信区间给出的是被测量参数的测量值。举例来说,如果在一次大选中某人的支持率为55%,而置信水平95%的置信区间是(50%, 60%),那么他的真实支持率有95%的几率落在50%和60%之间,因此他的真实支持率不足50%~60%的可能性小于5%。

窄的置信区间比宽的置信区间能提供更多的有关总体参数的信息。例如,假设全班考试成绩置信水平95%的置信区间(0,100),等于什么信息也没告诉你;置信区间是(60,70),你几乎能判定全班的平均分大多数为65。在置信水平固定的情况下,样本量越多,置信区间越窄;在样本量相同的情况下,置信水平越高,置信区间越宽。

二、假设检验的实际意义

1. 检验的原理是"小概率事件在一次试验中不发生",以此作为推断的依据,决定是不拒绝 H_0 或拒绝 H_0 。但是这一原理只是在概率意义下成立,并不是严格成立的,即不能说小概率事件在一次试验中绝对不可能发生。

2. 在假设检验中,原假设 H_0 与备选假设 H_0 的地位是不对等的。一般来说 α 是较小的,因而检验推断是"偏向"原假设 H_0 ,而"歧视"备选假设 H_1 的。因为,通常若要否定原假设,需要有显著性的事实,即小概率事件发生,否则就认为原假设成立。因此在检验中接受 H_0,并不等于从逻辑上证明了 H_0 的成立,只是找不到 H_0 不成立的有力证据,所以在统计结论中一般不说接受原假设 H_0,而是说不拒绝 H_0。在应用中,对同一问题若提出不同的原假设,甚至可以有完全不同的结论,为了理解这一点,举例如下:

例 5-16 设总体 $X \sim N(m, 1)$,样本均值 $\overline{X} = 0.5$,样本容量 $n = 1$,取 $\alpha = 0.05$,欲检验 $\mu = 0$,还是 $\mu = 1$。

这里有两种提出假设的方法,分别如下:

(1) $H_0 : \mu = 0$;　$H_1 \mu > 0$。

(2) $H_0 : \mu = 1$;　$H_1 : \mu < 1$。

如果按一般逻辑论证的想法,当然认为无论怎样提假设,μ 的最终结果应该是一样的。但事实不然,计算如下:

$$H_0 : \mu = 0; H_1 : \mu > 0$$

对于(1)显然应取否定域为 $V = \{ u \geq u_{0.05} = 1.645 \}$,其中 $u = \dfrac{\overline{X} - \mu}{\sigma / \sqrt{n}}$,当 H_0 成立时,$u \sim N(0, 1)$,实际算得

$$u = \frac{0.5 - 0}{\dfrac{1}{\sqrt{1}}} = 0.5 < 1.645,$$

接受 H_0,即认为 $\mu = 0$。

对于(2) $H_0 : \mu = 1; H_1 : \mu < 1$ 应取否定域为 $V = \{ u \leq -u_{0.05} = -1.645 \}$。当 H_0 成立时,有

$$u = \frac{0.5 - 1}{\dfrac{1}{\sqrt{1}}} = -0.5 > -1.645,$$

接受 H_0,即认为 $\mu = 1$。

这种矛盾现象可以解释为,试验结果既不否定 $\mu = 0$,也不否定 $\mu = 1$,究竟应认为 $\mu = 0$,还是 $\mu = 1$,就要看要"保护"谁,即怎样取原假设。这一结果的几何解释如图 5-9。$\overline{X} = 0.5$ 既不在 $N(0, 1)$ 密度函数的阴影部分所对应的区间里,也不在 $N(1, 1)$ 密度函数的阴影部分所对应的区间内。所以无论怎样提出 H_0 都否定不了。

这一事实提醒我们,在应用中一定要慎重提出原假设,它应该是有一

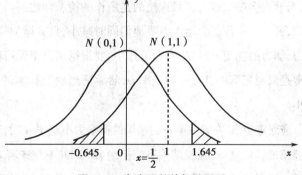

图 5-9　密度函数的拒绝区域

定背景依据的。因为它一经提出,通常在检验中是受到保护的,受保护的程度取决于显著性水平 α 的大小,α 越小,以 α 为概率的小概率事件就越难发生,H_0 就越难被否定。在实际问题中,这种保护是必要的,如对一个有传统生产工艺和良好信誉的厂家的商品检验,我们就应该取原假设为产品合格来加以保护,并通过检验来印证,以免因抽样的随机性而轻易否定该厂商品的质量。

从另一个角度看,既然 H_0 是受保护的,则对于 H_0 的肯定相对来说是较缺乏说服力的,充其量不过是原假设与试验结果没有明显矛盾;反之,对于 H_0 的否定则是有力的,且 α 越小,小概率事件越难以发生,一旦发生了,这种否定就越有力,也就越能说明问题。在应用中,如果要用假设检验说明某个结论成立,那么最好设 H_0 为该结论不成立。若通过检验拒绝了 H_0,则说明该结论的成立是很具有说服力的。

三、假设检验的两类错误

假设检验是根据小概率原理来判断是拒绝 H_0,由于抽样的随机性,在进行判断时,有可能犯两类错误。

(1)H_0 实际为真,而判断 H_0 为假。这类"弃真"错误称为第一类错误,由于样本的随机性,在拒绝 H_0 时犯这类错误的可能性是不可避免的。若将犯这一类错误的概率记为 α,则有 $P\{$拒绝 $H_0|H_0$ 为真$\}=\alpha$。犯错误的概率就是显著水平 α。

(2)H_0 实际不真,而不拒绝 H_0,这类"取伪"错误称为第二类错误,在不拒绝 H_0 时这类错误同样是不可避免的。若将犯这类错误的概率记为 β,则有 $P\{$不拒绝 $H_0|H_0$ 为假$\}=\beta$。犯错误的概率为 β。

这两类错误可归纳成表 5-7:

表 5-7 两类检验错误概率表

	接受 H_0	拒绝 H_0(接受 H_1)
H_0 为真	判断正确$(1-\alpha)$	α(弃真)
H_0 为假	β(取伪)	判断正确$(1-\beta)$

两类错误所造成的后果常常是不一样的。例如,要求检验某种新药是否提高疗效,作假设为 H_0:该药未提高疗效,则第一类错误是把未提高疗效的新药误认为提高了疗效,倘若推广使用该新药,则对病人不利;而第二类错误则是把疗效确有提高的新药误认为与原药相当,不予推广使用,当然也会带来损失。最理想的是所作的检验使犯两类错误的概率都很小,但实际上减少其中一个,另一个往往就会增大。要他们同时减小,只有增加样本容量,即增加实验次数,但这会导致人力、物力的耗费。所以,实际工作中,要根据两类错误可能造成的损失和抽样耗费等统筹考虑。通常是限制犯第一类错误的概率 α,然后适当确定样本的容量使犯第二类错误的概率 β 尽可能地小。

应着重指出,在确保第一类错误的概率为小概率 α 时,若检验结果拒绝假设 H_0,则有$(1-\alpha)$的把握正确。可是,若检验结果不能拒绝 H_0,则并不意味着 H_0 一定为真,也不意味着 H_0 为真的可能性一定很大。为慎重起见,可通过增大样本容量,重新进行检验,借以提高结论的可靠性。

本章小结

统计学的基本问题是根据样本所提供的信息,对总体的分布以及分布的数字特征(即未知参数)做出统计推断。统计推断基本上包括两大部分:一种是区间估计;另一种是假设检验,其中利用小概率事件原理进行分析的假设检验方法是很多统计方法的基础,学生应对这部分内容重点理解和掌握。在本章里主要介绍计量资料的参数统计推断过程。

本章学习的主要内容总结如下:

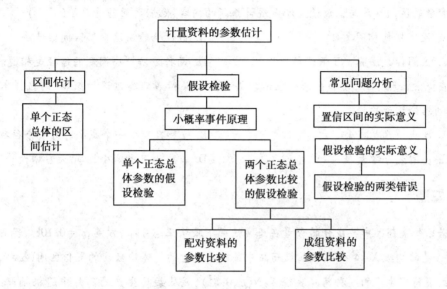

思考与练习五

一、判断题

1. 双侧检验优于单侧检验。(　　　)

2. 对两组样本进行均数比较时采用配对 t 检验还是成组 t 检验由试验设计方案来决定。
(　　　)

3. 当拒绝 H_0 时,只可能发生第一类错误。(　　　)

4. 对于 $H_0 : \mu = \mu_0, H_1 : \mu \neq \mu_0$ 的 t 检验,当 H_1 为真时,检验统计量 $|t| < t_{\frac{\alpha}{2}}(n-1)$ 的概率为 $1-\alpha$。
(　　　)

5. 对于 $H_0 : \mu = \mu_0, H_1 : \mu \neq \mu_0$ 的 t 检验,当 H_0 为真时,发生拒绝 H_0 的机会与样本量与 n 无关。
(　　　)

6. 两个样本的样本量都很大时, t 检验对正态性的要求可以忽略。(　　　)

二、选择题

1. 其他条件不变,$1-\alpha$ 越大,则随机抽样所获得的总体均数可信区间将(　　　)。

    A. 越大　　　　　　B. 越小　　　　　　C. 不变　　　　　　D. 不确定

2. $\bar{X} \pm 1.96 \dfrac{\sigma}{\sqrt{n}}$ 区间内包含总体均数的概率为(　　　)。

    A. 95%　　　　　　B. 97.5%　　　　　　C. 99%　　　　　　D. 100%

3. σ^2 已知时,区间 $\overline{X} \pm 1.96 \dfrac{\sigma}{\sqrt{n}}$ 的含义是(　　)

　　A. 95%的总体均值在此范围内　　　　B. 样本均数的 95% 置信区间

　　C. 95%的样本均值在此范围内　　　　D. 总体均数的 95% 置信区间

4. 参数的区间估计与假设检验都是统计推断的内容,他们之间的关系是(　　)

　　A. 没有任何相同之处　　　　　　　　B. 假设检验法隐含了区间估计法

　　C. 区间估计法隐含了假设检验法　　　D. 两种方法解决问题的途径是相通的

5. 在假设检验中,用 α 和 β 分别表示犯第一类错误和第二类错误的概率,则当样本容量一定时,下列结论正确的为(　　)

　　A. α 减小 β 也减小　　　　　　　　B. α 和 β 其中一个减小时另一个往往会增大

　　C. α 增大 β 增大　　　　　　　　D. α 减小 β 也减小,α 增大 β 增大

三、计算题

1. 若已知某药品中某成分的含量在正常情况下服从正态分布,方差 $\sigma^2 = 0.108^2$,现测定 9 个样品,其含量的均数 $\overline{X} = 4.484$,试估计药品中某成分含量的总体均数 μ 的置信区间($\alpha = 0.05$)。

2. 设某药厂生产的某种药片直径 $X : N(\mu, 0.8^2)$,现从某日生产的药片中随机抽取 9 片,测得其直径分别为(单位:mm)14.1,14.7,14.7,14.4,14.6,14.5,14.5,14.8,14.2,试求该药片直径均数 μ 的 99% 置信区间。

3. 在一批中药片中,随机抽查 35 片,称得平均片重为 1.5g,标准差为 0.08g,如已知药片的重量服从正态分布,试估计药片平均片重的 95% 的置信区间。

4. 正态总体 X 的样本数据为:50.7,69.8,54.9,53.4,54.3,66.1,44.8,48.1,42.2,35.7。求总体均数 μ 和标准差 σ 的置信度为 0.90 的置信区间。

5. 某药品有效期为 3 年(1095 天),现从改进配方后新生产的一批药品中任取 5 件留样观察,有效期(天)为:1050,1100,1150,1250,1280。已知该药原来的有效期 X 服从正态分布,试问该批药品有效期是否确有提高?

6. 某制药厂生产复方维生素,要求每 50g 维生素中含铁 2400mg,现从某次生产过程中随机抽取 5 个样品,测得含铁量(mg/50g)为:2372,2409,2395,2399,2411。问这批产品的含铁量是否合格?

7. 某中药研究所研究试用中药青兰在改变兔脑血流图方面所起的作用,测得用药前后的数据如表 5-8:

表 5-8　家兔脑血流用药前后测量数据

给药前	2.0	5.0	4.0	5.0	6.0
给药后	3.0	6.0	4.5	5.5	8.0

试分别用成组比较的 t 检验和配对比较的 t 检验处理数据,说明青兰究竟有没有改变兔脑血流图的作用。试问本题应该用哪一种方法检验为宜?为什么?

8. 青蒿素研究中,对 10 只小白鼠进行耐缺氧试验,资料如表 5-9,试问两组生存时间差异有无显著意义?(设总体方差相等)。

表 5-9　青蒿素对小白鼠耐缺氧生存时间观察

					生存时间					
青蒿素组	17	17	27	33	22	20	72	34	33	62
溶媒组	94	94	10	91	61	27	37	33	16	26

9. 测定功能性子宫出血症中实热组与虚寒组的免疫功能，其淋巴细胞转化比率如下，试比较两组的差别。

实热组：0.709，0.755，0.655，0.705，0.723

虚寒组：0.617，0.608，0.623，0.635，0.593，0.684，0.695，0.718，0.606，0.618

10. 为探索胃脘痛寒、热证的实质，寻找客观诊断指标，今测定胃脘痛属热证患者与健康人的胃脘温度（0℃），其结果如下：

热证病人　$n_1 = 67$，$\bar{X} = 37.68$，$S_1 = 0.66$；

健康人　　$n_2 = 66$，$\bar{Y} = 37.19$，$S_2 = 0.33$

若假定总体方差不齐，问两组总体均数有无差别？

11. 某大学在药用资源研究开发中，对黑斑蛙抽样分析，得到资料如表 5-10 中所示，问：10 月份的黑斑蛙输卵管均重是否比 6 月份的大？（假设总体方差相等）

表 5-10　黑斑蛙输卵管均重(g)

时　间	n	输卵管均重	方　差
6 月份	64	0.57	0.57
10 月份	67	1.12	0.51

第六章 计数资料的参数估计

在离散型总体中随机抽取到具有某种特性的个体,是一个随机事件,记为 A。事件 A 出现的概率 $p(A)$ 称为总体率,记为 p。总体率 p 通常是未知的,只能通过重复试验的方法估计它。本章将讨论来自于计数资料的参数估计和假设检验问题。

第一节 计数资料总体率的区间估计

一、二项分布总体率 p 的区间估计

在满足二项分布的总体中重复抽取 n 个个体,相当于进行 n 次伯努利试验,事件 A 出现的次数 X 是离散型随机变量,即 $X \sim B(k;n,p)$。若容量为 n 的某样本中,事件 A 出现 m 次,则可用 A 出现的频率 $f(A) = \dfrac{m}{n}$ 作为总体率 p 的估计值,称为样本率,记为 $\hat{p}$。

由于样本率 $\hat{p} = \dfrac{X}{n}$,是一个随机变量,于是可得出样本率的均数和方差分别为

$$E\hat{p} = E\left(\frac{X}{n}\right) = \frac{1}{n}EX = p \tag{6-1}$$

$$D\hat{p} = D\left(\frac{X}{n}\right) = \frac{1}{n^2}DX = \frac{pq}{n} \tag{6-2}$$

可以用样本率 $\hat{p}$ 来估计总体率 p。

由第五章第一节式(5-1)可知,进行总体率 p 的区间估计,先要根据事先给定的置信度 $1-\alpha$,给总体率 p 估计置信区间 $(\hat{p}_1,\hat{p}_2)$,使 p 的真值落在 $(\hat{p}_1,\hat{p}_2)$ 内的概率为 $1-\alpha$,即

$$P(\hat{p}_1 < p < \hat{p}_2) = 1-\alpha$$

则称区间 $(\hat{p}_1,\hat{p}_2)$ 为总体率 p 的置信度为 $1-\alpha$ 的置信区间。

关于总体率 p 的区间估计,分为小样本和大样本两种情况。

1. 大样本总体率 p 的区间估计 与正态总体参数的置信区间一样,求总体率 p 的置信区间,也需知道总体率 p 的估计值及样本率 $\hat{p}$ 的概率分布。

在伯努利试验中,当重复试验次数 n 无限增大时,由第三章第三节德莫佛-拉普拉斯中心极限定理可知,试验中的成功次数 $X \sim N(np,npq)$。再由正态分布的性质得:

$$\hat{p} = \frac{X}{n} \sim N\left(\frac{np}{n},\frac{npq}{n^2}\right) = N\left(p,\frac{pq}{n}\right)$$

进而

$$u = \frac{\hat{p}-p}{\sqrt{\dfrac{pq}{n}}} \sim N(0,1) \qquad (6\text{-}3)$$

由于 n 足够大,可用频率 $\hat{p}$ 代替概率 p,于是, $\sqrt{\dfrac{pq}{n}}$ 可用 $\sqrt{\dfrac{\hat{p}\hat{q}}{n}}$ 代替,其中 $\hat{q}=1-\hat{p}$。

记

$$S_{\hat{p}} = \sqrt{\frac{\hat{p}\hat{q}}{n}} \qquad (6\text{-}4)$$

可得出

$$u = \frac{\hat{p}-p}{S_{\hat{p}}} \sim N(0,1)$$

查标准正态分布临界值表(统计用表3),有 $u_{\frac{\alpha}{2}}$ 使下式成立:

$$P\left(\left|\frac{\hat{p}-p}{S_{\hat{p}}}\right| < u_{\frac{\alpha}{2}}\right) = 1-\alpha$$

即

$$P(\hat{p}-u_{\frac{\alpha}{2}}S_{\hat{p}} < p < \hat{p}+u_{\frac{\alpha}{2}}S_{\hat{p}}) = 1-\alpha$$

因此,总体率 p 的 $1-\alpha$ 的置信区间为

$$(\hat{p}-u_{\frac{\alpha}{2}}S_{\hat{p}}, \hat{p}+u_{\frac{\alpha}{2}}S_{\hat{p}}) \qquad (6\text{-}5)$$

或写为

$$\hat{p} \pm u_{\frac{\alpha}{2}}S_{\hat{p}} \qquad (6\text{-}6)$$

在实际工作中, $n>60$ 视为大样本, p 的95%和99%置信区间分别为 $\hat{p}\pm1.96S_{\hat{p}}$ 和 $\hat{p}\pm2.58S_{\hat{p}}$。

例6-1 某医院用复方当归注射液静脉滴注治疗脑动脉硬化症188例,其中显效83例,试估计复方当归注射液显效率的95%可信区间。

解 $n=188, \hat{p}=\dfrac{83}{188}=0.4415, \hat{q}=1-\hat{p}=0.5585$

由式(6-6)知,显效率 p 的95%置信区间为

$$\hat{p} \pm u_{\frac{\alpha}{2}}S_{\hat{p}} = 0.4415 \pm 1.96 \times \sqrt{\frac{0.4415\times0.5585}{188}} = (0.3705, 0.5125)$$

2. 小样本总体率 p 的区间估计 在伯努利试验中,若重复试验的次数 $n<60$,一般称为小样本试验。如果样本容量是小样本,便不宜用上述正态近似法估计总体率 p 的区间。这时,可由

$$P(X\leq m) = \sum_{k=0}^{m} C_n^k p^k (1-p)^{n-k} \leq \frac{\alpha}{2} \text{ 和 } P(X\geq m) = \sum_{k=m}^{n} C_n^k p^k (1-p)^{n-k} \leq \frac{\alpha}{2} \text{ 解出 } p \text{ 的上限 } \hat{p}_2 \text{ 和下}$$

限 $\hat{p}_1$,但由于计算工作繁重,故人们制作了二项分布参数 p 的置信区间表(见统计用表9)供查用,我们只要根据 n 和 m 便可从该表查得总体率 p 的 $1-\alpha$ 的置信区间。

例6-2 某县抽查了10名人员乙型肝炎表面抗原(HBsAg)的携带情况,阴性者8人,试求该县人群阴性率的95%的可信区间和99%的可信区间。

解 本例 $n=10, m=8, n-m=10-8=2$,当 $1-\alpha=0.95$,查统计用表9得 $\hat{p}_1=0.444, \hat{p}_2=0.975$。所以阴性总体率 p 的95%的置信区间为 $(0.444, 0.975)$,即 $(44.4\%, 97.5\%)$。

当 $1-\alpha=0.99$,查统计用表9得 $\hat{p}_1=0.352, \hat{p}_2=0.989$。所以阴性总体率 p 的99%的置信区间

为$(0.352,0.989)$,即$(35.2\%,98.9\%)$。

二、泊松分布参数 λ 的置信区间

关于参数 λ 的区间估计,也分为小样本和大样本两种情况。

1. 正态近似法 当试验次数 n 无限增大,且 $P(A)=p$ 充分小时,泊松分布 $P(k;\lambda)$ 近似于正态分布 $X \sim N(\lambda,\lambda)$,即 $\mu \approx \lambda$,$\sigma \approx \sqrt{\lambda}$。

若由泊松分布 $P(k;\lambda)$ 中随机抽取容量为 n 的样本 $X_1,X_2,\cdots,X_n$,得样本均数 $\bar{X} = \frac{1}{n}\sum_{i=1}^{n} X_i$,则

$$E(\bar{X}) = E\left(\frac{1}{n}\sum_{i=1}^{n} X_i\right) = \frac{1}{n}\sum_{i=1}^{n} EX_i = \frac{1}{n}n\lambda = \lambda \tag{6-7}$$

$$D(\bar{X}) = D\left(\frac{1}{n}\sum_{i=1}^{n} X_i\right) = \frac{1}{n^2}\sum_{i=1}^{n} DX_i = \frac{1}{n^2}n\lambda = \frac{\lambda}{n} \tag{6-8}$$

当样本容量 n 充分大时,由中心极限定理知:

$$\bar{X} = \frac{1}{n}\sum_{i=1}^{n} X_i \sim N\left(\lambda,\frac{\lambda}{n}\right)$$

则有

$$u = \frac{\bar{X}-\lambda}{\sqrt{\dfrac{\lambda}{n}}} \sim N(0,1) \tag{6-9}$$

在实际工作中,由于实验所得数据往往是样本总计数 $X = \sum_{i=1}^{n} X_i$,当样本充分大时,常用样本均数 $\bar{X}$ 代替参数 λ,计算 $\bar{X}$ 的总体标准差 $\sigma = \sqrt{\dfrac{\lambda}{n}} = \sqrt{\dfrac{\bar{X}}{n}} = \sqrt{\dfrac{X}{n^2}} = \dfrac{\sqrt{X}}{n}$,从而

$$u = \frac{\dfrac{X}{n}-\lambda}{\dfrac{\sqrt{X}}{n}} \sim N(0,1)$$

查标准正态分布临界值表(统计用表 3),有 $u_{\frac{\alpha}{2}}$ 使下式成立:

$$P\left(\left|\frac{\dfrac{X}{n}-\lambda}{\dfrac{\sqrt{X}}{n}}\right| < u_{\frac{\alpha}{2}}\right) = 1-\alpha$$

因此,参数 λ 的 $1-\alpha$ 的置信区间为

$$\frac{X}{n} \pm u_{\frac{\alpha}{2}}\frac{\sqrt{X}}{n} \tag{6-10}$$

例 6-3 用计数器测量某放射性标本,60 分钟内读数为 135,试估计每分钟的读数可能在什么范围内($\alpha=0.05$)。

解 由 $n=60$,$X=135$,$1-\alpha=0.95$,查统计用表 3,得 $u_{\frac{0.05}{2}}=1.96$,所以每分钟读数 λ 的置信区间为:

$$\frac{X}{n} \pm u_{\frac{\alpha}{2}} \frac{\sqrt{X}}{n} = \frac{135}{60} \pm 1.96 \times \frac{\sqrt{135}}{60} = (1.87, 2.63)$$

2. 查表法　如果样本总计数 X 不够大,就不宜使用正态近似法。这时,可以利用泊松分布进行精确的计算。

若 A 是大量伯努利试验中的稀有事件,则 A 出现次数 X 服从泊松分布,即 $X \sim P(k; \lambda)$。类似地,可由 $P(X \le m) = \sum_{k=0}^{m} \frac{\lambda^k}{k!} e^{-\lambda} \le \frac{\alpha}{2}$ 和 $P(X \ge m) = \sum_{k=m}^{\infty} \frac{\lambda^k}{k!} e^{-\lambda} \le \frac{\alpha}{2}$ 解出 λ 的上限 $\hat{\lambda}_2$ 和下限 $\hat{\lambda}_1$。据此,人们制成了泊松分布参数 λ 的置信区间表(统计用表 10)供直接查阅。我们只要根据 n 个单元观察样本总计数 $c = \sum_{i=1}^{n} X_i$,即可从该表查出 $n\lambda$ 的置信区间,上、下限分别除以 n,便得出 λ 的置信区间。

例 6-4　由一份经充分混和的井水中抽取 3 次水样,每次 1mL,经检查共得细菌 20 个,试求该井水中每毫升所含细菌数的 99% 置信区间。

解　由 $n = 3, c = 20, 1-\alpha = 0.99$,查统计用表 10 得 3mL 井水所含细菌数的 99% 置信区间为 $(10.35, 34.67)$,从而每毫升井水所含细菌数的 99% 置信区间为 $(3.45, 11.56)$。

第二节　单组资料的假设检验

设某一离散总体,具有某种特性的个体出现的总体率为 p_0,容量为 n 的某样本中,具有某种特性的个体出现 m 个,样本率 $\hat{p} = \frac{m}{n}$ 与已知定值 p_0 有差异,即 $\hat{p} \ne p_0$。现在,根据样本资料来推断总体率 p 与已知定值 p_0 差异是否有显著意义,即要检验假设 $H_0: p = p_0$。

我们知道,当 n 足够大时,$\dfrac{\hat{p} - p}{\sqrt{\dfrac{pq}{n}}} \sim N(0,1)$,于是,在假设 $H_0: p = p_0$ 成立的前提下:

$$u = \frac{\hat{p} - p_0}{\sqrt{\dfrac{p_0 q_0}{n}}} \sim N(0,1) \tag{6-11}$$

用它作为检验的统计量,可得单个总体率的 u 检验方法如表 6-1 所示。

表 6-1　总体率的 u 检验表

前提	信息	检验	H_0	H_1	统计量	临界值	拒绝域
二项分布 大样本	$\hat{p} \ne p_0$	双侧		$p \ne p_0$	$u = \dfrac{\hat{p} - p_0}{\sqrt{\dfrac{p_0 q_0}{n}}}$	$u_{\frac{\alpha}{2}}$	$u \ge u_{\frac{\alpha}{2}}$
	$\hat{p} > p_0$	右侧	$p = p_0$	$p > p_0$		u_α	$u \ge u_a$
	$\hat{p} < p_0$	左侧		$p < p_0$		$-u_\alpha$	$u \le -u_a$

例 6-5　据报道,常规疗法对某种疾病的治愈率为 65%。现医生用中西医结合疗法治疗了 100 例该病患者,共治愈 80 人。问该中西医结合疗法的疗效是否比常规疗法好?

解：由样本信息,$\hat{p} = 80\% > 65\%$,采用右侧检验

$$H_0: p = p_0 = 65\%, \quad H_1: p > p_0$$

由式(6-11)得，

$$u = \frac{\hat{p} - p_0}{\sqrt{\dfrac{p_0 q_0}{n}}} = \frac{0.8 - 0.65}{\sqrt{\dfrac{0.8 \times 0.2}{100}}} = \frac{0.15}{0.04} = 3.75$$

查标准正态分布临界值表(统计用表3)，$u_{0.01} = u_{\frac{0.02}{2}} = 2.326$。

因为 $u = 3.75 > u_{0.01} = 2.326$，$P < 0.01$，所以以显著水平 $\alpha = 0.01$ 右侧检验拒绝 H_0，接受 H_1，差异有统计学意义，认为中西医结合疗法的疗效比常规疗法好。

第三节　两个资料的假设检验

设有两个离散型总体，总体率分别为 p_1、p_2，分别抽取容量为 n_1、n_2 的样本，样本率 $\hat{p}_1 = \dfrac{m_1}{n_1} \neq \dfrac{m_2}{n_2} = \hat{p}_2$。现在，根据样本资料推断 p_1 与 p_2 差异是否有显著意义，即要检验假设 $H_0: p_1 = p_2$。

当 n_1、n_2 足够大时，$\hat{p}_1 \sim N\left(p_1, \dfrac{p_1 q_1}{n_1}\right)$，$\hat{p}_2 \sim N\left(p_2, \dfrac{p_2 q_2}{n_2}\right)$。

从而 $\hat{p}_1 - \hat{p}_2 \sim N\left(p_1 - p_2, \dfrac{p_1 q_1}{n_1} + \dfrac{p_2 q_2}{n_2}\right)$，进而有 $\dfrac{(\hat{p}_1 - \hat{p}_2) - (p_1 - p_2)}{\sqrt{\dfrac{p_1 q_1}{n_1} + \dfrac{p_2 q_2}{n_2}}} \sim N(0,1)$。

在假设 $H_0: p_1 = p_2$ 成立的前提下，全部数据可视为一个总体的样本，用

$$\hat{p} = \frac{m_1 + m_2}{n_1 + n_2} \tag{6-12}$$

作为总体率 p_1、p_2 的估计值，称为联合样本率。于是，

$$u = \frac{\hat{p}_1 - \hat{p}_2}{\sqrt{\hat{p}\hat{q}\left(\dfrac{1}{n_1} + \dfrac{1}{n_2}\right)}} \sim N(0,1) \tag{6-13}$$

其中 $\hat{q} = 1 - \hat{p}$。用 u 作为检验的统计量，可得两个总体率的 u 检验方法如表6-2。

表6-2　两个总体率的 u 检验表

前提	信息	检验	H_0	H_1	统计量	临界值	拒绝域
二项分布大样本	$\hat{p}_1 \neq \hat{p}_2$	双侧		$p_1 \neq p_2$	$u = \dfrac{\hat{p}_1 - \hat{p}_2}{\sqrt{\hat{p}\hat{q}\left(\dfrac{1}{n_1} + \dfrac{1}{n_2}\right)}}$	$u_{\frac{\alpha}{2}}$	$\|u\| \geqslant u_{\frac{\alpha}{2}}$
	$\hat{p}_1 > \hat{p}_2$	右侧	$p_1 = p_2$	$p_1 > p_2$		u_α	$u \geqslant u_\alpha$
	$\hat{p}_1 < \hat{p}_2$	左侧		$p_1 < p_2$		$-u_\alpha$	$u \leqslant -u_\alpha$

例6-6　为比较工人和农民的高血压患病率，分别调查了 50~59 岁男性工人和 50~59 岁男性农民 1281 人和 387 人，其高血压患者分别为 386 人(患病率 30.13%)和 65 人(患病率 16.80%)。问工人与农民的高血压患病率有无不同？

解：$H_0: p_1 = p_2$(即工人和农民高血压患病率相同)

　　　$H_1: p_1 \neq p_2$(即工人和农民高血压患病率不同)

$$m_1 = 386, n_1 = 1281, \hat{p}_1 = 0.3013$$

$$m_2 = 65, n_2 = 387, \hat{p}_2 = 0.1608$$

$$\hat{p} = \frac{m_1 + m_2}{n_1 + n_2} = 0.2704$$

$$\hat{q} = 1 - \hat{p} = 0.7296$$

将有关数据代入 u 检验公式

$$u = \frac{\hat{p}_1 - \hat{p}_2}{\sqrt{\hat{p}\hat{q}\left(\frac{1}{n_1} + \frac{1}{n_2}\right)}} = 5.174$$

查统计用表 3，$u_{\frac{0.05}{2}} = 1.96$，$u_{\frac{0.01}{2}} = 2.5758$，由于 $|u| > u_{\frac{0.01}{2}}$，所以 $P < 0.01$。按 $\alpha = 0.01$ 双侧检验拒绝 H_0，接受 H_1，差异有统计学意义，又由于 $\hat{p}_1 > \hat{p}_2$，可认为 50~59 岁男性工人患病率高于 50~59 岁男性农民高血压患病率。

第四节 独立性的检验

在两个资料的假设检验中，当 n_1、n_2 是小样本时，便不宜使用正态近似法推断总体率 p_1 与 p_2 差异是否显著。这时，可以利用独立性检验进行统计推断。

一、2×2 列联表(四格表)中的独立性检验

在实际工作中，我们常需要将试验数据按两个原则 A 与 B(或属性)分类，而要检验 A 与 B 是否彼此独立，这种检验称为分类原则独立性检验。

例 6-7 某医院收得乙型脑炎重症病人 204 例，随机分成两组，分别用同样的中药方剂治疗，但其中一组加一定量的人工牛黄，每个病人根据治疗方法和治疗效果进行分类，得出数据如下表：

表 6-3 牛黄对治疗乙型脑炎疗效的数据

疗 法	疗 效		合 计
	治 愈	未 愈	
不加牛黄	32 (41.29)	46 (36.71)	78
加牛黄	76 (66.71)	50 (59.29)	126
合计	108	96	204

这种把数据按两个分类原则进行分类列成 2 行 2 列的表，称为 2×2 列联表。由于数据被分在四个方格中，故也称为四格表。

在例 6-7 中，不加牛黄组治愈样本率 $\hat{p}_1 = \frac{32}{78} = 0.410$，加牛黄组治愈样本率 $\hat{p}_2 = \frac{76}{126} = 0.603$，样本率存在差异。现在根据样本资料推断治愈总体率 p_1 与 p_2 差异是否有显著性，需检验假设 $H_0 : p_1 = p_2$，这实际上就是要确定"疗法"对"疗效"有无影响。当假设 $H_0 : p_1 = p_2$ 为真时，也就是"疗法"与"疗效"两者相互独立，说明"疗法"与"疗效"无关。下面介绍独立性检验

NOTE

的原理与方法。

1. 独立性检验的原理　在假设 H_0:"疗法"与"疗效"独立成立的前提下,全部数据视为一个总体的样本。治愈联合样本率 $\hat{p}=\dfrac{108}{204}$,作为治愈总体率的估计值,称为治愈理论率。用理论率推算样本各种情形的估计值,称为理论值。

不加牛黄组的治愈理论值为 $78\times\dfrac{108}{204}=\dfrac{78\times108}{204}=41.29$,未愈理论值为 $78\times\dfrac{96}{204}=36.71$,类似地,加牛黄组的治愈理论值为 $\dfrac{126\times108}{204}=66.71$,未愈理论值为 $\dfrac{126\times96}{204}=59.29$,以上值填入表 6-3 括号中。

在 $R\times C$ 列联表中,样本数据称为观测值,第 i 行第 j 列的观测值记为 O_{ij},第 i 行观测值之和记为 $O_{i\cdot}$,第 j 列观测值之和记为 $O_{\cdot j}$,全部观测值之和记为 N,第 i 行第 j 列的理论值记为 E_{ij},两个分类原则分别记为 X、Y。如:2×2 列联表一般形式可写为表 6-4:

表 6-4　2×2 列联表

X	Y		合　计
	Y_1	Y_2	
X_1	$O_{11}(E_{11})$	$O_{12}(E_{12})$	$O_1\cdot$
X_2	$O_{21}(E_{21})$	$O_{22}(E_{22})$	$O_2\cdot$
合　计	$O_{\cdot1}$	$O_{\cdot2}$	N

由例 6-7 的分析过程可以看出,理论值等于它在列联表中所处行与列的合计数之积除以 N。这个结论在 $R\times C$ 列联表中也成立,即

$$E_{ij}=\frac{O_i\cdot O_{\cdot j}}{N} \tag{6-14}$$

由于在假设 H_0:X 与 Y 独立成立的前提下,观测值 O_{ij} 与理论值 E_{ij} 之差是抽样误差所致,相差不会很大。基于这种想法,皮尔逊提出 $R\times C$ 列联表采用统计量

$$\chi^2=\sum_{i,j=1}^{R,C}\frac{(O_{ij}-E_{ij})^2}{E_{ij}} \tag{6-15}$$

它服从自由度为 df 的 χ^2 分布,其中

$$df=(R-1)\times(C-1) \tag{6-16}$$

显然由式(6-15)计算得到的 χ^2 值越大说明观测值 O_{ij} 与理论值 E_{ij} 相差越大,即越有可能拒绝原假设 H_0,所以一般列联表检验采用右侧检验,当 $\chi^2\geqslant\chi_\alpha^2(df)$ 时,$P\leqslant\alpha$,以显著水平 α 拒绝 H_0,接受 H_1,总体率间差异有统计学意义。

2. 2×2 列联表(四格表)的独立性检验　对 2×2 列联表,$df=(2-1)\times(2-1)=1$,在 $N\geqslant40$,最小的 $E_{ij}\geqslant5$ 时,对式(6-15)利用式(6-14)可以简化为

$$\chi^2=\frac{N(O_{11}O_{22}-O_{12}O_{21})^2}{O_1\cdot O_{\cdot1}O_2\cdot O_{\cdot2}}\sim\chi^2(1) \tag{6-17}$$

在 $N\geqslant40$,存在有 $E_{ij}<5$ 但是所有的 $E_{ij}\geqslant1$ 时,对 2×2 列联表使用统计量校正公式

$$\chi^2 = \sum_{i,j=1}^{2,2} \frac{(|O_{ij} - E_{ij}| - 0.5)^2}{E_{ij}} \tag{6-18}$$

由式(6-14) $E_{ij} = \frac{O_{i.} \cdot O_{.j}}{N}$ 可得式(6-18)的简化计算公式

$$\chi^2 = \frac{N(|O_{11}O_{22} - O_{12}O_{21}| - 0.5N)^2}{O_{1.} \cdot O_{.1} \cdot O_{2.} \cdot O_{.2}} \sim \chi^2(1) \tag{6-19}$$

由式(6-14)可知最小行合计值 $O_{i.}$ 与最小列合计值 $O_{.j}$ 对应的理论值 E_{ij} 为最小理论值。

例6-8 某矿石粉厂为研究新防护服对职业性皮肤炎的防护作用,随机抽取穿新防护服的15名工人,其余穿旧防护服,一个月后检查两组工人患皮肤炎的情况,数据如表6-5所示。判断两种防护服的皮肤炎患病率是否不同。

表6-5 不同防护服患皮肤炎情况

防护服	患皮肤炎		合计
	阳性数	阴性数	
新防护服	1	14	15
旧防护服	10	18	28
合计	11	32	43

解: H_0:"防护服"与"患皮肤炎"独立,

H_1:"防护服"与"患皮肤炎"不独立。

由于 $N = 43 > 40$,且最小理论值 $E_{11} = \frac{11 \times 15}{43} = 3.84, 1 < E_{11} < 5$,所以采用列联表校正公式

$$\chi^2 = \frac{N(|O_{11}O_{22} - O_{12}O_{21}| - 0.5N)^2}{O_{1.} \cdot O_{.1} \cdot O_{2.} \cdot O_{.2}}$$

$$= \frac{43 \times (|1 \times 18 - 14 \times 10| - 0.5 \times 43)^2}{15 \times 28 \times 11 \times 32} = 2.9377$$

$df = 1$,查统计用表4,$\chi_{0.05}^2(1) = 3.8415, \chi^2 = 2.9377 < \chi_{0.05}^2(1)$,$P > 0.05$,以显著水平 $\alpha = 0.05$ 不能拒绝 H_0,差异无统计学意义。认为"防护服"与"患皮肤炎"独立。即认为两种防护服的皮肤炎患病率相同。

*二、配对四格表的独立性检验

在例6-7的两个总体率的 χ^2 检验中,每一个对象(病人)仅接受一种处理,要么在方剂中加牛黄,要么不加牛黄。在实际问题中还会遇到同一对象接受两种处理的情况,如同一血样用甲乙两法化验,同一个病人用两种方法诊断等,此时每一对象的计数情况有四种可能:甲$_{(+)}$乙$_{(+)}$、甲$_{(+)}$乙$_{(-)}$、甲$_{(-)}$乙$_{(+)}$、甲$_{(-)}$乙$_{(-)}$。把所得资料列成 2×2 列联表(四格表),再用相应 χ^2 检验法来检验两种处理间有无显著性差异,称为配对四格表的独立性检验(χ^2 检验)。下面通过一个实例说明配对四格表的检验法。

例6-9 用甲乙两种方法检验鼻咽癌患者93例,两法都是阳性的有45例,都是阴性的有20例,甲法阳性但乙法阴性的有22例,甲法阴性但乙法阳性的有6例(表6-6)。试问两种方法的阳性检出率有无差异?

表 6-6　两种方法检验结果比较

甲　法	乙　法		合　计
	阳性(+)	阴性(−)	
阳性(+)	45	22	67
阴性(−)	6	20	26
合计	51	42	93

分析　这是配对四格表,甲乙两法样本阳性检出率分别为

$$\hat{p}_1=\frac{45+22}{93},\hat{p}_2=\frac{45+6}{93}$$

由于两式中的分母及第一个分子都相同,分数值的差异可用实际频数 $O_{12}=22,O_{21}=6$ 反映。在 H_0:甲乙两法总体阳性检出率相同的假设下,理论频数

$$E_{12}=E_{21}=\frac{O_{12}+O_{21}}{2}$$

在 $O_{12}+O_{21}\geqslant40$ 时,使用 χ^2 统计量进行检验,即

$$\chi^2=\frac{(E_{12}-O_{12})^2}{E_{12}}+\frac{(E_{21}-O_{21})^2}{E_{21}}=\frac{(O_{12}-O_{21})^2}{O_{12}+O_{21}},df=1$$

在 $O_{12}+O_{21}<40$ 时,使用校正 χ^2 统计量进行检验,即

$$\chi^2=\frac{(|E_{12}-O_{12}|-0.5)^2}{E_{12}}+\frac{(|E_{21}-O_{21}|-0.5)^2}{E_{21}}=\frac{(|O_{12}-O_{21}|-1)^2}{O_{12}+O_{21}},df=1$$

解:假设 H_0:“方法”与“阳性检验出率”独立,H_1:“方法”与“阳性检出率”不独立。
$O_{12}+O_{21}=22+6=28<40$。使用校正 χ^2 统计量进行检验

$$\chi^2=\frac{(|22-6|-1)^2}{22+6}=8.04$$

查统计用表 4

$$\chi^2_{0.01}(1)=6.635,P<0.01$$

以 $\alpha=0.01$ 拒绝 H_0,两法总体阳性检出率的差异有统计学意义,由于 $\hat{p}_1>\hat{p}_2$,所以可以认为甲法的阳性检出率高于乙法。

*三、四格表的确切概率法

2×2 列联表(四格表)中的独立性检验法,在 $N<40$ 或存在 $E_{ij}<1$ 时需要用四格表的确切概率法。下面通过一个具体例子讲述四格表的确切概率法。

例 6-10　甲乙两种疗法对某病治疗效果如表 6-7 所示,问两法的有效率有无显著性差异?

表 6-7　两法治疗效果的比较表

组别	有效	无效	合计
甲法	14(O_{11})	1(O_{12})	15($O_1.$)
乙法	7(O_{21})	3(O_{22})	10($O_2.$)
合计	21($O_{.1}$)	4($O_{.2}$)	25(N)

由于 $N=25<40$，故适宜用四格表的确切概率法，步骤如下：

（1）列四格表：在周边合计 $O_1.$，$O_2.$，$O_{.1}$，$O_{.2}$，N 不变的条件下，依次增减四格表中任一格子的数据（比如变动 O_{12}），列出所有可能的四格表。如周边合计中最小数是 r，则表格数量为 $r+1$。本例 $r=4$，所以可能的表格数为 5，即可以列出四张周边合计与原表一样的四格表。

（2）对各四格表计算：$O_{ij}-E_{ij}$，由于各格子的 $|O_{ij}-E_{ij}|$ 相等，因此只需计算表中任一格子的 $|O_{ij}-E_{ij}|$，现约定计算各表的 $O_{11}-E_{11}$，并记原表的 $O_{11}-E_{11}$ 为 $O_{11}^{\#}-E_{11}^{\#}$（其中 $E_{11}=\dfrac{O_1.\ O_{.1}}{N}$）。

（3）计算 P 值：如双侧检验，把各表中 $|O_{11}-E_{11}| \geq |O_{11}^{\#}-E_{11}^{\#}|$ 的表列出来，如是单侧检验，把各表中 $O_{11}-E_{11} \geq O_{11}^{\#}-E_{11}^{\#}$ 的表列出来，对所列表按式（6-20）计算四格表的概率

$$P=\frac{O_1.!\ O_2.!\ O_{.1}!\ O_{.2}!}{O_{11}!\ O_{12}!\ O_{21}!\ O_{22}!\ N!} \tag{6-20}$$

把上述 P 值相加，即得双侧检验（或单侧检验）的 P 值。

解：H_0："疗法"与"疗效"独立，H_1："疗法"与"疗效"不独立。

周边合计中 $O_{.2}=4$ 最小，故可能的四格表的组合数为 5，在周边合计不变的条件下，依次增减 6-7 表中的 1（O_{12}）为 2、3、4、0，得五种四格表。五种四格表见表 6-8 中的第 2 列，其中 4 号表是原表，以符号"→"标出，它的 $O_{11}^{\#}-E_{11}^{\#}$ 为 1.4。

表 6-8　所有可能的四格表组合比较

序号（表号）	四格表	O_{11}	$E_{11}=\dfrac{O_1.\ O_{.1}}{N}$	$O_{11}-E_{11}$	P
1★	11　4 10　0	11	12.6	−1.6	0.1079
2	12　3 9　1	12	12.6	−0.6	
3	13　2 8　2	13	12.6	0.4	
→4★	14　1 7　3	14	12.6	$O_{11}^{\#}-E_{11}^{\#}=1.4$	0.1423
5★	15　0 6　4	15	12.6	2.4	0.0166

如双侧检验，$|O_{11}-E_{11}| \geq |O_{11}^{\#}-E_{11}^{\#}|=1.4$ 的表号有 1、4、5，以符号"★"标出，由式（6-20）计算它们的四格表的概率，比如 4 号四格表（即原表）的确切概率为

$$P=\frac{15!\ 10!\ 21!\ 4!}{14!\ 7!\ 3!\ 25!}=0.1423$$

1 号表、5 号表的确切概率分别为 0.1079 与 0.0166。1、4、5 号表的 P 值之和即为双侧概率

$$P=0.1079+0.1423+0.0166=0.2668>0.05$$

故以 $\alpha=0.05$ 水准的双侧检验不拒绝 H_0，两法疗效的差异无统计学意义，不能认为两法疗效不同。如单侧检验，$O_{11}-E_{11} \geq 1.4$ 的表号有 4、5。它们的确切概率之和即单侧概率

$$P=0.1423+0.0166=0.1589>0.05$$

故以 $\alpha=0.05$ 水准的单侧检验不拒绝 H_0，两法疗效的差异无统计学意义，不能认为甲法优于乙法。

四、$R \times C$ 列联表中独立性的检验

$R \times C$ 列联表的一般形式为表 6-9 所示：

表 6-9　$R \times C$ 列联表

X	Y			合　计
	Y_1	...	Y_C	
X_1	$O_{11}(E_{11})$	...	$O_{1C}(E_{1C})$	O_{1g}
...	...	...	...	...
X_R	$O_{R1}(E_{R1})$	...	$O_{RC}(E_{RC})$	O_{Rg}
合　计	$O_{\cdot 1}$	...	$O_{\cdot c}$	N

理论值 E_{ij}、统计量 χ^2、自由度可分别由式(6-14)、(6-15)、(6-16)计算。

现在我们来简化统计量 χ^2 的计算。由式(6-15)，得到

$$\chi^2 = \sum_{i,j=1}^{R,C} \frac{(O_{ij} - E_{ij})^2}{E_{ij}} = \sum_{i,j=1}^{R,C} \frac{O_{ij}^2}{E_{ij}} - 2\sum_{i,j=1}^{R,C} O_{ij} + \sum_{i,j=1}^{R,C} E_{ij},$$

而

$$\sum_{i,j=1}^{R,C} O_{ij} = \sum_{i,j=1}^{R,C} E_{ij} = N, \quad E_{ij} = \frac{O_{i\cdot} O_{\cdot j}}{N} \qquad [见(6-14)]$$

所以

$$\chi^2 = N\left(\sum_{i,j=1}^{R,C} \frac{O_{ij}^2}{O_{i\cdot} O_{\cdot j}} - 1\right) \tag{6-21}$$

例 6-11　3 个工厂生产同一种产品，现各抽检 100 件产品，合格件数如表 6-10 所示，试问 3 个工厂的合格率有无显著性差异？

表 6-10　3 个工厂某产品抽检结果

组别	合格件数	不合格件数	合计	合格率(%)
甲厂	93	7	100	93.0
乙厂	90	10	100	90.0
丙厂	82	18	100	82.0
合计	265	35	300	88.3

解：这是多个总体率的比较问题。

$H_0 : p_1 = p_2 = p_3$（相当于 H_0："厂别"与"合格率"独立）

$H_1 : p_1 = p_2 = p_3$ 不成立（相当于 H_1："厂别"与"合格率"不独立）

$$\chi^2 = N\left(\sum_{i,j=1}^{R,C} \frac{O_{ij}^2}{O_{i\cdot} O_{\cdot j}} - 1\right)$$

$$= 300 \times \left(\frac{93^2}{100 \times 265} + \frac{7^2}{100 \times 35} + \frac{90^2}{100 \times 265} + \frac{10^2}{100 \times 35} + \frac{82^2}{100 \times 265} + \frac{18^2}{100 \times 35} - 1\right)$$

$$= 6.283$$

查统计用表 4，得

$$\chi_{0.05}^2(2) = 5.991, \quad \chi_{0.01}^2(2) = 9.210$$

$$\chi_{0.05}^2(2) < \chi^2 < \chi_{0.01}^2(2), \quad 0.01 < P < 0.05$$

按 $\alpha = 0.05$ 水准拒绝 H_0，接受 H_1，差异有统计学意义，即 3 个工厂某产品的合格率不全相同。如要进一步知道如何不同？严格的做法还要作两两间的多重比较（相当于单因素方差分析

中两两间的多重比较的 q 检验法)。

例6-12 某院研究鼻咽癌患者与健康人的血型构成情况见表6-11,试判断患鼻咽癌与血型有无关系。

表6-11 患者与健康人的血型构成调查数据

组别	血型				合计
	A	**B**	**O**	**AB**	
患癌者	64	86	130	20	300
健康人	125	138	210	26	499
合 计	189	224	340	46	799

解:H_0:"患癌"与"血型"独立。

由式(6-21)得

$$\chi^2 = 799 \times \left(\frac{64^2}{300 \times 189} + \frac{86^2}{300 \times 224} + \frac{130^2}{300 \times 340} + \frac{20^2}{300 \times 46} \right.$$
$$\left. + \frac{125^2}{499 \times 189} + \frac{138^2}{499 \times 224} + \frac{210^2}{499 \times 340} + \frac{26^2}{499 \times 46} - 1 \right)$$
$$= 1.921$$

由式(6-16)得,$df = (2-1)(4-1) = 3$。

查统计用表4,$\chi^2_{0.05}(3) = 7.815$。因为 $\chi^2 < \chi^2_{0.05}(3)$,所以接受 H_0,认为患鼻咽癌与血型没有关系。

第五节 $R \times C$ 表检验常见问题分析

$R \times C$ 表资料的分析应注意:

1. 检验要求理论频数不宜太小,否则将导致分析的偏性。$R \times C$ 表资料不宜有 1/5 以上格子的理论频数小于5,或有一个格子的理论频数小于1。对理论频数太小的资料,有几种处理方法:①增大样本含量。②删去理论频数太小的行与列。③将太小的理论频数所在的行或列的实际频数与性质相近的邻行邻列的实际频数进行合并。

三种方法中,后两法可能会损失部分信息,也会损害样本的随机性。不同的合并方式有可能影响推断结论,故不宜作为常规方法使用。

2. 多个样本率(或构成比)比较的 χ^2 检验,结论为拒绝 H_0,接受 H_1 时,只能认为至少两个相差大的样本率(或构成比)所代表的总体率(或构成比)之间有差别,还不能说明它们彼此之间都有差别。若要推断任意两个总体率间有无差别,需进一步做多个样本率的多重比较,一般采用多个样本率比较的 χ^2 分割法。

3. $R \times C$ 表可以分成双向有序表、单向有序表、双向有序且属性相同表和双向有序属性不同表4种,它们对应的统计方法是不同的。

(1) 双向无序表:若 $R \times C$ 表中两个分类变量均为无序的,如表6-10,表6-11,则一般采用上文所说的 χ^2 检验法。

（2）单向有序表:若 $R×C$ 表中的分组变量(如年龄)是有序的,而指标变量(如肝炎的类型)是无序的,其目的是想判断不同年龄组各种肝炎的构成情况,则仍可用上文所说的 χ^2 检验法进行分析。若 $R×C$ 表中的分组变量(如疗法)是无序的,而指标变量(如按疗效程度分组)是有序的,其研究目的是比较不同治疗方法间治疗效果的区别,则一般采用下一章的秩和检验进行分析。

（3）双向有序属性相同表:若 $R×C$ 表中两分类变量皆为有序且属性相同(当分类变量均为两水平时即为配对四格表检验),其研究目的为分析两种检测方法的一致性,一般宜用一致性检验(即 Kappa 检验)。

（4）双向有序属性不同表:若 $R×C$ 表两分类变量皆为有序,但属性不同,如分组变量为年龄,指标变量为疗效,研究目的为分析不同年龄组患者疗效之间有无差别时,可视为单向有序 $R×C$ 表,仍选用秩和检验进行分析。

第六节　实例分析:联合用药治疗Ⅱ型糖尿病疗效观察

一、研究背景

近年来,在Ⅱ型糖尿病治疗过程中,普遍应用以磺酰脲类药物为代表的胰岛素促分泌剂,其降糖效果显著,但随着疗程的增加,部分患者出现对磺酰脲类药物继发失效的现象。本研究采用优泌林与瑞格列奈联合治疗继发性磺酰脲类药物失效的Ⅱ型糖尿病患者[文献来源:陈向红,吕律森,王晓莉. 湖南中医药大学学报,2014,34(2):6-7]。

二、资料与方法

1. 一般资料　选取 2009 年 7 月~2012 年 9 月在我院住院收治的磺酰脲类药物失效的Ⅱ型糖尿病患者 118 例,按照随机数字表的方法,随机分为 3 组:A 组采用胰岛素(优泌林)治疗,B 组采用非磺酰脲类药物(瑞格列奈),C 组采用优泌林与瑞格列奈联合治疗。所纳入的病例均符合 WHO 糖尿病诊断标准,且磺酰脲类药物使用失效,并排除急慢性糖尿病并发症,排除严重肝、肾功能异常等。三组患者性别、年龄、病程均无统计学差异($P>0.05$),具有可比性。所有的纳入患者均采用电话随访,随访时间为 1 年。

2. 观察对象　被观察患者为正常运动,合理的Ⅱ型糖尿病饮食,但是口服磺酰脲类药物常规剂量或者足量其空腹血糖仍然大于 10mmol/L 的Ⅱ型糖尿病患者。若Ⅱ型糖尿病患者患病初期使用磺酰脲类依然有效;合并有糖尿病慢性并发症;合并有其他肿瘤及恶性病变;依从性差且精神意识不清醒者,不纳入观察范围。

3. 治疗措施　所有患者均停止使用磺酰脲类药物,在合理的运动,常规的糖尿病饮食的条件下,A 组患者改用优泌林(美国礼来公司:S20100031)于餐前 20~30U/d,皮下注射;B 组患者于餐前 15 分钟口服瑞格列奈(诺和诺德中国制药有限公司:H20080125)0.5mg/次,C 组患者则优泌林与瑞格列奈联合使用,三组疗程均为 6 个月。

4. 观察指标 分别测定 A、B、C 三组治疗前后空腹血糖(FBG)、餐后 2h 血糖(PBG)、糖化血红蛋白(HbAlc)、血 C 肽值,并记录低血糖发生次数和发生率,以及治疗过程中出现的饥饿感、乏力、眩晕、出汗等症状,当血糖监测小于 3.9mmol/L 时定义为低血糖反应。

三、试验结果

1. 各组 FBG、PBG、HbAlc、C 肽指标治疗前后比较 利用统计学方法配对 t 检验可知 3 组治疗前后 FBG、PBG、HbAlc、C 肽指标值均有显著改变,进而利用单因素方差分析方法知 C 组的 FBG、PBG、HbAlc、C 肽指标值显著低于 A 组和 B 组($P<0.05$),结果见表 6-12。

表 6-12 3 组 FBG、PBG、HbAlc、C 肽指标治疗前后比较

		FBG(mmol/L)	PBG(mmol/L)	HbAlc	血 C 肽
A 组($n=35$)	治疗前	10.5±2.12	13.6±2.54	8.6±2.2	1.05±0.29
	治疗后	7.0±2.1 *	11.0±1.1 *	7.0±1.7 *	1.4±0.27 *
B 组($n=38$)	治疗前	11.33±2.3	13.1±2.4	8.4±2.9	1.04±0.33
	治疗后	6.7±2.55 *	11.8±1.7 *	6.8±2.1 *	1.03±0.17 *
C 组($n=45$)	治疗前	10.2±1.98	13.70±2.27	8.6±2.6	1.06±0.28
	治疗后	6.4±2.7 *	10.7±1.4 *	6.5±1.9 *	1.05±0.31 *

注:* 号表示 $P<0.05$,前后组差异有统计学意义。

2. 各组低血糖发生率的比较 利用皮尔逊 3×2 列联表检验,3 组间低血糖发生率差异有统计学意义($P=0.048<0.05$),进而可以检验出 C 组低血糖发生率更低。结果见表 6-13。

表 6-13 3 组间低血糖发生率比较

组别	不良事件发生次数	不良事件未发生次数	合计值	不良事件发生率(%)
A	5	30	35	14.20%
B	7	31	38	18.40%
C	1	46	47	2.20%
χ^2	6.057			
p	0.048			

四、结论

糖尿病是常见病、多发病。近年来发病率逐年增高,是复杂的遗传因素和环境因素共同作用的结果。其中 II 型糖尿病是现代社会日益突出的问题,其发病基本上是胰岛素的抵抗和分泌缺陷。II 型糖尿病患者首选磺酰脲类药物,它直接作用于胰岛 B 细胞,刺激内源性胰岛素释放。一部分患者服用该药物 6 个月或更长时间以后,药效就会逐渐降低,产生继发性失效。该类患者即为继发性磺酰脲类药物失效的 II 型糖尿病患者,此类患者应及时更换药物。

瑞格列奈是一种快速作用的胰岛素促分泌剂。优泌林为精蛋白锌重组人胰岛素混合注射液,于餐前 20~30U/d 皮下注射,注射后 1/2h 应进餐。过量或长期应用易引起不良反应,如低血

糖、注射部位局部过敏反应。

本文采用优泌林和瑞格列奈联合使用治疗后,可以通过多个环节控制血糖,使患者的空腹血糖、餐后 2 小时血糖在短时间内降至理想水平,多数患者在治疗后,胰岛功能有所恢复,与此同时,减少了胰岛素的使用量,使低血糖的发生率降低。由此表明,优泌林联合瑞格列奈治疗继发性失效的 Ⅱ 型糖尿病值得推荐。

本章小结

在临床或者药学实践中,科研工作者经常需要对样本资料进行各种各样的分类,以便分析研究。如果对样本资料按照两个指标变量进行分组,其结果就是各种双向列联表。对于列联表资料,人们经常需要检验所依据分类的两个变量是否独立或相关。如在新药研究中,将治疗的患者按是否服用新药分组,考察药物和疗效之间是否独立。这种对列联表中两分类变量是否独立的检验,也是假设检验的一个重要内容,称为列联表分析或列联表检验。

本章学习的主要内容总结如下:

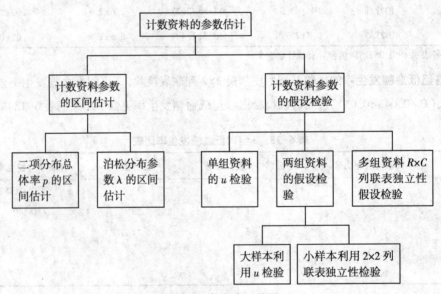

图 6-1 第六章总结图

思考与练习六

一、判断题

1. 设 $X \sim B(k; n, p)$,则样本率 $\hat{p}$ 的总体均数也为 p。（   ）

2. 设 $X \sim B(k; n, p)$,则样本率 $\hat{p}$ 的总体方差为 np。（   ）

3. 某药治疗某疾病患者 1 例痊愈,可认为该药 100% 有效。（   ）

4. 设 $X \sim B(k; n, p)$，则 $P(X = k) = \sum_{i=0}^{k} C_n^i p^i (1-p)^{n-i}$。（　　）

5. 3 个样本率作比较，若 $\chi^2 > \chi^2_{0.05}$，则在 $\alpha = 0.05$ 检验水平下，可认为各总体率全不相等。（　　）

二、选择题

1. 在 n 次相同的试验中，事件 A 出现 m 次，比值 m/n 称为样本率，它是（　　）

    A. 统计量　　　　　B. 事件 A 的概率　　　C. 总体参数　　　　　D. 统计近似值

2. 设 $X \sim B(k; n, p)$，当 n 取大样本时，在 $H_0: p = p_0$ 的双侧 u 检验中，当（　　）时，则一定有 $P < \alpha$。

    A. $|u| < u_{\frac{\alpha}{2}}$　　　B. $|u| > u_{\frac{\alpha}{2}}$　　　C. $u > u_\alpha$　　　　D. $u < u_\alpha$

3. 为比较两个离散总体 $X \sim B(k; n_1, p_1)$，$Y \sim B(k; n_2, p_2)$ 的总体率是否相同，假设检验问题为 $H_0: p_1 = p_2$，$H_1: p_1 \neq p_2$，当 n_1，n_2 取小样本时，检验统计量选择（　　）

    A. u　　　　　　B. t　　　　　　C. F　　　　　　D. χ^2

4. 设 $X \sim B(k; n, p)$，在 2×4 列联表独立性检验中，$\chi^2 = \sum_{i=1}^{2} \sum_{j=1}^{4} \frac{(O_{ij} - E_{ij})^2}{E_{ij}}$ 服从 χ^2 分布，其自由度为（　　）

    A. 2　　　　　　B. 3　　　　　　C. 6　　　　　　D. 8

5. 为比较两个离散总体 $X \sim B(k; n_1, p_1)$，$Y \sim B(k; n_2, p_2)$ 的总体率是否相同，假设检验问题为 $H_0: p_1 = p_2$，$H_0: p_1 > p_2$，n_1，n_2 取大样本时，则当（　　）时，则一定有 $P < \alpha$。

    A. $|u| < u_{\frac{\alpha}{2}}$　　　B. $|u| > u_{\frac{\alpha}{2}}$　　　C. $u > u_\alpha$　　　　D. $u < u_\alpha$

三、计算题

1. 用某种中医疗法治疗青少年近视 15 例，其中 10 人近期有效，求该法近期有效率的 95% 置信区间。

2. 传染病院用脑炎汤治疗乙脑 243 例，治愈 236 例，病死 7 例，求总体病死率的 95% 置信区间。

3. 某药厂规定某药丸潮解率不超过 0.1% 方能出厂。现任意抽取 1000 丸，发现有 2 丸潮解。试问这批药丸能否出厂？

4. 根据以往经验，胃溃疡患者有 20% 会发生胃出血症状。某医院观察 65 岁以上胃溃疡患者 304 例，有 96 例发生胃出血症状。试问不同年龄的胃溃疡患者胃出血症状是否不同？

5. 抽查库房保存的两批首乌注射液，第一批随机抽 240 支，发现 15 支变质；第二批随机抽 180 支，发现 14 支变质。试问第一批首乌注射液的变质率是否低于第二批？

6. 为研究高血压病的遗传度，某医师进行了高血压子代患病率调查。其中父母双亲有一方患高血压者调查了 205 人，其中高血压患者 101 人；父母双亲均患高血压者调查了 153 人，其中高血压患者 112 人。问双亲中只有一方患高血压与双亲均患高血压的子代中，高血压患病率是否相同？

7. 某医师欲比较胞磷胆碱与神经节苷酯治疗脑血管疾病的疗效，将 78 例脑血管疾病患者随机分为 2 组，结果见表 6-14。问 2 种药物治疗脑血管疾病的有效率是否相等？

表6-14   两种药物疗效数据

组别	有效	无效	合计	有效率(%)
胞磷胆碱组	46	6	52	88.46
神经节苷酯组	18	8	26	69.23

8. 中草药配置的2号处方,治疗某病,不同病情的疗效数据如表6-15所示,试判断两个疗程的有效率是否有显著性差异。

表6-15   不同病情的临床疗效数据

疗效	疗程		
	有效	无效	合计
轻症患者	22	16	38
重症患者	18	23	41

9. 甲乙两法对50份血样进行化验,两法都是阳性的有32例,两种都是阴性的有9例,甲法阳性而乙法阴性的有6例,甲法阴性而乙法阳性的有3例,如表6-16所示,试问两法的阳性检出率有无差异?(提示:用配对四格表的独立性检验法)

表6-16   血样化验数据

甲法	乙 法		合计
	阳性(+)	阴性(-)	
阳性(+)	32	6	38
阴性(-)	3	9	12
合计	35	15	50

10. 将某药做成四种剂型,考察临床显效率,数据如表6-17所示,试判断四种剂型显效率是否有显著性差异?

表6-17   四种剂型药物临床疗效数据

剂 型	1	2	3	4
观察例数	80	53	61	40
显效例数	42	18	25	21

11. 某医师研究物理疗法、内服药物治疗和外用膏药3种疗法治疗周围性面神经麻痹的疗效,资料见下表6-18。问3种疗法的有效率有无差别?

表6-18   三种疗法的观察数据

疗法	有效	无效	合计	有效率(%)
物理疗法组	199	7	206	96.60
内服药物治疗组	164	18	182	90.11
外用膏药组	118	26	144	81.94

＊第七章 其他资料分析

在总体分布类型已知的前提下,对总体均数、方差、总体率等参数进行检验或估计,称为参数统计。在总体分布未知,或与已知总体参数统计的条件不相符时,需要不依赖总体分布类型,也不对总体参数进行统计推断的假设检验,这种与总体分布无关,不检验参数,只检验分布位置的方法,称为非参数检验。本章介绍非参数检验方法、等级资料的分析方法。

第一节 非参数检验方法

非参数检验对产生数据的总体分布不作假设,因此非参数方法通常被称为无分布统计学。通常适用于总体分布为偏态或分布未知的计量资料、等级资料、个别数据偏大或数据的某一端无确定数值的资料、离散程度悬殊的资料。资料满足参数检验条件时,应选用参数检验的统计方法,否则会导致检验效能降低。不过,近代理论证明,一些重要的非参数统计方法,与相应的参数统计方法相比,效能的损失很小。

对于两个不知道(或不关心)它们服从何种分布的总体,我们可以认为它们服从非正态分布。当问题的目标是比较两个总体的位置时,原假设为 H_0:两个总体的位置相同,备择假设可以是以下三种形式之一:

(1) 是否有足够的理由推断两个总体存在差异,那么备择假设为:

H_1:两个总体位置不同。

(2) 能否得出总体 1 中的随机变量总体来说比总体 2 中的随机变量大的结论,则:

H_1:总体 1 的位置在总体 2 的右边。

(3) 能否得出总体 1 中的随机变量总体来说比总体 2 中的随机变量小的结论,则:

H_2:总体 1 的位置在总体 2 的左边。

下面介绍用于推断两个独立总体位置差异的 Wilcoxon 秩和检验(Rank Sum Test)方法,用于比较两个相关配对数据 Wilcoxon 符号秩和检验,用于比较两个或两个以上总体的 Kruskal Wallis H 检验和 Friedman 秩和检验 Test。

一、成组秩和检验(Wilcoxon 法)

秩和检验是非参数检验方法中效能较高,又比较系统完整的一种方法。所谓秩,又称为等级,实际上就是把数值按大小顺序作 1,2,3,…,排列的一种等级编码。

我们利用下面的例子来说明秩和检验的原理。

例 7-1 样本 1:22、23、20,样本 2:18、27、26,来自两个总体的观测值。假设在 $\alpha = 0.05$ 的显

著性水平下,能否得出总体 1 在总体 2 左面的结论。

  根据问题显然可以得出两个假设:H_0:两个总体位置相同;H_1:总体 1 在总体 2 的左面。在 H_0 假设下,两个样本来自同一总体。两样本数据从小到大混合编秩,可以看出 18 最小,编秩为 1;20 次之,编秩为 2。依此类推,直到最大的观测值 27,其秩为 6,见表 7-1。

表 7-1 两样本的编秩

样本 1	秩	样本 2	秩
22	3	18	1
23	4	27	6
20	2	26	5
秩和	$T_1 = 9$	秩和	$T_2 = 12$

  如果两组数据有相同的数据,就取平均秩。接下来计算出每个样本的秩和。用 T_1 和 T_2 分别代表样本 1 和样本 2 的秩和。此时 $T_1 = 9$、$T_2 = 12$,显然 T 是一个随机变量。秩和检验的原理就是依托秩和 T 的抽样分布进行假设检验的。就上例来看,我们可以选择 T_1、T_2 中的任意一个作为统计量,此时任选 T_1 为检验统计量。T 值较小表明大部分较小的观测值在样本 1 中,而大部分较大的观测值在样本 2 中。这就意味着总体 1 在总体 2 的左侧。因此,为了能够在统计学上得出这样的结论,必须说明容量为 3 的两个样本统计量 T 等于多少为较小。下面我们通过列出 T 的所有可能取值得出 T 的抽样分布来说明。表 7-2 列出了样本容量为 3 的两个样本所有可能的排序方式。

表 7-2 容量为 3 的两个样本所有可能的排序方式

样本 1 的秩	秩和	样本 2 的秩	秩和
1,2,3	6	4,5,6	15
1,2,4	7	3,5,6	14
1,2,5	8	3,4,6	13
1,2,6	9	3,4,5	12
1,3,4	8	2,5,6	13
1,3,5	9	2,4,6	12
1,3,6	10	2,4,5	11
1,4,5	10	2,3,6	11
1,4,6	11	2,3,5	10
1,5,6	12	2,3,4	9
2,3,4	9	1,5,6	12
2,3,5	10	1,4,6	11
2,3,6	11	1,4,5	10
2,4,5	11	1,3,6	10
2,4,6	12	1,3,5	9
2,5,6	13	1,3,4	8
3,4,5	12	1,2,6	9
3,4,6	13	1,2,5	8
3,5,6	14	1,2,4	7
4,5,6	15	1,2,3	6

如果原假设成立,即两个总体位置相同,那么每种可能的排序出现的概率都相等。由于存在20种不同的可能性,因而每个 T 有相同的概率,即 $P(T)=\frac{1}{20}=0.05$。表7-3是 T 值及其概率。

表7-3　样本容量为3两样本的 T 的抽样分布

T	$P(T)$
6	0.05
7	0.05
8	0.1
9	0.15
10	0.15
11	0.15
12	0.15
13	0.1
14	0.05
15	0.05
合计	1

从抽样分布中可以看出,$P(T\leqslant6)=P(T=6)=0.05$。因为我们试图确定检验统计量 T 是否足够小,使我们可以在检验水准 $\alpha=0.05$ 上拒绝原假设,所以令拒绝阈为 $T\leqslant6$。由于本次样本提供的秩和统计量 $T=9$,因而不能拒绝原假设。通过此例说明,秩和检验要依托统计量 T 的抽样分布,而我们可以得出任何样本容量下秩和统计量 T 的抽样分布,但这一过程比较繁杂,我们在教材的统计表中已列出了小样本秩和检验 T 界值表。下面介绍具体的计算方法。

计量资料编秩时,两样本数据从小到大混合编秩,相同数据取平均秩次。分类资料编秩时,同一等级取平均秩次,设 n_1、n_2 分别为两样本的容量,$N=n_1+n_2$,规定 $n_1\leqslant n_2$,取统计量 T 为 n_1 样本的秩和。

在 n_1、n_2 较小时,查统计用表13,用 T 值与 T 界值进行比较。若 T 值在上、下界范围内,则 P 值大于相应概率。若 T 值为界值或在范围外,则 P 值小于相应概率。在 n_1、n_2 较大时,可用连续的 Z 检验作不连续 T 分布的近似,并在两样本相同秩次的个数太多时校正,即

$$Z=\frac{|T-n_1(N+1)/2|-0.5}{\sqrt{n_1n_2(N+1)/12}},Z_c=\frac{|T-n_1(N+1)/2|-0.5}{\sqrt{n_1n_2(N+1)/12}\cdot\sqrt{1-\sum(t_i^3-t_i)/(N^3-N)}}$$

$$(7-1)$$

式中 t_i 为第 i 个相同秩个数。

威尔科克森(Wilcoxon)秩和检验方法主要用于具有下述特征的问题:

比较两个总体分布位置、两组数据是单项有序分类资料或两组不满足正态分布的计量资料,即成组资料。

例7-2 对19只小鼠中的9只接种第一种伤寒杆菌,其余10只接种第二种伤寒杆菌,接种后的存活天数见表7-4的第1、3列。试判定两种伤寒杆菌的存活天数是否不同。

表 7-4　两种伤寒杆菌接种小鼠的存活天数

第一种	秩次	第二种	秩次
6	5.5	7	10.0
6	5.5	11	18.0
8	12.5	6	5.5
5	1.5	6	5.5
10	16.0	7	10.0
7	10.0	9	14.0
12	19.0	5	1.5
6	5.5	10	16.0
8	12.5	10	16.0
		6	5.5
$n_1=9$	$T_1=88$	$n_2=10$	$T_2=102$

解　第一种存活天数不服从正态分布,采用成组秩和检验,H_0:两总体分布位置相同。

把表的第 1、3 列混合编秩,写于第 2、4 列。$n_1=9$, $n_2=10$,确定 $T=T_1=88$。由 $n_1=9$,$n_2-n_1=1$,查统计用表 13 成组 T 界值,双侧 $T_{0.05/2}(9,1)=66\sim114$。$T=88$ 在范围内,双侧 $P>0.05$,不能以 $\alpha=0.05$ 水准双侧检验拒绝 H_0。不能认为两总体分布位置不相同,不能认为接种两种杆菌的存活天数不同。

值得注意的是,威尔科克森秩和检验(以及本章介绍的其他非参数检验方法)实际上是检验两个总体的分布是否一致。因此要求两个总体除了位置不同之外,其他方面都是相同的,位置成为检验的唯一焦点。

二、完全随机分组秩和检验(Kruskal-Wallis 法)

完全随机分组秩和检验方法主要用于具有下述特征的问题:

比较两个或两个以上总体、数据是单项有序分类资料或不满足正态分布的计量资料,即多组资料。完全随机分组检验的原假设和备择假设与方差分析的假设类似。比较 H_0:k 个总体的位置相同;H_1:k 个总体的位置不完全相同(至少有 2 个总体的位置不同)。

设完全随机分组资料为 k 个样本,每个样本容量为 $n_i(i=1,2,\cdots,k)$。在不要求正态分布和方差齐性时,可用完全随机分组秩和检验,并在各总体分布不同时,进行两两间多重比较。

(1) 完全随机分组秩和检验

H_0:各总体分布相同。

定量资料编秩时,将各组数据从小到大统一编秩次,同组相同数据取顺序秩次,不同组相同数据取平均秩次。分类资料编秩时,同一等级取平均秩次。

T_i 为容量 n_i 样本的秩和,构成 H 统计量,即

$$H = \frac{12}{N(N+1)} \sum \frac{T_i^2}{n_i} - 3(N+1) \tag{7-2}$$

在相同秩次较多时校正,即

$$H_c = \frac{H}{1 - \sum (t_i^3 - t_i)/(N^3 - N)} \tag{7-3}$$

在组数 $k=3$,每组例数 $n_i \leqslant 5$ 时,可查统计用表 14 H 界值进行比较。在 n_i 较大或组数 $k>3$ 时,H 或 H_c 近似服从自由度 $f=k-1$ 的 χ^2 分布,查统计用表 4 进行比较。

（2）在各总体分布不全相同结论下可进行两两间多重比较，H_0：第 i、j 个总体分布相同。t 统计量为

$$t_{ij} = \frac{\dfrac{T_i}{n_i} - \dfrac{T_j}{n_j}}{\sqrt{S^2\dfrac{N-1-H}{N-k}} \cdot \sqrt{\dfrac{1}{n_i}+\dfrac{1}{n_j}}}, df = N-k \tag{7-4}$$

其中，自由度 $f = N-K$，N 为总观测例数，S^2 的计算式在无相同数据时为

$$S^2 = \frac{N(N+1)}{12} \tag{7-5}$$

在有相同数据时为

$$S^2 = \frac{1}{N-1}\left[\sum_{r=1}^{k}\sum_{s=1}^{n_r} T_{rs}^2 - N\frac{(N+1)^2}{4} \right] \tag{7-6}$$

例 7-3 某药物研究所为了研究药物对钉螺的杀死作用，采用三种药物杀灭钉螺。每批用 200 只活钉螺，共 15 批。用药后清点每批钉螺的死亡数，再计算死亡率，标注秩次，结果见表 7-5，问三种药物杀灭钉螺的效果有无差异？

表 7-5　三种药物杀灭钉螺的死亡率（%）

批次	第1种药物死亡率（%）	秩次	第2种药物死亡率（%）	秩次	第3种药物死亡率（%）	秩次
1	32.5	10	16	4	6.5	1
2	35.5	11	20.5	6	9	2
3	40.5	13	22.5	7	12.5	3
4	46	14	29	9	18	5
5	49	15	36	12	24	8
秩合计		63		38		19

解 这是百分率资料，不符合正态分布。

（1）完全随机分组秩和检验，H_0：三个总体分布相同。

$N=15$，样本数据混合编秩，填入表 7-5 的②、④、⑥行，求出秩和，计算 H 值得到

$$H = \frac{12}{15(15+1)}\times\left(\frac{63^2+38^2+19^2}{5}\right) - 3\times(15+1) = 9.7400$$

由组数 $k=3$ 且例数 $n_i \leqslant 5$，查统计用表 14（H 界值表），单侧 $H_{0.01}(5,5,5) = 7.98 < 9.7400$，$P < 0.01$，以 $\alpha = 0.01$ 水准单侧检验拒绝 H_0，三个总体分布不全相同。

可以认为三种药物杀灭钉螺的效果不同。

（2）多重比较，H_0：第 1、2 个总体分布相同。无相同数据，计算得到

$$S^2 = \frac{15\times(15+1)}{12} = 20$$

$$t_{12} = \frac{\dfrac{63}{5} - \dfrac{38}{5}}{\sqrt{20\times\dfrac{15-1-9.74}{15-3}} \times \sqrt{\dfrac{1}{5}+\dfrac{1}{5}}} = 2.9670$$

由 $f = 15-3 = 12$，查统计用表 5，$P < 0.05$。按 $\alpha = 0.05$ 水准双侧检验拒绝 H_0，接受 H_1，第 1、2 种总

体分布不同。可以认为第一种药物杀灭钉螺的效果高于第二种。

其他情形可以类似计算，得到如表 7-6 所示的结果。

表 7-6　三种药物杀虫效果的两两比较

对比组	n_i	n_j	T_i	T_j	t_{ij}	P
1 与 2	5	5	63	38	2.9670	$P<0.05$
1 与 3	5	5	63	19	5.2218	$P<0.01$
2 与 3	5	5	38	19	2.2549	$P<0.05$

可以看出，$t_{13}=5.2218$，$P<0.01$，第 1、3 种总体分布不同，$t_{23}=2.2549$，$P<0.05$，第 2、3 种总体分布不同。

可以认为药物杀灭钉螺的效果，第一种最高，第三种最低。

三、配对秩和检验（Wilcoxon 法）

配对秩和检验方法主要用于具有下述特征的问题：

比较两个配对总体，数据不满足正态分布的配对计量资料，样本是配对试验设计数据即相关样本。由于数据不服从正态分布，因而不能用差值的均值作检验参数。此时的原假设和备择假设为：

H_0：差值总体中位数 $M_d=0$，H_1：差值的总体中位数 $M_d\neq0$。

在 H_0 假设下，把非零的差值按绝对值从小到大用 $1,2,\cdots$ 编秩，并按差值的正负标上正负号。绝对值相等时取平均秩次，把差值为 0 者舍去后样本容量记为 n。分别求出带正号秩和 T_+ 与带负号秩和 T_-，并以绝对值小的作为统计量 T 值。在 $n\leqslant28$ 时，可查统计用表 12，用 T 值与 T 界值进行比较。若 T 值在上、下界范围内，则 P 值大于相应概率；若 T 值为界值或在范围外，则 P 值小于相应概率。

在 $n>28$ 时，T 的分布逐渐逼近均数为 $n(n+1)/4$，方差为 $n(n+1)(2n+1)/24$ 的正态分布，可用连续的标准正态分布 u 检验近似，并在相同差值太多时校正，即

$$u=\frac{|T-n(n+1)/4|-0.5}{\sqrt{\dfrac{n(n+1)(2n+1)}{24}}},\quad u_c=\frac{|T-n(n+1)/4|-0.5}{\sqrt{\dfrac{n(n+1)(2n+1)}{24}-\dfrac{1}{48}\sum(t_i^3-t_i)}} \tag{7-7}$$

式中 t_i 为第 i 个相同秩次的个数。

例 7-4　某研究所对 12 份血清分别用原方法（检测时间 20 分钟）和新方法（检测时间 10 分钟）检测其谷-丙转氨酶，结果见表 7-7 的第 1、2 行。问两种检测方法有无差异？

表 7-7　原法和新法检测血清谷-丙转氨酶结果比较

编号	原方法 x	新方法 y	差值 d=x-y	秩次
1	60	80	-20	-2
2	112	152	-40	-6
3	195	243	-48	-10
4	80	82	-2	-1
5	242	204	38	4
6	180	230	-40	-4

续表

编号	原方法 x	新方法 y	差值 d=x-y	秩次
7	165	205	−40	−6
8	38	38	0	0
9	202	243	−41	−8
10	44	44	0	0
11	236	192	44	9
12	65	100	−35	−3

解　这是配对资料,由于两法的数据差不服从正态分布,所以选用 Wilcoxon 配对秩和检验。H_0:差值总体中位数 $M_d = 0$,H_1:$M_d \neq 0$。

计算每个对子的差值列于表 7-7 的第 3 行,按 10 个非零差值的绝对值,由小到大编秩于表 7-7 的第 4 行,并根据差值的正负号确定符号。分别相加正负秩次,得到秩和 $T_+ = 13$,$T_- = 42$,取统计量 $T = 13$。由 $n = 10$,查统计用表 12,$T_{0.05/2(10)} = 8 \sim 47$,$T = 13$ 在范围内,$P > 0.05$,不能以 $\alpha = 0.05$ 水准双侧检验拒绝 H_0。不能认为两法的检测值不同。

四、随机区组分组秩和检验(Friedman 法)

随机区组分组秩和检验方法主要用于具有下述特征的问题:

问题是比较两个或两个以上的总体、有序数据或数据不满足正态分布的计量资料、数据来源于随机区组试验。此时的原假设和备择假设如同 K-W 法:

H_0:k 个总体的位置相同;H_1:k 个总体的位置不完全相同(至少有 2 个总体的位置不同)。

设随机区组分组资料的处理组、配伍组个数记为 k、b,$N = kb$。在不要求正态分布和方差齐性时可用随机区组分组秩和检验,并在各总体分布不同时多重比较。

(1) 随机区组分组资料秩和检验,H_0:各总体分布相同。

按配伍组编秩,相同数据取平均秩次。第 i 个处理组的秩和($i = 1, 2, \cdots, k$)记为 T_i,其平均值记为 $\overline{T} = \sum T_i/k$。当 k、b 不大时,构成 M 统计量,查统计用表 12 与 M 界值比较,即

$$M = \sum_{i=1}^{k} (T_i - \overline{T})^2 \qquad (7-8)$$

当 k、b 较大时构成 χ^2 统计量,查统计用表 4 与 χ^2 界值比较,即

$$\chi_r^2 = \frac{12M}{N(k+1)C} \sim \chi^2(k-1) \qquad (7-9)$$

在相同秩次太多时,t_i 为第 i 个相同秩次的个数,M 统计量要进行校正,即

$$\chi_{rc}^2 = \frac{\chi_r^2}{1 - \sum (t_i^3 - t_i)/(Nk^2 - N)} \qquad (7-10)$$

(2) 在各总体分布不全相同结论下多重比较,H_0:第 i、j 个总体分布相同。t 统计量为

$$t_{ij} = \frac{T_i - T_j}{\sqrt{\dfrac{2b(A-B)}{(b-1)(k-1)}}} , \quad df = (b-1)(k-1) \qquad (7-11)$$

其中,自由度 $f = (k-1)(b-1)$,A 为所有秩次的平方和,B 为各处理组秩次的平方和除以 b,即

NOTE

$$A = \sum_{r=1}^{k} \sum_{s=1}^{b} T_{rs}^{2} \tag{7-12}$$

$$B = \frac{1}{b} \sum_{s=1}^{b} T_{s}^{2} \tag{7-13}$$

若各区组内无相同秩次,则 A 的计算式为

$$A = \frac{bk(k+1)(2k+1)}{6} \tag{7-14}$$

例7-5 按年龄、性别、年级、社会经济地位、学习动机、智力水平、学习情况相近为依据,把32名学生分8个配伍组。每个配伍组学生随机分到4个教学实验组,过一段时间测得学习综合成绩,见表7-8的第1,3,…,15各奇数行。试比较4种教学方式对学生成绩的影响有无不同。

表7-8　四种教学方式八个配伍组的学生综合成绩

方式	A	B	C	D
1组	8.4	9.6	9.8	11.7
1秩	1	2	3	4
2组	11.6	12.7	11.8	12
2秩	1	4	2	3
3组	9.4	9.1	10.4	9.8
3秩	2	1	4	3
4组	9.8	8.7	9.9	12
4秩	2	1	3	4
5组	8.3	8	8.6	8.6
5秩	2	1	3.5	3.5
6组	8.6	9.8	9.6	10.6
6秩	1	3	2	4
7组	8.9	9	10.6	11.4
7秩	1	2	3	4
8组	8.3	8.2	8.5	10.8
8秩	2	1	3	4

解 作随机区组分组秩和检验, H_0 :四个总体分布相同。

按各区组编秩,填入表7-8的2、4、…、16行。 $k=4$ 、 $b=8$ 、 $N=32$, $T_1=12$ 、 $T_2=15$ 、 $T_3=23.5$ 、 $T_4=29.5$ 。计算平均秩和 $\overline{T}$ 、统计量 M 得到

$$\overline{T} = 80/4 = 20, M = (12-20)^2 + (15-20)^2 + (23.5-20)^2 + (29.5-20)^2 = 191.5$$

查统计用表15,得 $M_{0.05}=105$, $M>M_{0.05}$, $P<0.05$ 。按 $\alpha=0.05$ 水准拒绝 H_0 。四个总体分布不全相同,可以认为四种教学方式的教学效果不全相同。

作多重比较, H_0 :第1、2总体分布相同。 t 统计量为

$$A = 7 \times (1^2 + 2^2 + 3^2 + 4^2) + (1^2 + 2^2 + 2 \times 3.5^2) = 239.6$$

$$B = (12^2 + 15^2 + 23.5^2 + 29.5^2)/8 = 223.9375$$

$$t_{12} = \frac{15-12}{\sqrt{\dfrac{2 \times 8 \times (239.6-223.9375)}{(8-1) \times (4-1)}}} = 0.8684$$

由 $f=(8-1) \times (4-1) = 21$,查统计用表5, $t_{0.05(21)} = 2.08$, $P>0.05$ 。不能以 $\alpha=0.05$ 水准双侧检

验拒绝H_0。不能认为教学方式A、B的成绩不同。

其他情形可以类似计算,得到如表7-9所示的结果。

表7-9 四种教学方式的两两比较

对比组	T_i	T_j	t_{ij}	结论
1 与 2	12	15	0.8684	$P>0.05$
1 与 3	12	23.5	3.3290	$P<0.01$
1 与 4	12	29.5	5.0659	$P<0.01$
2 与 3	15	23.5	2.4606	$P<0.05$
2 与 4	15	29.5	4.1975	$P<0.01$
3 与 4	23.5	29.5	1.7369	$P>0.05$

可以看出,1 与 3、1 与 4、2 与 4 之间的$P<0.01$,2 与 3 之间的$P<0.05$,而 1 与 2、3 与 4 之间的$P>0.05$,故可以认为教学方式A、B的成绩低于教学方式C、D的成绩。

五、单样本检验(Runs Test、χ^2 Test)

1. 单样本游程检验(Runs Test) 依时间或其他顺序排列的有序数列中,具有相同属性的事件或符号的连续部分称为一个游程,每个游程含有事件或符号的个数称为游程的长度。在一个有序数列中,游程的个数记为r,游程的长度记为L。例如,符号序列

$$--++-++++--$$

前面两个"-"属性相同,连续出现,构成一个长度为 2 的游程。这个符号序列共有游程个数$r=5$,游程长度L依次为 2、2、1、3、2。游程检验可以分为游程个数检验和游程长度检验两种,这里介绍游程个数检验。

设样本序列中,两类事件的观察值个数分别为n_1、n_2,和为$n=n_1+n_2$。H_0:两类事件的发生是随机的。若序列的观察值是用数值大小表示的,可以用中位数法变换为两类事件:各观察值大于中位数M者标"+"号,小于M者标"-"号,等于M者弃去不计。在n_i较小时,可查统计用表 11,r值在上、下界范围外时拒绝H_0。在n_i较大时,r的分布近似均数$1+2n_1n_2/n$、方差$2n_1n_2(n_1n_2-n)/n^2(n-1)$的正态分布,即

$$u=\frac{\left|r-1-\dfrac{2n_1n_2}{n}\right|-0.5}{\sqrt{\dfrac{2n_1n_2(2n_1n_2-n)}{n^2(n-1)}}}, \quad n=n_1+n_2 \tag{7-15}$$

例7-6 某中药治疗某病患者 43 人,疗效按显效、有效、不变、恶化、显著恶化 5 个等级分别评为 1、0.72、0.47、0.28、0 分,各时间的平均分如表7-10所示。作游程检验。

表7-10 各时点的疗效平均分

时 间	t_1	t_2	t_3	t_4	t_5	t_6	t_7	t_8	t_9	t_{10}	t_{11}	t_{12}	t_{13}	t_{14}
平均分	0.45	0.43	0.52	0.66	0.62	0.57	0.60	0.65	0.55	0.63	0.69	0.70	0.65	0.67

解 H_0:此治疗过程是随机的,H_1:不是随机而是有时间倾向的。

中位数$M=(0.62+0.63)/2=0.625$,各值大于中位数M者标"+"号,小于M者标"-"号,等于M者弃去不计,得到游程个数$r=6$的符号序列,即

$$---+---+-+++++$$

符号序列中，"+""−"号个数分别为$n_1=7$、$n_2=7$，查统计用表11，$r=6$在0.05的r界值范围4~12内，$P>0.05$，以$\alpha=0.05$水准单侧检验拒绝H_0。可以认为治疗过程是随机的。

2. 单样本卡方检验（χ^2 Test）　单组资料总频数为N，分类数为k，设理论频数E按等概率计算，称为无差假说，即

$$E=N/k \tag{7-16}$$

单样本卡方检验研究观察频数O与理论频数E的拟合性，$H_0:O=E$，统计量为

$$\chi^2=\sum\frac{(O-E)^2}{E}，f=k-1 \tag{7-17}$$

例7-7　在医疗服务满意度调查的500人中，非常满意24%，满意20%，不置可否8%，不满意12%，非常不满意36%，判断各种态度有无不同。

解　五种态度的理论数相等，即$k=5$，$E=100$。故$H_0:O=E$，$H_1:O\neq E$。

$$\chi^2=\frac{(500\times0.24-100)^2}{100}+\frac{(500\times0.20-100)^2}{100}+\frac{(500\times0.08-100)^2}{100}+$$
$$\frac{(500\times0.12-100)^2}{100}+\frac{(500\times0.36-100)^2}{100}=120$$

$f=k-1=4$，查统计用表4，$\chi^2_{0.01}(4)=13.277$，$\chi^2>\chi^2_{0.01}(4)$，$P<0.01$，以$\alpha=0.01$水准的单侧检验拒绝H_0。检验有统计学意义，可以认为五种态度的百分数不同。

例7-8　根据以往经验，某校长认为高中升学的男女比例为2:1，今年该校高中升学的男生90人、女生30人，判断今年高中升学的男女比例是否符合该校长的经验。

解　男女升学理论概率为2/3、1/3，即$k=2$，$E_1=80$，$E_2=40$。$H_0:O=E$，$H_1:O\neq E$。

$$\chi^2=\frac{(90-80)^2}{80}+\frac{(30-40)^2}{40}=3.75$$

$f=1$，查统计用表4，$\chi^2_{0.05}(1)=3.8415$，$\chi^2<\chi^2_{0.05}(1)$，$P>0.05$，不能以$\alpha=0.05$水准单侧检验拒绝H_0。检验无统计学意义，尚可认为今年高中升学的男女比例不符合该校长的经验。

第二节　等级资料的分析

二维列联表根据属性的类型，可以分成四类：双向无序列联表、单向有序列联表、双向有序属性相同列联表和双向有序属性不同列联表。除了双向无序列联表外，其他列联表都与等级有关，因此在这一节我们将要介绍利用秩和检验和Ridit方法分析单向有序列联表以及利用Kappa方法分析双向有序属性相同列联表。

一、单向有序表分析

1. 两组独立样本秩和检验　单向有序表资料的分组为两分类时，称为两组独立样本。编秩时，同一等级取平均秩次，进行威尔科克森（Wilcoxon）成组秩和检验。

例7-9　某中医院医生分别用祖传及一般针灸疗法治疗哮喘病人46例及28例，数据如表7-

11 的第 1、2、3 列所示,判断祖传针灸疗法的疗效是否高于一般针灸疗法。

表 7-11 正常人和慢性气管炎病人的痰液中嗜酸性白细胞数据

疗效	一般针灸法	祖传针灸法	合计	秩次范围		平均秩	一般法秩和	祖传法秩和
无效	5	3	8	1	8	4.5	22.5	13.5
好转	14	15	29	9	37	23	322	345
显效	5	16	21	38	58	48	240	768
痊愈	4	12	16	59	74	66.5	266	798
合计	$n_1 = 28$	$n_2 = 46$	$N = 74$				$T_1 = 850.5$	$T_2 = 1924.5$

解 这是单向有序列联表,两组独立样本秩和检验。H_0:两总体分布相同。

在表的第 4 列计算各等级的合计数,第 5 列计算秩次范围,第 6 列按范围的上下界之半计算平均秩次,第 7、8 列按平均秩次与人数之积计算秩和。如疗效为"无效"者合计 8 例,平均秩次为 $(1+8)/2 = 4.5$,一般疗法组的秩和为 $4.5 \times 5 = 22.5$。

确定 $T = 850.5$,$N = 74$。各疗效重复数,$t_1 = 8, t_2 = 29, t_3 = 21, t_4 = 16$,计算得到

$$\sum (t_i^3 - t_i) = (8^3 - 8) + (29^3 - 29) + (21^3 - 21) + (16^3 - 16) = 38184$$

$$u_C = \frac{|850.5 - 28 \times (74+1)/2| - 0.5}{\sqrt{28 \times 46 \times (74+1)/12 \times (1 - 38184/(74^3 - 74))}} = 2.3305$$

由 $u_C > u_{\frac{0.05}{2}} = 1.96$,双侧 $P < 0.05$,以 $\alpha = 0.05$ 水准的双侧检验拒绝 H_0,接受 H_1,有统计学意义。可以认为两总体分布不同,由 $T_1 < T_2$,可以认为祖传针灸疗法的疗效高于一般针灸疗法。

2. 多独立样本秩和检验 单向有序表资料的分组为多分类时,称为多组独立样本。编秩时,同一等级取平均秩次,进行克-瓦氏 H(Kruskal-Wallis H)秩和检验?

例 7-10 测得四种病人痰液中的嗜酸性白细胞数据如表 7-12 的前 5 列所示,判断 4 种病人痰液中嗜酸性白细胞数是否不同。

表 7-12 四种病人痰液中嗜酸性白细胞数据

检验结果	支气管扩张	肺水肿	肺癌	病毒性呼吸道感染	合计	秩次范围		平均秩次	支气管扩张秩和	肺水肿秩和	肺癌秩和	病毒呼吸感染秩和
−	0	3	5	3	11	1	11	6.0	0.0	18.0	30.0	18.0
+	2	5	7	5	19	12	30	21.0	42.0	105.0	147.0	105.0
++	9	5	3	3	20	31	50	40.5	364.5	202.5	121.5	121.5
+++	6	2	2	0	10	51	60	55.5	333.0	111.0	111.0	0.0
合计	17	15	17	11	60				739.5	436.5	409.5	244.5

解 这是单向有序列联表,多组独立样本秩和检验。

H_0:四个总体分布相同。

在表的第 9~12 列计算秩和,$n_1 = 17, T_1 = 739.5, n_2 = 15, T_2 = 436.5, n_3 = 17, T_3 = 409.5, n_4 = 11, T_4 = 244.5, N = 60$。计算 H 统计量及校正 H_C 统计量得到

$$H = \frac{12}{60 \times 61} \times \left(\frac{739.5^2}{17} + \frac{436.5^2}{15} + \frac{409.5^2}{17} + \frac{244.5^2}{11} \right) - 3 \times 61 = 14.2757$$

$$\sum (t_i^3 - t_i) = (11^3 - 11) + (19^3 - 19) + (20^3 - 20) + (10^3 - 10) = 17130$$

$$H_c = \frac{14.2757}{1-17130/(60^3-60)} = 15.5057$$

$f = k-1 = 3$，查统计用表 4，$\chi^2_{0.01(3)} = 11.3449$，$P < 0.01$，以 $\alpha = 0.01$ 水准的单侧检验拒绝 H_0，接受 H_1，有统计学意义。四个总体分布不全相同，可以认为四种病人痰液中嗜酸性粒细胞数不全相同。

多重比较结果，1 与 2 组、1 与 3 组、1 与 4 组均有 $P < 0.01$，其他两组之间均 $P > 0.05$。可以认为，支气管扩张组病人痰液中嗜酸性粒细胞数高于其他三组。

例 7-11　中国新药与临床杂志 1999 年 1 月 18 卷 1 期报道，用脑神经生成素 A、B、C 方案治疗急性脑出血所致脑神经功能障碍，数据如表 7-13 所示，判断 3 种方案的疗效有无差异。

表 7-13　三种方案治疗脑神经功能障碍情况比较

用药	基本痊愈	显著好转	好转	无效
A(5~7天)	5	7	10	8
B(10~12天)	9	10	7	4
C(21~30天)	16	10	3	1

解　视分组为无序，即视为单向有序表，编秩计算见表 7-14。

表 7-14　三种方案治疗脑神经功能障碍编秩计算

	A	B	C	合计	范围		平均	A秩	B秩	C秩
痊愈	5	9	16	30	1	30	15.0	77.5	139.5	248.0
显著	7	10	10	27	31	57	44.0	308.0	440.0	440.0
好转	10	7	3	20	58	77	67.5	675.0	472.5	202.5
无效	8	4	1	13	78	90	84.0	672.0	336.0	84.0
合计	30	30	30	90				1732.5	1388.0	974.5

计算 H 统计量及校正 H_c 统计量得到

$$H = \frac{12}{90 \times 91} \times \left(\frac{1732.5^2}{30} + \frac{1388.0^2}{30} + \frac{974.5^2}{30} \right) - 3 \times 91 = 14.0696$$

$$\sum (t_i^3 - t_i) = (30^3 - 30) + (27^3 - 27) + (20^3 - 20) + (13^3 - 13) = 56790$$

$$H_c = \frac{14.0696}{1-56790/(90^3-90)} = 15.2584$$

$f = k-1 = 2$，查统计用表 4，$\chi^2_{0.01(2)} = 9.2103$，$P < 0.01$，以 $\alpha = 0.01$ 水准的单侧检验拒绝 H_0。三个总体分布不全相同。多重比较结果，1、3 组 $P < 0.01$，2、3 组 $P < 0.05$，1、2 组 $P > 0.05$，故用药时间越长疗效越高。

二、Ridit 分析

1. Ridit 分析思想　单向有序列联表使用秩和检验，而 Ridit 是针对单向有序列联表中各个独立组均为大样本的资料分析的方法。Ridit 的前三个字母是 Relative to an indentified distribution 的缩写，-it 是 unit 的字尾，译为参照单位。

参照单位法的基本思想是：选用一个容量大的样本作基准，称为参照组；用选定的参照组计算各等级的标准值，称为参照单位；用参照单位计算各对比组的平均参照值进行比较。

设参照组分为如表 7-15 所示的 k 个等级，总频数 $n = \sum m_i$，第 i 等级频数 m_i，频率为 $f_i =$

m_i/n,如下定义参照单位。

表 7-15 参照组等级

等级	频数	频率
1	m_1	f_1
2	m_2	f_2
…	…	…
k	m_k	f_k

定义 7-1 参照组的前 $i-1$ 个等级的频率与第 i 等级的频率之半的和,即

$$R_i = f_1 + f_2 + \cdots + f_{i-1} + \frac{1}{2} f_i \tag{7-18}$$

称为第 i 等级的参照单位或 Ridit 值,简称 R 值,记为 R_i。

由式(7-18)可得出下面结论,可用于计算参照单位各等级的 R 值,即

$$R_1 = \frac{1}{2} f_1, R_i = R_{i-1} + \frac{f_{i-1}+f_i}{2} (1<i<k), R_k = 1 - \frac{1}{2} f_k \tag{7-19}$$

定理 7-1 参照组 R 值的样本均数为

$$\overline{R} = 0.5 \tag{7-20}$$

证明 R 值的样本均数以各等级频数与相应 R 值的加权平均计算,即

$$\overline{R} = \frac{1}{n}(R_1 m_1 + R_2 m_2 + \cdots + R_k m_k)$$

$$= \frac{1}{n}\left[\frac{1}{2} \cdot \frac{m_1}{n} \cdot m_1 + \left(\frac{m_1}{n} + \frac{1}{2} \cdot \frac{m_2}{n}\right) \cdot m_2 + \cdots + \left(\frac{m_1}{n} + \cdots + \frac{m_{i-1}}{n} + \frac{1}{2} \cdot \frac{m_i}{n}\right) \cdot m_i\right]$$

$$= \frac{1}{2n^2}(m_1 + m_2 + \cdots + m_k)^2 = \frac{n^2}{2n^2}$$

$$= 0.5$$

其他样本组称为对比组,均以参照组的 R 值为各等级的标准。对比组 R 值的样本均数按各等级频数与相应参照组 R 值的加权平均计算,一般与 0.5 有差异。

Broos 指出:参照单位 R 服从 $[0,1]$ 上的均匀分布,密度函数 $f(x)=1(0 \leqslant x \leqslant 1)$。由均匀分布的理论可知,$R$ 值的总体均数、方差及样本均数 $\overline{R}$ 的标准误分别为

$$\mu_R = \frac{1}{2}, \sigma_R^2 = \frac{1}{12}, \sigma_{\overline{R}} = \frac{\sigma_R}{\sqrt{n}} = \frac{1}{\sqrt{12n}} \tag{7-21}$$

由中心极限定理,当 n 充分大时,$\overline{R}$ 近似服从正态分布,即

$$\overline{R} \sim N\left(\mu_R, \frac{1}{\sqrt{12n}}\right)$$
$$\frac{\overline{R} - \mu_R}{\sigma_{\overline{R}}} \sim N(0,1) \tag{7-22}$$

因而对比组、参照组总体均数 μ_R 的 $1-\alpha$ 置信区间分别为

$$\overline{R} \mp z_{\frac{\alpha}{2}} \cdot \frac{1}{\sqrt{12n}}$$

$$0.5 \mp z_{\frac{\alpha}{2}} \cdot \frac{1}{\sqrt{12n}} \tag{7-23}$$

用对比组及参照组总体均数μ_R的置信区间进行比较,称为 Ridit 分析或参照单位分析。

2. Ridit 分析应用 选定参照组时,要求频数分布于各个等级。通常取一个容量较大的样本为参照组,在各组容量较小时,可以取合并组为参照组。研究新、旧药物的疗效时,可以选用旧药为参照组。研究患者与正常人对比时,可以选用正常人为参照组。

在各组总频数均≥ 50时,按式(7-21)计算各对比组总体均数μ_R的$1-\alpha$置信区间,比较各对比组总体均数μ_R的置信区间。若某两对比组R值总体均数的置信区间无重叠部分,则以水准α拒绝$H_0 : \mu_i = \mu_j$,认为两组R值总体均数的差异有统计学意义。这时,若等级按"差"到"好"顺序排列,则样本均数$\bar{R}$较大的组效果较佳;反之,则$\bar{R}$较小的组效果较佳。

在各组总频数均≥ 50时,计算各对比组的R值样本均数,也可以作假设检验,H_0:各组效果相同。各对比组与参照组比较,两个对比组进行比较,多个对比组比较,统计量分别为

$$u = (\bar{R} - 0.5)\sqrt{12n} , u = \frac{\bar{R}_1 - \bar{R}_2}{\sqrt{(1/n_1 + 1/n_2)/12}} ,$$

$$\chi^2 = 12 \sum_{i=1}^{k} n_i (\bar{R}_i - 0.5)^2 , f = k - 1 \tag{7-24}$$

在拒绝H_0时,若等级按从"差"到"好"顺序排列,则样本均数较大的组效果较佳;反之,则较小的组效果较佳。

例 7-12 用三个中药方剂治疗慢性气管炎,同时设不给药组作为对照,各组疗效分为无效、好转、显效三级,结果如表 7-16 所示,问各方剂之间疗效有无差异?

表 7-16 三组中药方剂组的治疗效果

疗法	不给药组	1 号方组	2 号方组	3 号方组
无效	114	20	21	33
好转	20	45	63	40
显效	2	34	35	7
合计	136	99	119	80

解一 各组总频数均≥ 50,取不给药组作为参照组,计算各等级的R值,即

$$R_1 = \frac{114}{2} \times \frac{1}{136} = 0.4191 , R_2 = \left(114 + \frac{20}{2}\right) \times \frac{1}{136} = 0.9118 , R_3 = 1 - \frac{2}{2} \times \frac{1}{136} = 0.9926$$

1 号、2 号、3 号方组为比较组,计算样本均数$\bar{R}$,即

$$\bar{R}_1 = (20 \times 0.4191 + 45 \times 0.9118 + 34 \times 0.9926)/99 = 0.8400 , \bar{R}_2 = 0.8486 , \bar{R}_3 = 0.7156$$

计算各组总体均数μ_R的 95% 置信区间,即:不给药组 $0.5 \mp 1.96/\sqrt{12 \times 136} = (0.4515, 0.5485)$,1 号方组 $(0.7831, 0.8969)$,2 号方组 $(0.7968, 0.9005)$,3 号方组 $(0.6524, 0.7789)$。

3 个给药组与不给药组比较,样本均数$\bar{R}$值都大于 0.5,且 95% 的置信区间与不给药组无交叠,可以认为所有给药组的疗效都显著。3 号方组与 1、2 号方组的区间无交叠,由$\bar{R}_3 < \bar{R}_1 \, 、 \bar{R}_2$,可以认为 3 号方组的疗效不如 1、2 号方组。

解二 各组总频数均≥ 50,取不给药组作为参照组,计算各参照组样本均数$\bar{R}$,即

$$\bar{R}_1 = 0.8400 , \bar{R}_2 = 0.8486 , \bar{R}_3 = 0.7156$$

1 号方组与参照组进行比较,计算得到

$$u = (0.8400 - 0.5) \times \sqrt{12 \times 99} = 11.7194$$

$P<0.01$,且 $\bar{R}_1>0.5$,1 号方组疗效优于不给药组。

类似地,2、3 号方组与参照组进行比较的 u 值分别为 13.1739、6.6811,$P<0.01$,2、3 号方组疗效优于不给药组。可以认为 1、2、3 号方组疗效均显著。

1、2 号方组进行比较,计算得到

$$u=\frac{0.8400-0.8486}{\sqrt{\frac{1}{12}\times\left(\frac{1}{99}+\frac{1}{119}\right)}}=-0.2190$$

$P>0.05$,检验无统计学意义。不能认为 1、2 号方两组疗效不同。

1、2、3 号方组进行比较,计算得到

$$\chi^2=12\times[99\times(0.8400-0.5)^2+119\times(0.8486-0.5)^2+80\times(0.7156-0.5)^2]$$
$$=355.5321$$

$f=3-1=2$,查统计用表 4,$\chi^2_{0.01(2)}=9.2103$,单侧 $P<0.01$,检验有统计学意义。可以认为 1、2、3 号方三组的疗效不同。

三、Kappa 检验

双向有序属性相同列联表是一种特殊检验问题的方表,其中之一是一致性的度量和检验。例如,按光洁程度将产品分为三类:优等品、合格品和不合格品。两位质检员分别对 72 件产品进行检验。其结果见表 7-17。这两位检验员的检验结果有的一致,有的不一致。总的来说,他们的检验结果是不是一致呢?

表 7-17 两位检验员对 72 件产品检验结果

检验员 1	检验员 2			合计
	优等品	合格品	不合格品	
优等品	17	4	8	29
合格品	5	12	0	17
不合格品	32	19	21	72

这里我们介绍 1960 年 Cohen 等提出的用 Kappa 系数为一致性度量和一致性检验的统计量。Kappa 统计量为

$$K=\frac{P_A-P_e}{1-P_e} \tag{7-25}$$

其中,$P_A=\sum A/N$ 称为观察一致率,$\sum A$ 为两种分类结果一致的观察频数,N 为总频数,$P_e=\sum E/N$ 称为理论一致率,$\sum E$ 为两种分类不一致假定下的第二种分类的理论频数。

$0\leqslant K\leqslant1$,$K=1$ 说明两种分类结果完全一致,$K\geqslant0.75$ 说明一致程度相当满意,$K\geqslant0.4$说明一致程度尚可,$K=0$ 说明两次判断的结果是机遇造成的。

$N\geqslant100$ 时,K/S_K 近似服从 $N(0,1)$,K 的标准误 S_K 为

$$S_K=\frac{1}{(1-P_e)\sqrt{N}}\sqrt{P_e+P_e^2-\sum O_{i.}O_{.i}(O_{i.}+O_{.i})/N^3} \tag{7-26}$$

其中,$O_{i.}$ 为列联表第 i 行的合计频数,$O_{.i}$ 为列联表第 i 列的合计频数。

K 值总体均数 μ_K 的置信度 $1-\alpha$ 的置信区间为

$$K \mp u_{\frac{\alpha}{2}} S_K \tag{7-27}$$

可以根据置信区间是否含有 0.75 来判断两种分类的结果一致程度。

检验 μ_K 与 0 或 μ_K 与 0.75 的差异，也可以判断两种分类结果的一致程度。

值得注意 Kappa 一致性检验的原假设和备择假设为：

H_0：“两法”检验不一致，H_1：“两法”检验一致

例 7-13　用对比法与核素法分别检查冠心病患者的室壁收缩运动情况，检查结果如表 7-18 所示，分析两种方法测定结果的一致性。

表 7-18　两种方法检查心脏室壁收缩

对比组	核素组		
	正常	减弱	异常
正常	58	2	3
减弱	1	42	7
异常	8	9	17

解　这是双向有序且属性相同的列联表，使用 Kappa 检验。

H_0：两种检验方法测定结果不一致，H_1：两种检验方法结果一致。

两种检验方法结果一致的观察频数（主对角元之和）及观察一致率分别为

$$\sum A = 58+42+17 = 117$$

$$P_A = 117/147 = 0.7959$$

在 H_0 假设下两种检验方法测定结果不一致，即检验方法测定结果一致的观察频数是偶然机会造成的，核素法的构成比应与对比法相同，三个等级比例的理论频数分别是

$$63 \times 67/147 = 28.7143, 50 \times 53/147 = 18.0272, 34 \times 27/147 = 6.2449$$

理论频数及理论一致率分别为

$$\sum E = 28.7143 + 18.0272 + 6.2449 = 52.9864$$

$$P_e = 52.9864/147 = 0.3604$$

Kappa 统计量为

$$K = (0.7959 - 0.3604)/(1 - 0.3604) = 0.6809$$

由 $K > 0.4$，说明两种方法测定结果的一致程度尚可。

若用置信区间分析两种方法测定结果的一致性，则可以计算 K 的标准误 S_K 得到

$$S_K = \frac{\sqrt{0.3604 + 0.3605^2 - (63 \times 67 \times 130 + 50 \times 53 \times 103 + 34 \times 27 \times 61)/147^3}}{0.6394 \times \sqrt{147}}$$

$$= 0.0597$$

K 值总体均数 μ_K 的 95% 置信区间为

$$0.6809 \mp 1.960 \times 0.0597 = (0.5639, 0.7978)$$

置信区间含有 0.75，可以认为 K 值总体均数 μ_K 与 0.75 的差异无统计学意义。

若用 u 检验分析两种方法测定结果的一致性，则可以计算得到

$$u = 0.6809/0.0597 = 11.4112$$

双侧概率 $P<0.01$,拒绝 H_0,接受 H_1,K 值总体均数 μ_K 与 0 的差异有统计学意义。

可以认为两种方法测定结果一致。

第三节　基本概念辨析

本章介绍非参数检验,这是任意分布检验,是与总体参数无关的检验方法。

1. 非参数检验适用于总体分布为偏态或分布未知的计量资料、等级资料、个别数据偏大或数据的某一端无确定数值的资料、离散程度悬殊的资料。资料满足参数检验条件时,应选用参数检验的统计方法,否则会导致检验效能降低。

2. 秩和检验在非参数检验方法中效能较高,又比较系统完整。秩即等级,是按数值的大小顺序作 1,2,3,… 等级的一种编码。秩和检验的基本步骤是:建立假设、编秩、求秩和、计算检验统计量、确定 P 值、作出推断。

3. 单组资料非参数检验,主要有单样本游程检验与单样本卡方检验。两组资料秩和检验,主要有两相关样本秩和检验与两独立样本秩和检验。多组资料秩和检验,主要有多组独立样本秩和检验与多组相关样本秩和检验。多组在拒绝 H_0 时,分布不全相同,要作两两比较。

4. 单向有序列联表资料属于独立样本资料,常用秩和检验,主要是两组独立样本秩和检验与多组独立样本秩和检验。由于重复秩次多,统计量应当使用校正值 Z_c 与 H_c。

5. 本章介绍的秩和非参数检验方法,实际上是检验两个或多个总体的分布是否一致。因此要求所检验的总体除了位置不同之外,其他方面都是相同的,位置成为检验的唯一焦点。

6. 大样本的单向有序列联表资料,可以使用 Ridit 分析,即参照单位法。它的基本思想是选用一个容量大的样本作基准,称为参照组;用选定的参照组计算各等级的标准值,称为参照单位;用参照单位计算各对比组的平均参照值进行比较。两组比较可以用 Z 检验,多组比较可以用卡方检验,也可以计算 R 值总体均数的置信区间比较有无重叠。等级按"差"到"好"顺序排列时,样本均数 $\overline{R}$ 较大的组效果较佳。

思考与练习七

1. 取每只鼠一侧的整个腺体与另一侧的半个腺体作比较,测试 10 只小鼠肾上腺中抗坏血酸含量($\mu g/100mg$),结果见表 7-19,判断整个与半个腺体的抗坏血酸测定量有无差异。

表 7-19　小鼠整个腺体与半个腺体的抗坏血酸测定量($\mu g/100mg$)

整个腺体	436	556	381	546	595	569	627	516	595	485
半个腺体	383	598	376	563	543	487	620	480	512	494

2. 某营养实验室随机抽取 24 只小鼠随机分为两组,一组饲食未强化玉米,一组饲食已强化玉米,检查结果见表 7-20。判断强化前后玉米干物质可消化系数有无差别。

表 7-20   玉米干物质可消化系数

| 已强化组 | 34.3 | 38.1 | 42.8 | 45.9 | 48.2 | 51.7 | 52.4 | 52.8 | 54.5 | 54.8 | 55.3 | 65.4 |
| 未强化组 | <10 | 15.8 | 18.2 | 21.9 | 23.4 | 24.6 | 26.1 | 27.2 | 29.3 | 30.7 | 34.4 | 34.7 |

3. 测得三组人的血浆总皮质醇(μg/L)如表 7-21 所示,判断三组血浆总皮质醇是否有差别。若有差别,试比较各组的差异性。

表 7-21   三组人的血浆总皮质醇(μg/L)

正常人组	0.4	7	4.6	1.9	2.2	2.5	2.8	3.1	3.7	3.9
单纯肥胖	0.6	13.6	7.4	1.2	2	2.4	3.1	4.1	5	1.2
皮质醇多	9.8	15.6	24	10.2	10.6	13	14	14.8	15.6	21.6

4. 在某种药物保护下,对 10 例食管癌病人作不同强度的放射照射,观察血中淋巴细胞畸变百分数,见表 7-22。判断三者的淋巴细胞畸变百分数有无差别。若有差别,试比较三者之间的差异性。

表 7-22   10 例食管癌病人放射线照射前后血中淋巴细胞畸变百分数

照射前	1.0	1.0	0.0	1.2	1.0	1.0	1.0	1.0	1.0	4.0
照射 6000γ	0.0	18.0	6.7	0.0	29.0	17.0	5.0	6.0	10.0	7.0
照射 9000γ	0.0	12.0	9.7	6.3	16.0	16.7	25.0	2.5	9.0	7.0

5. 某中医药大学用保真丸治疗肾阳虚患者,对照组服用金匮肾气丸,治疗结果如表 7-23 所示,判断两种方法的疗效有无差异。

表 7-23   不同药丸治疗肾阳虚患者

分类	治愈	显效	有效	无效
保真丸组	56	35	15	6
金匮肾气丸组	48	26	10	15

6. 指压太冲穴防治肌肉注射疼痛感观察,数据见表 7-24,判断两组疗效是否不同。

表 7-24   指压太冲穴防治肌肉注射疼痛感

分类	无痛	轻度痛	中度痛	重度痛
常规法	10	61	64	15
指压法	88	50	9	3

7. 婴儿两种肝炎患者血清胆红素数据见表 7-25,两组的胆红素是否不同。

表 7-25   婴儿不同肝炎患者血清胆红素(mg%)

	<1	1~	5~	10~	15~	20~	25~
一般肝炎	4	11	15	0	0	0	0
重症肝炎	0	0	2	10	1	4	2

8. 产妇产后泌乳量与生产时间的资料如表 7-26 所示,判断三种产妇在产后一个月内的泌乳量有无差别。

表 7-26   泌乳量与生产时间的资料

分类	早产	足月产	过期产
乳无	30	132	10
乳少	36	292	14
乳多	31	414	34

第八章　相关与回归

在医药学科研与实践中,经常需要研究两个或两个以上变量之间的关系,例如某人群年龄的变化与其收缩压关系如何,糖尿病患者的血糖与其胰岛素水平、糖化血红蛋白、血清总胆固醇、甘油三脂等的关系怎样等等,相关与回归就是研究变量间相互关系的统计分析方法。本章首先介绍直线相关与直线回归,在此基础上介绍曲线回归,并介绍它们在实际中的应用。

第一节　直线相关

一、直线相关的概念

直线相关又称简单相关,是用于判断两个变量之间有无直线关系的统计分析方法。例如为研究某种代乳粉的营养价值,需探讨大白鼠的进食量和体重增加量之间是否存在直线关系?这种关系表现为当进食量增大时,体重增加量是增大还是减少? 像这类判断两个变量之间有无直线关系,并回答相关的方向和相关程度如何时,可采用相关分析。

研究两个变量 X 和 Y 的相关关系,最简单、最直观的方法就是图示法。把通过实验或观察得到的 n 对 (X,Y) 的样本数据 $(X_i,Y_i)(i=1,2,\cdots,n)$,在平面直角坐标系上把它们作为坐标点标注出来,形成散点图。图 8-1 是表 8-1 中 10 只大白鼠进食量和体重增加量数据绘制的散点图。

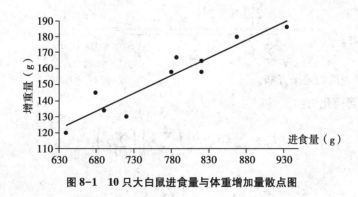

图 8-1　10 只大白鼠进食量与体重增加量散点图

图 8-1 中散点呈直线趋势,说明进食量和体重增加量之间存在直线相关关系,即进食量增大,体重增加量亦大。

直线相关的性质和相关之间的密切程度可由散点图直观地说明。如图 8-2 所示:

在图 8-2 中,图(1)散点呈椭圆形分布,宏观而言两变量 X、Y 变化趋势是同向的,X 增大或

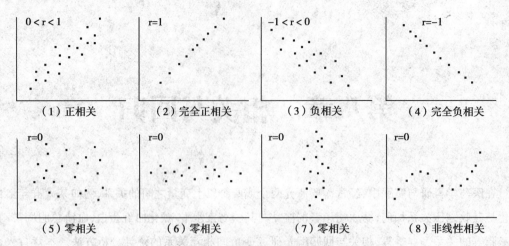

图 8-2　不同相关关系的散点图

减少，Y 亦增大或减少，称为正相关，线性相关系数 r 可以描述直线关系密切程度和变化趋向，这里 $0 < r < 1$。当各点的分布如图（2）在一条直线上，则称为完全正相关，这时 $r = 1$；反之，图（3）中的 X、Y 间呈反向变化，Y 随 X 的增加而减少，称为负相关，这时 $-1 < r < 0$。图（4）中的 X、Y 呈反向变化，且各点分布在一条直线上，称为完全负相关，这时 $r = -1$。图（5）（6）（7）中，无论 X 增加还是减少，Y 不受其影响；反之，X 也不受 Y 的影响，两变量间相关性不明显，称为零相关。图（8）中各点分布可能表示 X 与 Y 间存在某种曲线相关，但与直线相关已完全不同，称为非线性相关。正相关或负相关并不一定表示一个变量的改变是另一个变量变化的原因，有可能同受其他因素的影响。因此，相关关系并不一定是因果关系。

散点图仅能粗略地描述变量间的关系，如果要精确地描述两变量间的直线关系，应进行相关分析。

二、相关系数的意义与计算

直线相关系数又称皮尔森（Pearson）相关系数，它是说明具有直线关系的两个变量间相关关系的密切程度和相关方向的统计指标。皮尔森相关系数的计算公式为：

$$r = \frac{\sum_{i=1}^{n} (x_i - \bar{x})(y_i - \bar{y})}{\sqrt{\sum_{i=1}^{n} (x_i - \bar{x})^2 \sum_{i=1}^{n} (y_i - \bar{y})^2}} = \frac{l_{XY}}{\sqrt{l_{XX} \cdot l_{YY}}} \tag{8-1}$$

其中 l_{XX}, l_{XY}, l_{YY} 称为离均差平方和。

实际计算时可简化为：

$$l_{xy} = \sum_{i=1}^{n} x_i y_i - \frac{1}{n} \left(\sum_{i=1}^{n} x_i \right) \left(\sum_{i=1}^{n} y_i \right) \tag{8-2}$$

$$l_{xx} = \sum_{i=1}^{n} x_i^2 - \frac{1}{n} \left(\sum_{i=1}^{n} x_i \right)^2 \tag{8-3}$$

$$l_{yy} = \sum_{i=1}^{n} y_i^2 - \frac{1}{n} \left(\sum_{i=1}^{n} y_i \right)^2 \tag{8-4}$$

相关系数 r 没有计量单位，其数值为 $-1 \leq r \leq 1$。

由图 8-2 可以看出，散点图呈直线上升趋势时，r 值为正，表示正相关；散点呈直线下降趋势时,r 值为负,表示负相关;r 值为 0,则称零相关,即无直线关系。当 r 值的绝对值为 1 时,称完全相关。在样本量相等的情况下,计算出的相关系数的绝对值愈接近 1,相关愈密切;相关系数愈接近 0 时,相关愈不密切。生物界影响因素众多,r 值为 1 的机会极少,因而很少有完全相关,经常见到的是 r 值介于 -1 与 +1 之间,即不完全相关。

例 8-1 某研究所研究某种代乳粉的营养价值时,用 10 只大白鼠作试验,得到大白鼠进食量(g)和增加体重(g)的数据见表 8-1,试计算进食量与体重增加量之间的相关系数。

表 8-1 10 只大白鼠进食量(g)和体重增加量(g)

编号	进食量(g)(X)	增重(g)(Y)	XY	X^2	Y^2
1	820	165	135300	672400	27225
2	780	158	123240	608400	24964
3	720	130	93600	518400	16900
4	867	180	156060	751689	32400
5	690	134	92460	476100	17956
6	787	167	131429	619369	27889
7	934	186	173724	872356	34596
8	679	145	98455	461041	21025
9	639	120	76680	408321	14400
10	820	158	129560	672400	24964
合计	7736	1543	1210508	6060476	242319

解: 由公式(8-2)~(8-4),得:

$$l_{xy} = \sum_{i=1}^{n} x_i y_i - \frac{1}{n}\left(\sum_{i=1}^{n} x_i\right)\left(\sum_{i=1}^{n} y_i\right) = 1210508 - \frac{1}{10} \times 7736 \times 1543 = 16843.2$$

$$l_{xx} = \sum_{i=1}^{n} x_i^2 - \frac{1}{n}\left(\sum_{i=1}^{n} x_i\right)^2 = 6060476 - \frac{1}{10} \times 7736^2 = 75906.4$$

$$l_{yy} = \sum_{i=1}^{n} y_i^2 - \frac{1}{n}\left(\sum_{i=1}^{n} y_i\right)^2 = 242319 - \frac{1}{10} \times 1543^2 = 4234.1$$

按公式(8-1)计算相关系数

$$r = \frac{l_{XY}}{\sqrt{l_{XX} \cdot l_{YY}}} = \frac{16843.2}{\sqrt{75906.4 \times 4234.1}} = 0.9395$$

这里 r 为正值,表示进食量与体重增加量之间呈现正相关。

三、相关系数的假设检验

在例 8-1 中,由于 $r=0.9395$ 是根据样本资料计算出来的,是样本相关系数,随着抽样量的不同得到的 r 值可能会不同。当我们大量重复抽样时,r 值可能会逐渐稳定于某个常数 ρ,称 ρ 为总体相关系数。要判断两个变量 X 与 Y 是否真的存在线性相关,就要检验 r 是否来自 $\rho \neq 0$ 的总体。在实际研究中,ρ 常常是未知的,由于抽样误差的影响,即使从 $\rho=0$ 的总体作随机抽样,所得 r 值也常不等于零。所以,当计算出 r 值后,不能仅依据 r 值判定两变量的线性关系密切程度,而是需

根据 r 做总体相关系数 ρ 是否为零的假设检验。

在变量 X 和 Y 都服从正态分布的条件下，r 有确定的概率分布，对此我们不作进一步的讨论，只给出相应的检验方法。常用的方法有两种：

1. $H_0:\rho=0$ 的 r 检验   先建立原假设 $H_0:\rho=0$，备择假设 $H_1:\rho\neq0$，由公式（8-1）计算出统计量 r，给定显著水平 α，根据自由度 $f=n-2$，查相关系数临界值表（附表16），得临界值 $r_{\frac{\alpha}{2}}$，则有

$$P(\,|r|>r_{\frac{\alpha}{2}})=\alpha$$

当 $|r|>r_{\frac{\alpha}{2}}$ 时，则以显著水平 α 拒绝假设 H_0，即可认为两变量间的直线相关关系显著，反之，则不能拒绝假设，即相关关系不显著。

例8-2   检验例8-1中进食量与体重增加量间的相关系数的显著性。

解：$H_0:\rho=0$；$H_1:\rho\neq0$，$\alpha=0.05$

由例1知 $r=0.9395$，又 $\alpha=0.05$，$f=10-2=8$，查相关系数临界值表（附表16），得 $r_{\frac{0.05}{2}}(8)=0.6319$，因 $|r|>r_{\frac{0.05}{2}}(8)$，故 $P<0.05$，以显著水平 $\alpha=0.05$，拒绝 H_0，可以认为大白鼠的进食量与体重增加量之间存在显著的正相关。

2. $H_0:\rho=0$ 的 t 检验   可以证明，在 $H_0:\rho=0$ 为真的条件下，统计量

$$t=\frac{r-\rho}{\sqrt{\dfrac{1-r^2}{n-2}}}=\frac{r\sqrt{n-2}}{\sqrt{1-r^2}}\qquad(8-5)$$

服从自由度 $f=n-2$ 的 t 分布，根据 t 检验的方法，就可以进行 $H_0:\rho=0$ 的假设检验。

例8-3   用 t 检验法检验例8-1中进食量与体重增加量间的相关系数的显著性。

解：$H_0:\rho=0$；$H_1:\rho\neq0$，$\alpha=0.05$

由例1知 $r=0.9395$，又

$$t=\frac{r\sqrt{n-2}}{\sqrt{1-r^2}}=7.757$$

$\alpha=0.05$，$f=10-2=8$，查 t 分布临界值表（附表5）得 $t_{\frac{0.05}{2}}(8)=2.3060$，$t_r>t_{\frac{0.05}{2}}(8)$，$P<0.05$，以显著水平 $\alpha=0.05$，拒绝 H_0，可以认为大白鼠的进食量与体重增加量之间存在显著的正相关。与例8-2中的结论相一致。

第二节　直线回归

一、直线回归的概念

在上一节讨论了直线相关，这种关系既可能是依存的因果关系，也可能仅是相互伴随的数量关系。当这样的两个变量之间存在直线关系时，不仅可以用相关系数 r 表示变量 Y 与 X 线性关系的密切程度，我们还希望能用一个直线方程把它们的相关关系表示出来，以便达到由一个变量推算另一个变量的目的，这便是直线回归分析。

在图8-1中体重增加量随进食量的增大而增大，我们看到体重增加量与进食量的变化呈直

线趋势,但 10 个坐标点并非完全在一条直线上,一般说进食量越大其体重增加量亦大,但很难说吃进一定量的食物,体重会增加多少。这种关系与一般数学意义上严格的直线函数关系有所不同,它有某种不确定性,这种近似的线性数量关系,称为直线回归或简单回归,其统计学模型为

$$\mu_{Y/X} = \alpha + \beta X \tag{8-6}$$

上述模型假定对于 X 确定取值,相应的 Y 值总体为正态分布,其均数 $\mu_{Y/X}$ 是 X 取值对应的最可能值,其中 α 为该回归直线的截距参数,β 为回归直线的斜率参数。模型(8-6)称为总体回归方程,有时也可写成 $Y = \alpha + \beta X + \varepsilon$,其中 ε 为误差,且 $\varepsilon \sim N(0, \sigma^2)$,实际问题中,$\alpha$、$\beta$ 的值常常是未知的。通常情况下,研究者只能获取一定数量的样本数据,此时,用该样本数据建立的 Y 关于 X 变化的直线回归方程表达式为

$$\hat{Y} = a + bX \tag{8-7}$$

式中的 $\hat{Y}$ 实际上是 X 所对应的 Y 的总体均数 $\mu_{Y/X}$ 的一个估计值,称为回归方程的预测值。而 a、b 分别为 α、β 的估计值。其中 a 称为常数项,是回归直线在 Y 轴上的截距,其统计学意义是当 X 取值为 0 时相应 Y 的均数估计值;b 称为回归系数,是直线的斜率,其统计学意义是当 X 变化一个单位时 Y 的平均改变的估计值。

二、直线回归方程的建立

在公式(8-7)中,回归系数 b 和常数项 a 是方程中两个待定的参数。如何利用样本资料计算这两个参数呢?若对应于 X_i 的实测值为 Y_i,由试验可获得 n 对样本数据 $(X_1, Y_1), (X_2, Y_2), \cdots, (X_n, Y_n)$,怎样选择 a 和 b 的值,使得回归直线 $\hat{Y}_i = a + bX_i$ 能更好表达实测数据所反映出的直线趋势呢?

如果令

$$Q = \sum_{i=1}^{n} (y_i - \hat{y}_i)^2 = \sum_{i=1}^{n} (y_i - a - bx_i)^2 \tag{8-8}$$

则 Q 的意义是很明显的,它等于各实测点到回归直线的纵向距离的平方和,反映了各点关于直线的偏离情况。这个偏差越小,回归直线 $\hat{Y}_i = a + bX_i$ 越能更好表达实测数据所反映出的直线趋势。这就是通常所说的最小离差平方和原理,又称最小二乘法原理。

根据微积分学知识,Q 有极小值的必要条件是

$$\begin{cases} \dfrac{\partial Q}{\partial a} = -2 \sum_{i=1}^{n} (y_i - a - bx_i) = 0 \\[2mm] \dfrac{\partial Q}{\partial b} = -2 \sum_{i=1}^{n} x_i(y_i - a - bx_i) = 0 \end{cases}$$

这样就得到关于 a 和 b 的线性方程组

$$\begin{cases} na + b \sum_{i=1}^{n} x_i = \sum_{i=1}^{n} y_i \\[2mm] a \sum_{i=1}^{n} x_i + b \sum_{i=1}^{n} x_i^2 = \sum_{i=1}^{n} x_i y_i \end{cases}$$

这个方程组通常称为线性回归的正规方程,解此方程组得

NOTE

$$b = \frac{\sum_{i=1}^{n} x_i y_i - \frac{1}{n}\left(\sum_{i=1}^{n} x_i\right)\left(\sum_{i=1}^{n} y_i\right)}{\sum_{i=1}^{n} x_i^2 - \frac{1}{n}\left(\sum_{i=1}^{n} x_i\right)^2} = \frac{l_{XY}}{l_{XX}} \qquad (8\text{-}9)$$

$$a = \bar{y} - b \cdot \bar{x} \qquad (8\text{-}10)$$

将 a 和 b 的值代入式(8-7)中,就可以得到回归方程 $\hat{Y}=a+bX$。

例 8-4 求例 8-1 中体重增加量 Y 关于进食量 X 的回归方程。

解:由例 8-1 中知 $\bar{y}=154.3, \bar{x}=773.6, l_{XY}=16843.2, l_{XX}=75906.4, l_{YY}=4234.1$,所以

$$b = \frac{l_{XY}}{l_{XX}} = \frac{16843.2}{75906.4} = 0.2219$$

$$a = \bar{Y} - b \cdot \bar{X} = 154.3 - 0.2219 \times 773.6 = -17.362$$

体重增加量关于进食量的回归方程为

$$\hat{Y} = -17.362 + 0.2219X$$

按求得的回归方程,在 X 实测值的范围内(本例为 639~934)任取两个相距较远的点 $A(X_1, \hat{Y}_1)$、$B(X_2, \hat{Y}_2)$,连接 A、B 两点即得到回归直线。本例可参见图 8-1。

由图 8-1 可见,散点呈直线趋势,但并不完全在一条直线上。说明体重增加量除了受进食代乳粉量的影响外,还有一系列其他随机因素起作用。

三、直线回归方程的假设检验

无论两组样本资料是否存在线性关系,都可以根据公式(8-9)与(8-10)建立的回归方程,所以,对于两变量间是否存在确切的直线回归关系还需进行推断,也就是对总体回归方程 $\mu_{Y/X}=\alpha+\beta X$ 作假设检验。应该注意,总体回归系数 β 是总体回归方程有无意义的关键,如果 $\beta=0$,那么,$\mu_{Y/X}=\alpha$ 是个常数,无论 X 如何变化,不会影响 $\mu_{Y/X}$,回归方程也就无意义。如果总体回归系数 β 为 0,由样本资料计算的回归系数 b 也可能不为 0。所以,对两组样本资料建立的线性回归方程必须进行假设检验,就是要检验 b 是否为 $\beta=0$ 的总体中的一个随机样本。该假设检验通常用方差分析或者 t 检验,两者的检验效果等价。

1. $H_0:\beta=0$ 的 F 检验 Y 值的变异可用式 $\sum_{i=1}^{n}(y_i-\bar{y})^2$ 来反映,而 $y_i-\bar{y}$ 可分解为下式:

$$y_i - \bar{y} = (y_i - \hat{y}) + (\hat{y} - \bar{y})$$

则有

$$\sum_{i=1}^{n}(y_i-\bar{y})^2 = \sum_{i=1}^{n}(y_i-\hat{y})^2 + \sum_{i=1}^{n}(\hat{y}-\bar{y})^2 \qquad (8\text{-}11)$$

可以证明:$\sum_{i=1}^{n}(y_i-\hat{y})(\hat{y}-\bar{y})=0$,$\sum_{i=1}^{n}(y_i-\bar{y})^2$ 用 $SS_{总}$ 表示,称为总平方和;$\sum_{i=1}^{n}(\hat{y}-\bar{y})^2$ 可用 $SS_{回}$ 表示,称为回归平方和;$\sum_{i=1}^{n}(y_i-\hat{y})^2$ 可用 $SS_{残}$ 表示,称为残差平方和或剩余平方和。

回归系数检验的基本思想是,如果 X 与 Y 之间无线性回归关系 $\beta=0$,则 $SS_{回}$ 与 $SS_{残}$ 都是其他随机因素对 Y 的影响,它们应近似相等,总体回归系数 $\beta=0$,反之,则认为 $\beta\neq0$。

可以证明：$\dfrac{SS_{回}/1}{SS_{残}/n-2}=\dfrac{MS_{回}}{MS_{残}}=F\sim F(1,n-2)$

于是，可用 F 检验对 X 与 Y 之间有无线性回归关系进行检验。

回归系数的假设检验可用下面简化公式计算：

$$SS_{总}=\sum_{i=1}^{n}(y_i-\bar{y})^2=l_{yy} \tag{8-12}$$

$$SS_{回}=\sum_{i=1}^{n}(\hat{y}-\bar{y})^2=bl_{XY}=\dfrac{l_{XY}^2}{l_{XX}} \tag{8-13}$$

$$SS_{残}=SS_{总}-SS_{回}=l_{yy}-bl_{xy} \tag{8-14}$$

这三个平方和的自由度分别为：

$$f_{总}=n-1,\quad f_{回}=1,\quad f_{残}=n-2$$

可得：

$$F=\dfrac{SS_{回}/1}{SS_{残}/n-2}=\dfrac{MS_{回}}{MS_{残}} \tag{8-15}$$

统计量 F 服从自由度为 $f_{回}=1$，$f_{残}=n-2$ 的 F 分布，求出 F 值后，查 F 界值附表 6，得 F 临界值，按所取检验水准作出推断结论。

2. $H_0:\beta=0$ 的 t 检验　回归系数 t 检验的基本思想 $\beta=0$。t 值可按下式计算。

$$t=\dfrac{b-\beta}{s_b}=\dfrac{b-0}{\sqrt{SS_{残}/f_{残}}/\sqrt{l_{xx}}},\quad f=n-2 \tag{8-16}$$

其中，s_b 为样本回归系数的标准误，反映样本回归系数与总体回归系数之间的抽样误差。求得 t 值后，查 t 界值表，按所取检验水准做出推断结论。

例 8-5　对例 8-4 中所求得的直线回归方程进行假设检验。

解：（1）方差分析，$\alpha=0.01$

$H_0:\beta=0$，即体重增加量与进食量之间无直线关系。

$H_1:\beta\neq0$，即体重增加量与进食量之间有直线关系。

按公式（8-12）-（8-15）

$$SS_{总}=l_{yy}=242319-\dfrac{1543^2}{10}=4234.1$$

$$SS_{回}=\dfrac{l_{XY}^2}{l_{XX}}=\dfrac{16843.2^2}{75906.4}=3737.4106$$

$$SS_{残}=SS_{总}-SS_{回}=4234.1-3737.4106=496.689$$

$$F=\dfrac{MS_{回}}{MS_{残}}=\dfrac{SS_{回}/1}{SS_{残}/n-2}=\dfrac{3737.4106/1}{496.689/8}=60.1972$$

$f_{回}=1$，$f_{残}=8$，查 F 界值表，得 $F_{0.01}(1,8)=11.26$，$F>F_{0.01}(1,8)$，$P<0.01$，拒绝 H_0，接受 H_1，可以认为体重增加量与进食量之间存在线性回归关系。

列出方差分析表如表 8-2 所示：

（2）t 检验，$\alpha=0.01$

$H_0:\beta=0$，即体重增加量与进食量之间无直线关系。

$H_1:\beta\neq0$，即体重增加量与进食量之间有直线关系。

NOTE

表 8-2　方差分析表

变异来源	自由度	SS	MS	F	P
总变异	9	4234.1			
回归	1	3737.4106	3737.4106	60.1972	$P<0.01$
残差	8	496.689	62.0861		

令 $\alpha=0.05$，按公式（8-16）计算

$$t=\frac{b-0}{\sqrt{MS_{残}}/\sqrt{l_{xx}}}=\frac{0.2219}{\sqrt{62.0861}/\sqrt{75906.4}}=7.7587$$

根据 $f=n-2=8$，查 t 界值表，得 $t_{\frac{0.01}{2}}(8)=3.355$，$P<0.01$，拒绝 H_0，接受 H_1，结论同上。

注意：本例 $\sqrt{F}=\sqrt{60.1972}=7.7587=t$。实际上直线回归中对回归系数的 t 检验与 F 检验等价。

四、直线回归方程的应用

当回归方程通过显著性检验，就可以用该回归方程进行预测与控制。由自变量值 X_0 推算对应值 $\hat{Y}_0$ 或对应置信区间，称为点预测或区间预测；由因变量值的取值区间 (Y_1,Y_2) 推算 X 应控制在什么范围内，称为控制。

1. Y 值的预测区间　给定 X 的数值 X_0，由样本回归方程算出的 $\hat{Y}_0$ 只是相应 Y 值的一个点估计。$\hat{Y}_0$ 会因样本而异，存在抽样误差。

给定 $X=X_0$ 时，Y 值的 $1-\alpha$ 可信区间为

$$\hat{Y}_0\pm t_{\frac{\alpha}{2}}(n-2)\times S_{\hat{Y}_0} \tag{8-17}$$

其中，

$$S_{\hat{Y}_0}=\sqrt{MS_{残}}\times\sqrt{1+\frac{1}{n}+\frac{(x_0-\bar{x})^2}{l_{xx}}}$$

预测区间的宽度 $t_{\frac{\alpha}{2}}(n-2)\times S_{\hat{Y}_0}$ 影响预测精度，可以看出，预测区间的宽度与 n,α,x_0,l_{xx} 有关。

（1）样本容量 n 越大，预测区间越窄，预测就越精确；

（2）α 越大，$t_{\frac{\alpha}{2}}(n-2)$ 就越小，从而预测区间就越精确；

（3）样本容量 n 和置信度 α 不变时，x_0 越靠 $\bar{x}$，预测区间就越精确；

（4）自变量 x 取值越分散，l_{xx} 越大，预测区间就越精确。

例 8-6　用例 8-4 所得直线回归方程，计算当 $X_0=800$ 时，相应 Y 值的 95% 预测区间。

解：由例 8-4 得到回归方程 $\hat{Y}=-17.362+0.2219X$，$\bar{X}=773.6$，$l_{xx}=75906.4$；当 $X_0=800$ 时，$\hat{Y}=-17.362+0.2219\times800=160.158$。由例 8-5 得到 $\sqrt{MS_{残}}=7.8795$。按公式（8-17）

$$S_{Y_0}=7.8795\sqrt{1+\frac{1}{10}+\frac{(800-773.6)^2}{75906.4}}=8.2985$$

前已查得 $t_{0.01(8)}=3.355$，故按公式（8-17），$X_0=800$ 时，体重增加值的 95% 可信区间为 $(160.158-2.355\times8.2985,160.158+2.355\times8.2985)=(140.615,179.701)$，即当进食量为 800g 时，有 95% 的大白鼠的体重增加量在 $140.615\sim179.701$g 范围内。

2. (Y_1,Y_2) 的控制区间　控制是预测的反问题，利用已建立的回归方程由因变量值 Y_0 推算 X_0，若要求应变量 Y 取值区间为 (Y_1,Y_2) 推算 X 应控制在什么范围内，通过控制 X 值达到调整 Y

的目的。

因为 Y 值的 $1-\alpha$ 可信区间为 $\hat{Y}_0 \pm t_{\frac{\alpha}{2}}(n-2) \times S_{\hat{Y}_0}$，只须控制 x 满足以下两个不等式

$$\begin{cases} \hat{Y}_0 - t_{\frac{\alpha}{2}}(n-2) \times S_{\hat{Y}_0} \geqslant y_1 \\ \hat{Y}_0 + t_{\frac{\alpha}{2}}(n-2) \times S_{\hat{Y}_0} \leqslant y_2 \end{cases} \tag{8-18}$$

一般来说，从方程组(8-18)解出 x_1, x_2 相当复杂，当样本容量 n 较大，且 x_0 在 $\bar{x}$ 附近取值时，

$$t_{\frac{\alpha}{2}}(n-2) \approx u_{\frac{\alpha}{2}}, \quad \sqrt{1 + \frac{1}{n} + \frac{(x_0 - \bar{x})^2}{l_{xx}}} \approx 1$$

此时，$\hat{Y}_0 \pm t_{\frac{\alpha}{2}}(n-2) \times S_{\hat{Y}_0} \approx \hat{Y}_0 \pm u_{\frac{\alpha}{2}}\sqrt{MS_{\text{残}}}$，方程组(8-18)可近似表达为

$$\begin{cases} a + bx_1 - u_{\frac{\alpha}{2}}\sqrt{MS_{\text{残}}} = y_1 \\ a + bx_2 + u_{\frac{\alpha}{2}}\sqrt{MS_{\text{残}}} = y_2 \end{cases} \tag{8-19}$$

从方程组(8-19)解出 x_1, x_2，得到控制区间 (x_1, x_2)。

例 8-7　随机测量 200 名糖尿病人的血糖水平 $y(\text{mmol/L})$ 与胰岛素含量 $x(\text{mol/L})$，建立血糖水平 y 关于胰岛素含量 x 的回归方程 $\hat{y} = 18.965 - 0.463x$，$\sqrt{MS_{\text{残}}} = 1.4795$。若要使一名糖尿病人的血糖水平保持在正常值范围的上限 6.72mmol/L 以内时，应控制血中胰岛素在什么水平？

解：这里 $n = 200$ 充分大，且糖尿病病人的血糖水平 x_0 在正常值 $\bar{x}$ 附近取值，采用方程组(8-19)。因为 $b = -0.436 < 0$，令 $\alpha = 0.05$，所以有

$$a + bx + u_{\frac{\alpha}{2}}\sqrt{MS_{\text{残}}} \leqslant 6.72$$

即　　　　　　　　　　$18.965 - 0.436x + 1.96 \times 1.4795 \leqslant 6.72$

解得 $x \geqslant 34.74$，若要使一名糖尿病人的血糖水平保持在正常值范围的上限 6.72mmol/L 以内时，应控制血中胰岛素在 34.74mmol/L 以上。

这里要特别指出，为使控制区间有效，(Y_1, Y_2) 的区间长度必须大于 $2 \times u_{\frac{\alpha}{2}}\sqrt{MS_{\text{残}}}$；当 $b < 0$ 时，方程组(8-19) x_1, x_2 的位置要互换。

第三节　曲线回归

实际研究工作中，两个因素之间的关系有时不是呈直线而是呈曲线关系，如药物在体内的浓度与时间的关系，剂量与致死率的关系，放射性同位素依时间而衰减的关系等，都不是简单的直线关系，直线关系是曲线中的一种特殊情形。

一、曲线回归的基本步骤

从计算方面考虑，曲线方程可分为：易于线性化的与难以线性化的两种。对于易于线性化的曲线方程，通常经过某种数据转换使曲线方程转变为直线方程。然后用一元回归方程的最小二乘法原理求解。

对于难以线性化的曲线性方程,计算过程比较复杂,一般需用数值解法来完成。这里重点介绍可以线性化的曲线回归方程。

曲线回归的基本步骤为:

1. 用实测数据绘制散点图,从这些观测点的分布趋势,做一条光滑的虚线,以观察两因素相关变化的曲线类型。

2. 根据两因素之间的曲线类型选择适当的曲线方程。

3. 用实测数据求出方程中参数估计值(通常是将曲线直线化后用最小二乘法求解)。

4. 将自变量的实测值代入方程中算出估计值,并画出回归曲线与实测点的散点图,如果曲线配合欠佳,应另选曲线类型,重新进行配合。

二、指数曲线回归

指数曲线的方程形式为:$y = ae^{bx}$

例 8-8　静脉推注西梭霉素,血药浓度 c 与时间 t 可用关系式 $c = \dfrac{D}{V}e^{-kt}$ 表示,其中 D 为所给剂量,V 为表现分布容积,K 为消除速率常数,如果给体重 20g 的小鼠注射西梭霉素 0.32mg 后,测得一定时间内的血药浓度如表 8-3:

表 8-3　时间与血药浓度数据

时间 t(min)	20	40	60	80	100	120	140	160
血药浓度 c(μg/mL)	32.75	16.5	9.2	5	2.82	1.37	0.76	0.53

试确定 c 与 t 实测数据的指数曲线表达式。

解:作 (t, c) 散点图 8-3,曲线趋势为指数曲线。

首先,将 $c = \dfrac{D}{V}e^{-kt}$ 直线化

$\ln c = \ln \dfrac{D}{V} - kt$,令

$Y = \ln c, X = t, a = \ln \dfrac{D}{V}, b = -k$,则有直线方程

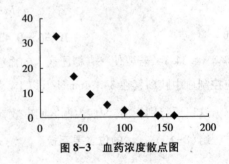

图 8-3　血药浓度散点图

$$Y = a + bX$$

表 8-3 的数据可转换为表 8-4:

表 8-4　时间与血药浓度转换数据

X = t	20	40	60	80	100	120	140	160
Y = lnc	3.49	2.80	2.22	1.61	1.04	0.31	-0.27	-0.63

利用直线回归的方法,得到回归方程:$\hat{Y} = 4.028 - 0.0301X$,经过 F 检验,回归方程是显著的。

由 $a = \ln \dfrac{D}{V}, b = -k$,可得到指数曲线方程 $\hat{c} = 56.10e^{-0.0301t}$

也可以直接使用 Excel 统计软件(参阅第 10 章),所求的指数曲线方程为:

$$\hat{c} = 56.10e^{-0.0301t}$$

三、幂曲线回归

幂曲线的方程形式为：$y = k + ax^b$，

例 8-9　二酰肼生成率（%）y 受压力（mmHg）x 的影响，测定结果见表 8-5

表 8-5　二酰肼生成率与压力的测定数据

压力 x（mmHg）	15	30	50	100	300	760
生成率 y（%）	48	38	25	17.5	9.6	2.6

试拟合幂曲线 $y = ax^b$。

解：将 $y = ax^b$ 直线化，$\ln y = \ln a + b\ln x$

表 8-5 的数据可转换为表 8-6：

表 8-6　二酰肼生成率与压力的转换数据

$X = \ln x$	2.71	3.40	3.91	4.61	5.70	6.63
$Y = \ln y$	3.87	3.64	3.22	2.86	2.26	0.96

利用直线回归的方法，得到回归方程：$\hat{Y} = 5.9969 - 0.711X$，经过 F 检验，回归方程是显著的。

由 $\ln a = 5.9969$，$b = -0.711$，可得到幂曲线方程 $y = 402.18x^{0.711}$

也可以直接使用 Excel 统计软件（参阅第十章），所求的幂曲线方程为：

$$y = 402.18x^{0.711}$$

四、多项式曲线回归

多项式曲线的公式：$y = a + b_1x + b_2x^2 + \cdots\cdots + b_px^p$，如图 8-4

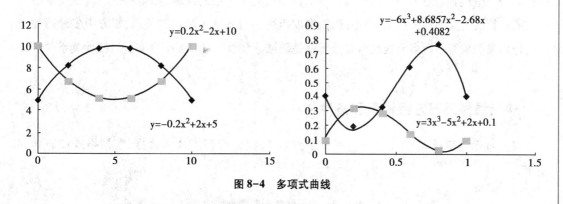

图 8-4　多项式曲线

例 8-10　大白鼠在不同缺氧程度 X（mmHg）条件下，受相同剂量放射线照射后骨髓内的坏死灶 Y（个/50 个视野）亦不同，数据如下表 8-7：

表 8-7　不同缺氧程度 X 照射后骨髓内的坏死灶 Y 观测数据

x（mmHg）	300	400	500	600	700	760
y（个/50 个视野）	214.5	87.5	92.5	136.6	180.2	212

按其趋势试拟合二次多项曲线。

解：作 (x, y) 散点图 8-5。

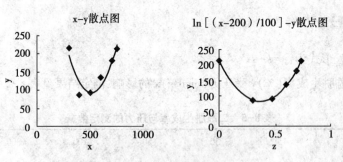

图 8-5　原始数据与转换数据散点图

解：原始观察点显然有部分点未落在二次多项曲线上，经尝试，令

$$z = \ln\left(\frac{x-200}{100}\right)$$

以 z 为横坐标，y 为纵坐标，可以使坐标点达到较好落在二次多项曲线上。

使用 Excel 统计软件（参阅第十章），所求的二次多项式曲线方程为：

$$y = 174.6z^2 - 301.23z + 213.96$$

求抛物线的极小值得：$z = 0.5626$ 代入 $z = \ln\left(\frac{x-200}{100}\right)$，得：$x = 436.9$，$y = 84.0$

表示当 $x = 436.9$ mmHg 压力时，骨髓坏死灶最少，平均 84.0/50 个视野。

第四节　多元线性回归

前面我们介绍的直线回归是研究一个因变量与一个自变量间的线性趋势的数量关系。在医药科学研究中也常会遇见一个因变量与多个自变量数量关系的问题，如食物中各微量元素摄入量与心血管病发病率的关系，血清中高、低密度脂蛋白与各载脂蛋白的关系，复方中多种药物间的配伍用量关系等。而多元线性回归分析就是研究一个因变量与多个自变量间线性关系的统计方法。

一、多元线性回归方程模型和条件

设有 m 个自变量 $X_1, X_2, \cdots, X_m$，一个因变量 Y，实验观察了 n 组数据，数据格式如表 8-8 所示。

表 8-8　多元线性回归数据格式

	X_1	X_2	$\cdots$	X_m	Y
1	X_{11}	X_{12}	$\cdots$	X_{1m}	Y_1
2	X_{21}	X_{22}	$\cdots$	X_{2m}	Y_2
$\vdots$	$\vdots$	$\vdots$	$\cdots$	$\vdots$	$\vdots$
n	X_{n1}	X_{n2}	$\cdots$	X_{nm}	Y_n

因变量 Y 与自变量 $X_1, X_2, \cdots, X_m$ 间的多元线性回归方程的一般形式为

$$Y = \beta_0 + \beta_1 X_1 + \beta_2 X_2 + \cdots + \beta_m X_m + \varepsilon \tag{8-20}$$

其中 β_0 为常数项或称截距，β_i 称为偏回归系数或简称回归系数，表示在其他自变量不变的情况下，X_i 增加或减少一个单位时 Y 的平均变化量，而 ε 表示去除 m 个自变量对 Y 的影响后的随机误差，也称残差。$\beta_0, \beta_1, \cdots, \beta_m$ 一般是未知的，若我们根据样本观测数据拟合回归系数的估计值，可以得到样本的线性回归方程一般形式为

$$\hat{Y} = b_0 + b_1 X_1 + b_2 X_2 + \cdots + b_m X_m \tag{8-21}$$

多元线性回归分析的主要任务一是根据样本的资料求出上述回归方程，即求得 $b_0, b_1, b_2, \cdots, b_m$；二是对求得的回归方程和各自变量进行假设检验。

二、多元线性回归方程的建立

与一元回归分析类似，多元线性回归方程中参数的估计也可采用最小二乘法得到。最小二乘法要求残差平方和

$$Q = \sum (Y_i - \hat{Y}_i)^2 = \sum [Y_i - (b_0 + b_1 X_{1i} + \cdots + b_m X_{mi})]^2$$

达到最小。根据微分知识，回归系数应满足下列方程组

$$\frac{\partial Q}{\partial b_0} = 0, \frac{\partial Q}{\partial b_1} = 0, \quad \cdots, \quad \frac{\partial Q}{\partial b_m} = 0 \tag{8-22}$$

由上述等式组成方程组可求得 $b_0, b_1, \cdots, b_m$。

例 8-11 有研究认为血清中高密度脂蛋白降低是引起动脉硬化的一个重要原因，现测量了 30 名被怀疑患有动脉硬化的就诊患者的载脂蛋白 A I、载脂蛋白 B、载脂蛋白 E、载脂蛋白 C 和高密度脂蛋白中的胆固醇含量，资料见表 8-9，试分析四种载脂蛋白对高密度脂蛋白中胆固醇含量的影响。

表 8-9　30 名患者载脂蛋白和高密度脂蛋白中胆固醇含量的测量结果

编号	载脂蛋白 AI(mg/dL)	载脂蛋白 B(mg/dL)	载脂蛋白 E(mg/dL)	载脂蛋白 C(mg/dL)	高密度脂蛋白(mg/dL)
1	173	106	7.0	14.7	62
2	139	132	6.4	17.8	43
3	198	112	6.9	16.7	81
4	118	138	7.1	15.7	39
5	139	94	8.6	13.6	51
6	175	160	12.1	20.3	65
7	131	154	11.2	21.5	40
8	158	141	9.7	29.6	42
9	158	137	7.4	18.2	56
10	132	151	7.5	17.2	37
11	162	110	6.0	15.9	70
12	144	113	10.1	42.8	41
13	162	137	7.2	20.7	56
14	169	129	8.5	16.7	58
15	129	138	6.3	10.1	47
16	166	148	11.5	33.4	49
17	185	118	6.0	17.5	69

编号	载脂蛋白 AI (mg/dL)	载脂蛋白 B(mg/dL)	载脂蛋白 E(mg/dL)	载脂蛋白 C(mg/dL)	高密度脂蛋白(mg/dL)
18	155	121	6.1	20.4	57
19	175	111	4.1	27.2	74
20	136	110	9.4	26.0	39
21	153	133	8.5	16.9	65
22	110	149	9.5	24.7	40
23	160	86	5.3	10.8	57
24	112	123	8.0	16.6	34
25	147	110	8.5	18.4	54
26	204	122	6.1	21.0	72
27	131	102	6.6	13.4	51
28	170	127	8.4	24.7	62
29	173	123	8.7	19.0	85
30	132	131	13.8	29.2	38

由于多元回归分析的计算复杂,一般都是用计算机统计软件来完成。在本例中样本数 $n=30$,自变量数 $m=4$,通过统计软件计算可建立多元线性回归方程为:

$$\hat{Y}=-2.1323+0.4833X_1-0.0527X_2-0.2944X_3-0.4150X_4$$

三、回归方程的线性假设检验

对多元线性回归方程的显著性检验就是看各自变量从整体上对随机变量 Y 是否有明显的影响。为此提出原假设

$$H_0:\beta_1=\beta_2=\cdots=\beta_m=0 \quad H_1:各\beta_j 不全为 0$$

如果 H_0 被接受,则表明随机变量 Y 与 $X_1,X_2,\cdots,X_m$ 之间的关系由线性回归方程表示不合适。类似一元回归方程的检验,将因变量 Y 的总变异分解为两部分,即

$$SS_{总} = \sum_{i=1}^{n} (Y_i - \bar{Y})^2 = \sum_{i=1}^{n} (\hat{Y}_i - \bar{Y})^2 + \sum_{i=1}^{n} (Y_i - \hat{Y}_i)^2 \tag{8-23}$$

其中 $\sum_{i=1}^{n} (\hat{Y}_i - \bar{Y})^2$ 为回归平方和,记为 $SS_{回}$,自由度为 m;$\sum_{i=1}^{n} (Y_i - \hat{Y}_i)^2$ 为残差平方和,记为 $SS_{残}$,自由度为 $n-m-1$。

则公式(8-23)可简写为

$$SS_{总} = SS_{回} + SS_{残} \tag{8-24}$$

构造 F 检验统计量

$$F = \frac{SS_{回}/m}{SS_{残}/(n-m-1)} = \frac{MS_{回}}{MS_{残}} \sim F(m, n-m-1) \tag{8-25}$$

如果 $F \geqslant F_{\alpha(m,n-m-1)}$,则在 α 水平上拒绝 H_0,接受 H_1,认为因变量 Y 与 m 个自变量 $X_1,X_2,\cdots,X_m$ 之间存在线性回归关系。方差分析表见表 8-10。

表 8-10 方差分析表

变异来源	自由度	平方和	均方	F 值	P 值
回归	m	$SS_回$	$SS_回/m$		
残差	$n-m-1$	$SS_残$	$SS_残/(n-m-1)$	$\dfrac{SS_回/m}{SS_残/(n-m-1)}$	$P(F>F值)=P$ 值
总变异	$n-1$	$SS_总$			

例 8-12 对例 8-11 中所求得的直线回归方程进行假设检验。

解: 假设 $H_0:\beta_1=\beta_2=\beta_3=\beta_4=0$，即高密度脂蛋白与载脂蛋白之间无直线关系。

通过统计软件计算

$$SS_总=5613.467,\quad df_总=n-1=30-1=29$$

$$SS_回=4392.581,\quad df_回=m=4$$

$$SS_残=SS_总-SS_回=5613.467-4392.581=1220.886,\ df_残=n-m-1=25$$

$$F=\frac{MS_回}{MS_残}=\frac{SS_回/m}{SS_残/n-m-1}=\frac{3737.4106/4}{496.689/25}=22.487$$

方差分析表见表 8-11。

表 8-11 方差分析表

变异来源	自由度	平方和	均方	F 值	P
回归	4	4392.581	1098.145		
残差	25	1220.886	48.835	22.487	$P<0.01$
总变异	29	5613.467			

$F=22.487>F_{0.01(4,25)}=4.18$，$P<0.01$，即在 $\alpha=0.01$ 水平上拒绝 H_0，接受 H_1，认为高密度脂蛋白与载脂蛋白之间存在线性回归关系。

第五节 常见问题的辨析

一、过定点 (x_0,y_0) 的线性回归方程

医药实验中在应用直线回归时，经常要求所拟合的直线必须经过某定点 (x_0,y_0)，这些情况在应用光电比色、荧光分析、火焰光度测定以及同位素测定等来绘制标准直（曲）线时经常遇到。这时，需用另一套专用计算公式。根据最小二乘法原理，过定点 (x_0,y_0) 的回归方程 $\hat{y}-y_0=b(x-x_0)$

回归系数 b 的计算公式 $b=\dfrac{\displaystyle\sum_{i=1}^{n}(x_i-x_0)(y_i-y_0)}{\displaystyle\sum_{i=1}^{n}(x_i-x_0)^2}$

b 的显著性检验公式为 $t=\dfrac{b}{\sqrt{\dfrac{\displaystyle\sum_{i=1}^{n}(y_i-\hat{y}_i)^2}{(n-1)\displaystyle\sum_{i=1}^{n}(x_i-x_0)^2}}}$

自由度 $df = n-1$

例 8-13　在人血浆蛋白的双缩脲呈色反应中,将不同浓度 X(μg/mL) 的血浆蛋白,经双缩脲试剂呈色后,在 SP-500Unican 分光光度计上选取波长为 310 ~ 390nm 的波段,测其光密度,结果如表 8-12:

表 8-12　不同浓度 X(μg/mL) 的血浆蛋白的光密度

血浆蛋白浓度	0.5	1	1.5	2	2.5
波长 310nm	0.210	0.462	0.639	0.910	1.215
波长 390nm	0.024	0.048	0.064	0.101	0.131
Y(nm)	0.186	0.414	0.575	0.809	1.084

Y 为 310nm 与 390nm 时所测得光密度的差值,Y 与 X 呈线性关系,求 X 与 Y 的回归方程(实验操作规定浓度 $X = 0$ 时,必需将 Y 值调整为 0)。

$$b = \frac{\sum_{i=1}^{n} x_i y_i}{\sum_{i=1}^{n} x_i^2} = \frac{5.6975}{13.75} = 0.41441$$

$$t = \frac{0.4144}{0.0097} = 42.7216, \quad f = n-1$$

$$t_{0.01 \over 2} = 8.610, \quad t > t_{0.01 \over 2}, \quad \text{回归方程有显著意义。}$$

二、关于回归方程的假设检验

相关表示相互关系,回归表示从属关系。一般来说,须先确定有相关存在,进而做回归分析。对于一元线性回归方程显著性的检验,我们介绍的一个主要方法是 F 检验法,当假设 $H_0 : \beta = 0$ 被拒绝时,如果没有其他信息,仅凭拒绝 H_0,只能认为因变量 y 对自变量 x 的线性回归是有效的,但是还没有说明回归的有效程度。更不能断言 y 与 x 之间就一定是线性相关关系,而不是曲线关系或其他的关系。为了说明上述问题,1973 年安斯科姆(Anscombe)构造了四组数据(表 8-13):

表 8-13　四组相关性数据

第 1 组		第 2 组		第 3 组		第四组	
x	y	x	y	x	y	x	y
4	4.26	4	3.1	4	5.39	8	6.58
5	5.68	5	4.74	5	5.73	8	5.76
6	7.24	6	6.13	6	6.08	8	7.71
7	4.82	7	7.26	7	6.44	8	8.84
8	6.95	8	8.14	8	6.77	8	8.47
9	8.81	9	8.77	9	7.11	8	7.04
10	8.04	10	9.14	10	7.46	8	5.25
11	8.33	11	9.26	11	7.81	8	5.56
12	10.84	12	9.13	12	8.15	8	7.91
13	7.58	13	8.74	13	12.74	8	6.89
14	9.96	14	8.1	14	8.84	19	12.5

四组数据的回归方程、相关系数、显著性检验基本相同(表 8-14)。

表 8-14 四组数据的相关性指标值

组号	表达式	相关系数	F 值	显著性
1	$y = 0.5001x + 3.0001$	$R^2 = 0.6665$	17.99	$P < 0.05$
2	$y = 0.5x + 3.0009$	$R^2 = 0.6662$	17.97	$P < 0.05$
3	$y = 0.4994x + 3.0075$	$R^2 = 0.666$	17.95	$P < 0.05$
4	$y = 0.4999x + 3.0017$	$R^2 = 0.6667$	18	$P < 0.05$

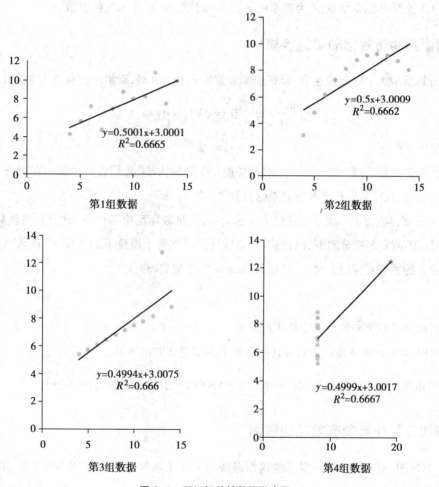

图 8-6 四组相关性数据散点图

由上述四组数据的散点图可以看到,变量 y 与 x 之间的关系是很不相同的。推断变量 y 与 x 之间回归的有效程度,还需要借助决定系数、散点图、残差图等工具进一步分析。

第六节 实例分析:药物有效期预测

药物及其制剂贮存期限长短是药物的一个重要的质量标志。药物及其制剂在贮存过程中,由于水解、氧化等化学过程而含量逐渐下降,外观色泽变化,疗效降低,甚至产生毒性等。药物有效期一般规定为室温下药物分解 10% 所需时间。药物贮存期限(即出厂责期或失效期),多用室温留样观察法,即在室温留样观察,定期观察色泽及含量等变化,直接得出失效时间,但因留样

NOTE

观察需留样观察至失效,所需时间至少 1 年以上或更长的时间,不利于药物的实际使用。19 世纪 50 年代以来,Garrett 提出的经典恒温法,化学动力学方法成功地应用于药物稳定性预测,统计分析的引入为有效期的预测提供了一个更为可靠的工具。

这里,我们介绍预测药物有效期的经典恒温法。此方法的理论依据是阿累尼乌斯(Arrhenius)方程的指数定律

$$k = Ae^{-\frac{ER}{T}}$$

其中,k 为降解速率常数,A 为频率因子,E 为反应活化能,R 为气体常数。

一、预测药物有效期的实施步骤

1. 分解反应为一级反应速度,降解速率常数为 k,在 t 时刻,降解后的有效含量为 c,则有:

$$\frac{dc}{dt} = -kt \quad 当 t = 0 时,c(0) = c_0$$

解微分方程,得: $\qquad\qquad c(t) = c_0 e^{-kt}$ (8-26)

若能知道室温下($T = 25℃$)时,一级反应速度 k 值的大小,我们就可以预测药物分解 10% 所需时间 t。从而获得药物预测的有效期的预测值。

2. 为了获得室温下一级反应速度 k 值的大小,在热破坏反应条件下,设定系列较高温度,通过一定时间的测定药物分解率,由公式(8-20)计算得到每个温度下的 k 值,得到系列温度 T 与速率常数 K 的系列对应值。然后,依据 Arrhenius 的指数定律

$$k = Ae^{-\frac{ER}{T}}$$

得到温度 T 与速率常数 k 的具体表达式。

设定由 Arrhenius 具体表达式可计算温度 T 为室温度时的 k 值。

3. 将室温时的 k 值代入公式(8-26),令 $c = 90\%$,可推断有效期 $t_{0.9} = \dfrac{0.105}{k}$。

二、胸腺五肽粉针剂有效期的预测

(文献来源:海南医学院学报. 经典恒温法与简化法预测药物有效期. 1998 年,第 4 卷第 4 期. 147-149)

表 8-15　胸腺五肽粉针剂不同温度下时间与残存率

70℃		80℃		90℃		100℃	
$t(h)$	$C(\%)$	$t(h)$	$C(\%)$	$t(h)$	$C(\%)$	$t(h)$	$C(\%)$
0	100.0000	0	100.0000	0	100.0000	0	100.0000
24	96.8367	16	96.7431	8	96.4295	4	91.3524
36	95.3213	26	94.3909	16	91.2116	8	83.3067
60	93.2932	36	91.8671	32	79.3158	12	75.6241

将公式(8-26)转换为线性回归方程,$\ln c = \ln c_0 - kt$

令 $Y = \ln c, X = t, a = \ln c_0, b = -k$,则有线性回归方程 $Y = a + bX$

由实验测定的四组数据,可利用过定点$(0, \ln c_0 = 4.6)$建立的线性回归方程得到:

表 8-16 不同温度下的一级反应速度常数

温度℃	k	r	温度℃	k	r
70	0.00116	0.9941	80	0.00235	0.9978
90	0.00739	0.9918	100	0.02326	0.9998

同理,可以将阿累尼乌斯(Arrhenius)方程转换为线性回归方程

$$\ln k = \ln A - ER\frac{1}{T}$$

令 $Y = \ln k$,$X = \frac{1}{T}$,$a = \ln A$,$b = -ER$,则有线性回归方程 $Y = a + bX$

表 8-17 绝对温度倒数与一级反应速度常数的对数值

$1/T$	0.0037	0.0037	0.0037	0.0037
k	0.0012	0.0024	0.0074	0.0233
$\ln k$	-6.7593	-6.0533	-4.9076	-3.7610

使用表 8-8 数据建立 $\ln k$ 与 $1/T$ 线性回归方程,得到

$$\ln k = 30.814 - 12947 \times \frac{1}{T} \tag{8-27}$$

令 T = 273.15 + 25 = 298.15,代入(8-21)表达式,计算得到 $k = 3.3494 \times 10^{-6}$

将此 K 值代入公式(8-27),令 $C/C_0 = 0.9$,可计算得到时间 $t = 3.59$(年)

即在室温条件下,胸腺五肽粉针剂的有效期大约是 3.59 年。

本章小结

在客观世界里存在着一些尚不能唯一对应的"因果关系",如人的年龄与血压,身高与体重,剂量与疗效等,显然不是函数关系。我们称这类非确定性关系为相关关系。相关与回归分析的基本内容就是运用数学手段,在大量统计资料中找出这种相关性,并作定量的统计分析。一般说来,相关是研究随机变量之间相关的密切程度,回归是研究随机变量与非随机变量之间的数量依存关系。在实际工作中,回归比相关应用得更为广泛。

本章学习的主要内容总结如下:

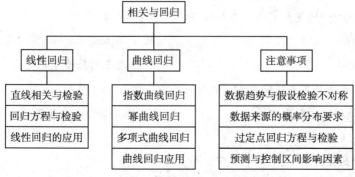

图 8-7 本章知识点框架图

本章只是讨论了两个变量的回归问题,即回归方程仅含有一个自变量(回归变量),这是最简单的情况,然而在实际工作中经常涉及多个变量的情况,因此,多元线性回归是实际工作需要掌握的统计方法,多元线性回归与一元线性回归的基本思想相同,进一步的深入学习可参阅有关的教材自学。

思考与练习八

一、判断题

1. 若变量 X,Y 的总体线性相关系数 $\rho=0$,说明 X,Y 的不相关。(   )

2. 假设变量 x 与 y 的相关系数 r_1 是 0.7,变量 m 与 n 的相关系数是 -0.8,则 x 与 y 的相关密切程度更高。(   )

3. 回归分析和相关分析一样所分析的两个变量都一定是随机变量。(   )

4. 直线回归反映两变量间的依存关系,而直线相关反映两变量间的直线关系的密切程度。(   )

5. 进行线性回归时,样本量越大,回归方程的效果越好。(   )

二、选择题

1. 线性相关系数显著性检验的原假设 H_0 是(   )
   A. 总体相关系数 $\rho\neq0$ B. 总体相关系数 $\rho=0$
   C. 总体相关系数 $\rho>0$ D. 总体相关系数 $\rho<0$

2. 一组双变量正态分布资料,用最小二乘法建立回归方程: $\hat{y}=a_1+b_1x;\hat{x}=a_2+b_2y$,计算得到的相关系数为 r,则(   )。
   A. $|b_1|=|b_2|$ B. $b_1+b_2=0$ C. $r^2=b_1b_2$ D. $b_1b_2=1$

3. 在线性回归方程的显著性检验中,如果 $F>F_{1-\alpha}(1,n-2)$(或 $P<\alpha$)时,表示线性回归方程是(   )
   A. 两个变量不相关   B. 不显著的   C. 不确定   D. 显著的

4. 一元线性回归方程显著性的 F 检验,统计量 F 的自由度是(   )。
   A. $(1,n)$ B. $(1,n-1)$ C. $(1,n-2)$ D. $(2,n-2)$

5. 同一双变量资料,进行直线相关与回归分析,有(   )。
   A. $r>0,b<0$ B. $r>0,b>0$
   C. $r<0,b>0$ D. r 与 b 的符号毫无关系

6. 用最小二乘法确定直线回归方程的原则是各观察点(   )。
   A. 距直线的纵向距离相等   B. 距直线的纵向距离的平方和最小
   C. 与直线的垂直距离相等   D. 与直线的垂直距离的平方和最小

7. 回归系数的假设检验(   )
   A. 可用 r 的检验代替 t 检验   B. 可用 t 检验

C. 可用 F 检验　　　　　　　　　　　　D. 三者均可

8. 在线性回归方程中,下列说法正确的是(　　)

A. $\sum_{i=1}^{n}(y_i - \bar{y})^2 \leqslant 0$

B. $\sum_{i=1}^{n}(y_i - \hat{y}_i)(\hat{y}_i - \bar{y}) = 0$

C. $\sum_{i=1}^{n}(y_i - \bar{y})(x_i - \bar{x}) \geqslant 0$

D. $\sum_{i=1}^{n}(y_i - \hat{y}_i)^2 = 0$

三、计算题

1. 10 名 20 岁男青年身高与前臂长的数据见表 8-18,试检验两者有无相关?

表 8-18　10 名 20 岁男青年身高与前臂长

编号	1	2	3	4	5	6	7	8	9	10
身高(cm)	170	173	160	155	173	188	178	183	180	165
前臂长(cm)	45	42	44	41	47	50	47	46	49	43

2. 某医师为了探讨缺碘地区母婴 TSH(促甲状腺素)水平的关系,应用免疫放射分析测定了 160 名孕妇(15~17 周)及分娩时脐带血 TSH 水平(mU/L),现随机抽取 10 对数据如下。

表 8-19　母血与新生儿脐带血 TSH 水平

编号	1	2	3	4	5	6	7	8	9	10
母血 TSH 水平 X	1.21	1.30	1.39	1.42	1.47	1.56	1.68	1.72	1.98	2.10
脐带血 TSH 水平 Y	3.90	4.50	4.20	4.83	4.16	4.93	4.32	4.99	4.70	5.20

(1) 试求脐带血 TSH 水平 Y 对母血 TSH 水平 X 的直线回归方程并对回归系数作假设检验;

(2) 计算当母血 TSH 水平为 $X_0 = 1.5$(mU/L)时,脐带血相应 Y 的 95% 预测区间。

3. 研究中国林蛙在不同温度与心律之间的关系,数据见表 8-20:

表 8-20　中国林蛙在不同温度下的心律(次/min)

温度 x	2	4	6	8	10	12	14	16	18
心率 y	5	11	13	14	22	23	32	29	32

试求心率 Y 对温度 X 的直线回归方程并对回归系数作假设检验。

4. 某血吸虫防治站调查 10 个乡的钉螺密度(只/m²)与居民血吸虫感染率(%),数据见表 8-21:

表 8-21　钉螺密度与居民血吸虫感染率(%)

钉螺密度 x	33	52	22	42	35	49	31	39	45	43
感染率 y	17	24	13	27	19	23	18	18	24	20

试问钉螺密度与居民血吸虫感染率是否有关?

5. 阿斯匹林药物的不同浓度溶液用分光光度计在 530nm 波长下测定吸收度,资料列于表 8-22:

求配合通过原点的回归方程并对回归系数作假设检验。

6. 在蒙药无味甘露胶囊的提取工艺研究中,测得芦丁对照浓度与吸光度数据见表 8-23:

表 8-22　不同浓度阿斯匹林溶液光吸收度数据

样品编号	阿斯匹林浓度 x(pg/mL)	光吸收度 y	样品编号	阿斯匹林浓度 x(pg/mL)	光吸收度 y
1	5.0	0.045	6	30.0	0.258
2	10.0	0.087	7	35.0	0.315
3	15.0	0.135	8	40.0	0.352
4	20.0	0.170	9	45.0	0.392
5	25.0	0.221	10	50.0	0.445

表 8-23　蒙药无味甘露胶囊芦丁对照浓度与吸光度数据

浓度	0.212	0.424	0.636	0.848	1.060	1.720
吸光度	0.099	0.199	0.293	0.400	0.508	0.615

折线图呈幂函数回归 $y=ax^b$ 曲线。试建立芦丁吸光度关于浓度的幂曲线回归方程。

7. 在石杉碱提取工艺研究中,资料见表 8-24,折线图呈指数曲线 $y=ae^{bx}$。

表 8-24　石杉碱提取工艺中 Hup-A 浓度与盐酸 pH 值测定

盐酸 pH	1.0	1.5	2.0	2.5	3.0	3.5
Hup-A 浓度	19.3	19.4	20.1	21.3	23	25.7

试建立 Hup-A 浓度关于盐酸 pH 的指数回归方程。

8. 为研究大气对日光紫外线辐射的影响,在某晴天测得不同时间紫外线辐射强度 $[0.01N\ KMnO_4mL/(100cm^2 \cdot min)]$ 见表 8-25。

表 8-25　大气对日光紫外线辐射的影响研究

时间 x	9	10	11	12	13	14	15
紫外线强度 y	0.47	0.57	0.68	0.73	0.67	0.55	0.38

试根据散点图建立回归方程。

9. 选用某医院 1980~1999 年门诊人次、入院病人数、平均病床周转次数 3 项医疗指标,试运用多元线性回归分析及预测的方法,揭示 3 因素之间的相互关系和相互作用。

表 8-26　某医院 1980~1999 年有关指标

年份	入院病人数(千人)	门诊人次(万人)	病床周转次数
1980	8.12	40.92	17.53
1981	8.43	37.66	17.85
1982	8.23	38.34	18.17
1983	7.75	33.30	17.26
1984	6.77	27.42	15.43
1985	7.15	32.39	15.78
1986	8.87	38.77	16.13
1987	9.74	40.43	17.08
1988	10.08	44.24	17.04
1989	10.39	47.19	17.60
1990	10.79	52.33	18.07

续表

年份	入院病人数（千人）	门诊人次（万人）	病床周转次数
1991	10.69	55.08	17.99
1992	10.73	58.86	14.03
1993	10.64	57.59	12.71
1994	11.00	67.29	12.69
1995	12.09	68.58	13.81
1996	12.66	68.82	14.53
1997	12.75	72.74	14.66
1998	12.33	81.32	14.18
1999	12.10	82.16	14.10
合计	201.31	1045.33	316.64
平均数	10.07	52.27	15.83

第九章　试验设计方法

在医药科学研究和临床实践中,经常需要做许多试验(或者实验),并通过对试验数据的分析研究,来揭示事物的内在规律。如何做好试验,有两部分工作是非常重要的,一是试验的设计,二是试验结果的数据分析。英国著名统计学家 R. A. Fisher 强调:科学研究者与统计学家的合作应该在试验设计阶段,而不是需要数据处理的时候。"试验完成后再找统计学家,无异于请统计师为试验进行尸体解剖。统计师或许只能告诉你试验失败的原因!"由此可见,事前精密的试验设计(design of experiment, DOE)是多么的重要!

试验设计自 20 世纪 30 年代问世以来,其发展经历了三个阶段:早期的单因素和多因素方差分析,传统的正交试验法等和现代的最优设计法等。本章重点介绍方差分析和传统正交试验法,更深入的试验设计方法可参阅有关教材。

第一节　试验设计的基本要素与原则

试验设计又称实验设计,是指应用专业知识和统计学方法,科学合理地安排试验,从而以较少的试验达到最佳的试验效果,并能严格控制试验误差,有效地分析试验数据的理论和方法。

例 9-1　为考察中药葛根对心脏功能的影响,配制每 100mL 含葛根素 1g、1.5g、3g、5g 的药液,用来测定大鼠离体心脏在药液中 7~8 分钟时间内心脏冠脉血流量,安排下一步的试验过程遇到下述问题:

(1) 如何科学合理地制订试验方案,以较少次数的试验,就能说明葛根对心脏冠脉血流量是否有影响?

(2) 如何确定不同剂量的葛根对心脏冠脉血流量的影响大小是否不同?

要正确地回答上述问题,首先得明确试验设计的基本要素和原则,然后进行严谨的设计和试验,以得到可信的结果和结论。

一、试验设计的基本要素

任何试验者包含三个基本要素:处理因素、受试对象和试验效应。在例 9-1 中,心脏冠脉血流量就是试验效应,葛根用量就是处理因素,实验大鼠就是受试对象。

(一)处理因素

在试验研究中,可对试验效应产生影响的各种原因称为因素。处理因素是指研究者有目的地作用于受试对象的因素,也称被试因素或试验因素。处理因素的各种状态或强度称为水平,根据试验的目的选择参加试验的因素及其不同的水平,它们在试验的全过程中应保持不变。按照试验因素及其水平的组合,可分为单因素单水平、单因素多水平、多因素单水平、多因素多水平等几种类型。如例 9-1,试验因素只有葛根用量,该因素划分了 4 个水平:含葛根素 1g、1.5g、3g、5g 的药液。处理因素一般是可以由试验者控制的因素,而对那些试验中无法控制的干扰性因素都称为非处理因素,如年龄、体重、营养状况等,研究者应结合专业知识,区分处理因素与非处理因素,选择和明确合适可行的处理因素,并通过选择适当的试验设计方法,控制非处理因素对试验效应的影响。

(二) 受试对象

受试对象即试验中处理因素作用的对象。如动物、标本、患者、健康志愿者等。受试对象需要具有同质性,对处理因素要有较高的敏感性和特异性,如以小白鼠作为受试对象做药理试验,小白鼠的年龄、体重及其某些生理条件必须大体相同。

(三) 试验效应

试验效应又称试验指标或研究指标,是指试验因素作用于受试对象的客观反应和结局,可分为数量化和非数量化两种,试验效应必须能确切反映试验因素的客观效应,重复观察时,随机误差影响小,即精确性要较高。因此,选择合适的试验效应是获得可靠试验结果的成功保障。

二、试验设计的基本原则

为了准确考察因素的不同水平所产生的试验效应,在试验设计中一般应遵守以下四项基本原则。

(一) 随机

随机化是指试验材料的分配和试验中各次试验进行的顺序都是随机确定的。统计方法要求观测值(或误差)是独立分布的随机变量,随机化通常能使这一假定有效,同时把试验进行适当的随机化亦有助于"平均掉"可能出现的外来因素的效应。随机化的常用工具是随机数字表、随机排列表等方法,具体应用详见第二节。

(二) 对照

对照是试验控制的手段之一,可以排除无关变量对试验结果的干扰,从而使试验结果有科学性。通常一个试验分为试验组和对照组。试验组是接受试验变量处理的受试对象。对照组也称控制组,对试验而言,是不接受处理因素处理的受试对象。从理论上说,由于无关变量对试验组与对照组的影响是相等的,故试验组与对照组两者的差异,则可认定为是来自处理因素的效应,这样的试验结果是可信的。按对照试验的内容和形式上的不同,通常可分为:空白对照、自身对照、相互对照和条件对照等。

(三) 重复

重复是指在相同条件下对每个个体独立进行多次试验,它可避免由于试验次数太少而导致非试验因素偶然出现产生的误差。重复有两条重要的性质:第一,允许试验者得到试验误差的一个估计量。第二,重复能使试验者求得因素的效应平均值,它是试验效应最精确的估计量。

(四) 均衡

均衡是指相互比较的各组间除处理因素外,其他因素应尽量一致,即试验组与对照组的非处理因素齐同可比。

如动物实验中,各组动物的种系、性别、年龄、体重等因素应尽量一致或相近,实验仪器、药品、给药时间等方面也应尽量相同,这样才能有效减少实验误差。

第二节 完全随机设计

完全随机设计也称简单随机分组设计,属于单因素多水平的试验方法。单因素设计指只有一个因素在变化,其余的因素保持不变的试验。它将同质的受试对象随机地分配到各处理组中进行观察,或从不同总体中随机抽样进行对比研究。该设计的优点是设计和统计分析方法简单易行,不受组数的限制(可以是两组或多组比较),且各组的样本含量可以相等即平衡设计,也可以不相等即非平衡设计。在总样本量不变的情况下,平衡设计时检验效率较高。其缺点是只分析一个因素,没有考虑个体间的差异,因而要求各观察单位要有较好的同质性,否则,需扩大样本含量。

例9-1的资料属于完全随机设计,也称为单因素4水平设计。试验仅考察葛根素(单因素)对心脏功能的影响,选择了4个水平(分组)的用量:1g、1.5g、3g、5g,然后根据实验测定的数据统计推断葛根素对心脏冠脉血流量是否有影响?

一、设计模式

首先,我们把要处理因素A分成k个水平A_1,A_2,……,A_k,这相当于k个总体X_1,X_2,…,X_k,假定$X_i \sim N(\mu_i, \sigma^2)$ $(I = 1, 2, \cdots, k)$,而每个水平我们做n_i次试验,假定试验都是独立的,于是就可以得到样本观测值$X_{xj} \sim N(\mu_i, \sigma^2)$ $(I = 1, 2, \cdots, k, j = 1, 2, \cdots, n_i)$,试验结果数据可用表9-1表示:

表9-1 完全随机设计试验结果数据模式

试验号	因素A					
	A_1	A_2	…	A_i	…	A_k
1	x_{11}	x_{21}	…	x_{i1}	…	x_{k1}
2	x_{12}	x_{22}	…	x_{i2}	…	x_{k2}
…	…	…	…	…		
j	x_{1j}	x_{2j}	…	x_{ij}	…	x_{kj}
n_i	x_{1n}	x_{2n}	…	x_{in}	…	x_{kn}
平均值	$\bar{x}_1$	$\bar{x}_2$		$\bar{x}_2$	…	$\bar{x}_k$

注:为使用方便,本表没有按数学中严格的行列标号排列。

该试验模式的目标是:根据k个水平的样本观测值来检验处理因素对试验效应是否有显著影响,也就是检验假设$H_0: \mu_1 = \mu_2 = \cdots = \mu_k$。

二、分组方法

完全随机设计的分组方法有很多形式,以随机数字表法和随机排列表法最为常用。

（一）随机数字表法

随机数字表法就是先将受试对象按一定顺序编号,然后查随机数字表或由计算机生成随机数字,每个受试对象对应一个随机数(随机数要与样本量 n 的位数相同),再按受试对象对应的随机数确定受试对象被分配到哪一组。如果是分为两组,则可按随机数的奇偶来分组;如果是分为 k 组,则可按随机数除以 k 后的余数进行分组。

例 9-2　取性别相同的大鼠 15 只,用随机数字表法随机分到 A、B、C 三个组,每组 5 只。

先将 15 只大鼠按体重由小到大编 1~15 号,再从随机数字表中任一开始,如第 13 行第 1 列开始,横向连续取 15 个两位数字。将动物所得随机数除以 3,若余数为 0 则视同为余 3(相当于少除 1 个),故取余数 1、2、3(实为 0)分别对应于 A、B、C 三组(表 9-2)。

表 9-2　15 只大鼠随机数字表法分组

编号	1	2	3	4	5	6	7	8	9	10	11	12	13	14	15
随机数	61	96	48	95	03	07	16	39	33	66	98	56	10	56	79
除 3 的余数	1	0	0	2	0	1	0	0	0	0	2	2	1	2	1
分组	A	C	C	B	C	A	C	C	C	C	B	B	A	B	A

分组结果为:A 组第 1、6、13、15 号共 4 只,B 组第 4、11、12、14 号共 4 只,C 组第 2、3、5、7、8、9、10 号共 7 只动物。如果是不要求各级样本量相等的非平衡设计,则分组结束;由于本例要求平衡设计,需从 C 组的 7 只中随机取 1 只到 A 组、1 只到 B 组。接着从随机数字表,再往后取下一个随机数为 77,除以 7,余数为 0 视同为余 7,将 C 组第 7 只即 10 号调整到 A 组;再往后取下一个随机数为 21,除以 6,余数为 3,将 C 组第 3 只即 5 号调整到 B 组;因此,最后分组结果为:A 组第 1、6、10、13、15 号共 5 只,B 组第 4、5、11、12、14 号共 5 只,C 组第 2、3、7、8、9 号共 5 只。

（二）随机排列表法

先将受试对象按一定顺序编号,然后查随机排列表每个受试对象对应一个随机数,随机排列表是每行 20 个随机数(0~19),若样本量 $n \geqslant 20$ 则每次取 1 行,分数次完成;若样本量 $n < 20$ 则可一次完成,任取随机排列表 1 行,取值范围为 0~(n-1),再按受试对象对应的随机数确定受试对象被分配到哪一组。如果是分为两组,则可按随机数的奇偶来分组;如果是分为 k 组,则计算每组个数 $a=n/k$,取随机数为 0~(a-1) 到第 1 组,以此类推进行分组。

例 9-3　取性别相同的 15 只大鼠,用随机排列表法随机分到 A、B、C 三个组,每组 5 只。

先将 15 只大鼠按体重由小到大编 1~15 号,再从随机排列表中任选一行,如第 13 行的 20 个数字分别为:10、9、14、18、12、17、15、3、5、2、11、19、8、0、1、4、7、13、6、16。本例 15 只大鼠的取值范围为 0~14,每组 5 只,则随机数 0~4 的分为 A 组,5~9 的分为 B 组,10~14 的分为 C 组,结果如表 9-3 所示。

表 9-3　15 只大鼠随机排列表法分组

编号	1	2	3	4	5	6	7	8	9	10	11	12	13	14	15
随机数	10	9	14	12	3	5	2	11	8	0	1	4	7	13	6
分组	C	B	C	C	A	B	A	C	B	A	A	A	B	C	B

最后分组结果为:A 组第 5、7、10、11、12 号共 5 只,B 组第 2、6、9、13、15 号共 5 只,C 组第 1、3、4、8、149 号共 5 只动物。

值得一提的是,不同随机分组方法的分组结果不会完全一致,否则,就不是真正意义上的随机。

三、资料分析方法

完全随机设计数据统计方法是基于英国统计学家 R. A. Fisher 在 1923 年最先提出的单因素方差分析思想,其核心思想就是用数学方法对全部试验数据的差异(方差)进行分解,分为随机误差产生的差异及水平不同混杂随机误差产生的差异两个部分,然后将两部分进行比较,以推断该因素对试验效应的影响。这也是医药科研中目前最为常用、最简便的单因素设计方法。具体的计算过程如下:

按照表 9-1 试验模式获得试验数据,检验假设 $H_0: \mu_1 = \mu_2 = \cdots = \mu_k$

设试验数据次数为 N,则 $N = \sum_{i=1}^{k} n_i$。设第 i 个总体的样本均数为 $\bar{x}_i$,

则 $\bar{x}_i = \frac{1}{n_i} \sum_{j=1}^{n_i} x_{ij}$,于是,全体样本的总均数为

$$\bar{x} = \frac{1}{N} \sum_{i=1}^{k} \sum_{j=1}^{n_i} x_{ij} = \frac{1}{N} \sum_{i=1}^{k} n_i \bar{x}_i \tag{9-1}$$

全部数据 x_{ij} 与其总均数 $\bar{x}$ 之差的平方和,称为总离差平方和 SS。

$$SS = \sum_{i=1}^{k} \sum_{j=1}^{n_i} (x_{ij} - \bar{x})^2 \tag{9-2}$$

$SS_e = \sum_{i=1}^{k} \sum_{j=1}^{n_i} (x_{ij} - \bar{x}_i)^2$ 称为组内离差平方和,它的大小反映了重复试验中随机误差的大小。

$SS_A = \sum_{i=1}^{k} n_i (\bar{x}_i - \bar{x})^2$ 称为组间离差平方和,它的大小除了反映误差波动外,主要还反映了因素不同水平的效应大小。

用数学方法可以证明: $$SS = SS_e + SS_A \tag{9-3}$$

显然,$\frac{SS_A}{SS_e} \geq 1$,当 $\frac{SS_A}{SS_e} \approx 1$ 时,因素不同水平的效应可以忽略不计,即该因素对试验效应的影响不显著,反之,则认为该因素对试验效应的影响非常显著。

为了更好地衡量 $\frac{SS_A}{SS_e}$ 远远大于 1 的度量,后来的研究者发现可以用统计量

$$F = \frac{SS_A/\sigma^2 \cdot \frac{1}{k-1}}{SS_e/\sigma^2 \cdot \frac{1}{N-k}} = \frac{(N-k) SS_A}{(k-1) SS_e} \sim F(k-1, N-k) \tag{9-4}$$

按照假设检验的方法来进行推断。为了纪念统计学家 R. A. Fisher 提出的方差分析,将此统计量表示为 F,即

$$F = \frac{SS_A/(k-1)}{SS_e/(N-k)} = \frac{S_A^2}{S_e^2} \sim F(k-1, N-k) \tag{9-5}$$

上述分析结果常排成表 9-4 的形式,这样的表称为方差分析表。

表 9-4　完全随机设计（单因素）方差分析表

方差来源	离差平方和	自由度	方差	F 值	拒绝域
组间	$SS_A = \sum_{i=1}^{k} n_i (\bar{x}_i - \bar{x})^2$	$k-1$	$S_A^2 \frac{SS_A}{k-1}$		
				$\dfrac{S_A^2}{S_e^2}$	$F \geqslant F_a(k-1, N-k)$ （显著水平 α）
组内	$SS_e = \sum_{i=1}^{k} \sum_{j=1}^{n_i} (x_{ij} - \bar{x}_i)^2$	$N-k$	$S_e^2 = \dfrac{S_e^2}{N-k}$		
总和	$SS = \sum_{i=1}^{k} \sum_{j=1}^{n_i} (x_{ij} - \bar{x})^2$	$N-1$			

例 9-4　为考察中药葛根对心脏功能的影响，配制每 100mL 含葛根 1g，1.5g，3g，5g 的药液，用来测定大鼠离体心脏在药液中 7~8 分钟时间内心脏冠脉血流量，数据如表 9-5：

表 9-5　四组大鼠离体心脏在药液中 7~8 分钟时间内心脏冠脉血流量

序号	1g	1.5g	3g	5g
1	6.2	6.4	2.0	0.2
2	6.0	5.4	1.2	0.2
3	6.8	0.8	1.7	0.5
4	1.0	0.8	3.2	0.5
5	6.0	1.1	0.5	0.4
6	6.4	0.3	1.1	0.3
7	12.0	1.0	0.5	

试考察不同剂量的葛根对心脏冠脉血流量是否有显著性差异？

解　检验假设 $H_0 : \mu_1 = \mu_2 = \mu_3 = \mu_4$。

经过计算得到方差分析表 9-6 为：

表 9-6　方差分析表

方差来源	离差平方和	自由度	方差	F 值	临界值	P 值
组间	$SS_A = 138.2076$	3	46.06922	10.13319	3.03	<0.05
组内	$SS_e = 104.5564$	23	4.546366			
总和	$SS = 5.441$	15				

由于 $P<0.05$，可以认为不同剂量的葛根对心脏冠脉血流量影响有显著影响。

这里要特别指出的是：当计量资料使用完全随机设计时，资料必须满足正态性和方差齐性的要求，如果满足条件，完全随机设计就可取得较精确的结果，否则，只能通过数据变换后近似地分析结果。

第三节　配对设计与随机区组设计

一、配对设计

配对设计又称成对设计，是将受试对象按一定的条件配成对子，然后再将每对中的两个受试对象随机分配到两个处理组中,给予不同的处理。受试对象配对的条件是指可能影响试验结果的主要非处理因素,不能以处理因素作为配对条件。在动物实验中,常将种属、品系、窝别、雌雄、体重等作为配对因素;在临床试验中,常将病情、性别、年龄等作为配对因素。

(一) 设计模式

医学研究中,配对设计包括以下 3 种情况:①异体配对:将条件相同或相近的两个受试对象配对,再将每对中的两个受试对象随机分配到两个处理组中,给予不同的处理。例如将同种属的大白鼠按雌雄相同、月龄和体重相近配成对子,每对中的两只大白鼠随机接受不同的处理。②自身配对:同一受试对象分别接受两种不同的处理措施,例如同一批样品用两种方法(或两种仪器或两名检测员等)检测,进行结果的比较。③前后对比:在实际应用中,同一研究对象处理前后的结果比较,主要应用于急性或短期试验,若测量时间对观察结果没有影响,可视为自身配对设计,若处理前后观察结果随时间发生变化,则不能视为配对设计。

与完全随机设计相比,配对设计可以严格控制非处理因素对试验结果的影响,受试对象间的均衡性增大,因此可提高试验效率,所需样本含量也较小;但是当配对条件未能严格控制造成配对失败或配对欠佳时,虽然配对设计和完全随机设计的标准误大小估计接近,但配对设计的自由度小于完全随机设计,故检验效能反而降低。

(二) 随机方法

例 9-5　将 20 只同种属的大白鼠按配对设计的要求分为 A 和 B 两个组,每组 10 只。

先将 20 只大白鼠按同窝别、同月龄、雌雄相同、体重相同(或相近)的 2 只大白鼠配成一个对子,共配成 10 对,并以此编号 1,2,…,10,然后从随机数字表中任一开始,如第 17 行第 1 列开始,横向连续取 10 个两位数字,见表 9-7。通常规定随机数字如为单数,则定为 AB 顺序,即对子中的第一只大白鼠分入 A 组,第二只大白鼠分入 B 组;若为偶数,则定为 BA 顺序。本例分组结果如表 9-7。

表 9-7　20 只大白鼠配对设计分组结果

配对号	1	2	3	4	5	6	7	8	9	10
随机数字	09	72	95	84	29	49	41	31	06	70
第一只大白鼠的组别	A	B	A	B	A	A	A	A	B	B
第二只大白鼠的组别	B	A	B	A	B	B	B	B	A	A

(三) 资料分析方法

配对设计资料的分析方法可以分为以下情况:对于计量资料,如果差值服从正态分布,采用配对 t 检验;如果差值不服从正态分布,可采用 Wilcoxon 符号秩和检验;对于计数资料,可采用 χ^2 检验和配对 χ^2 检验。具体分析方法见第五章、第六章和第七章。

二、随机区组设计

随机区组设计亦称配伍组设计或随机单位组设计,是配对设计的扩展。在某些情况下,研究者只对弄清第一因素(处理因素)的作用感兴趣,已知第二因素(区组因素)很可能会影响所研究的指标,为了能排除区组因素的干扰而真实反映出处理因素的作用,对处理因素与区组因素不同水平的每一种组合,进行试验观察(只获取一个数据),达到在分析处理因素的作用时排除区组因素的干扰的目的。若将区组作为另一个处理因素的不同水平,随机区组设计属于两因素无重复观察的试验方法。

（一）设计模式

将区组因素 A 分成 r 个水平,处理因素 B 分成 s 个水平,对因素 A、B 的每一个水平的两两间组合 (A_i, B_j) $(i = 1, 2, \cdots, r; j = 1, 2, \cdots, s)$,只进行一次试验(无重复试验),则得到了 $r \times s$ 个试验结果 x_{ij},将试验结果列成表(表 9-8)。

表 9-8　随机区组设计试验安排表

因素 A	因素 B					
	B_1	B_2	$\cdots$	B_j	$\cdots$	B_s
A_1	x_{11}	x_{12}	$\cdots$	x_{1j}	$\cdots$	x_{1s}
A_2	x_{21}	x_{22}	$\cdots$	x_{2j}	$\cdots$	x_{2s}
$\vdots$	$\vdots$	$\vdots$		$\vdots$		$\vdots$
A_i	x_{i1}	x_{i2}	$\cdots$	x_{ij}	$\cdots$	x_{is}
$\vdots$	$\vdots$	$\vdots$		$\vdots$		$\vdots$
A_r	x_{r1}	x_{r2}	$\cdots$	x_{rj}	$\cdots$	x_{rs}

注:其中 x_{ij} 表示用因素 A 的第 i 个水平和因素 B 的第 j 个水平进行试验所得到的试验结果。

（二）随机方法

例 9-6　将 16 只小鼠采用随机区组设计随机分为 A、B、C、D 四个处理组。

先将 16 只小鼠称量体重,按体重从小到大依次编号 1,2,$\cdots$,16,把体重接近的 4 只小鼠配成一个区组,共形成 4 个区组。每个区组的 4 只小鼠,从随机数字表中任意一行一列作为起点顺序取 4 个两位随机数字,然后将随机数字在同一区组内从小到大顺序排列序号,按序号大小规定组别。例如第一个区组 4 只小鼠,从随机数字表第 2 行第 1 列开始,横向连续取 4 个两位数字 19、36、27、59,从小到大排列后的序号分别为 1、3、2、4,如规定组别 A、B、C、D 对应的序号为 1、2、3、4,则第一个区组 4 只小鼠的组别顺序为 A、C、B、D。其余 3 个区组的随机分组方法类推,本例分组结果如表 9-9。

表 9-9　16 只小鼠随机区组设计分组结果

小鼠编号	1	2	3	4	5	6	7	8	9	10	11	12	13	14	15	16
随机数字	19	36	27	59	78	43	76	71	73	37	32	04	86	52	77	65
序号	1	3	2	4	4	1	3	2	4	3	2	1	4	1	3	2
处理组别	A	C	B	D	D	A	C	B	D	C	B	A	D	A	C	B

（三）资料分析方法

根据表 9-8 中数据情况,可得:

$$\bar{x}_{i.} = \frac{1}{s} \sum_{j=1}^{s} x_{ij} \quad T_{i.} = \sum_{j=1}^{s} x_{ij} \quad (i = 1, 2, \cdots, r)$$

$$\bar{x}_{.j} = \frac{1}{r} \sum_{i=1}^{r} x_{ij} \quad T_{.j} = \sum_{i=1}^{r} x_{ij} \quad (j = 1, 2, \cdots, s)$$

$$\bar{x} = \frac{1}{n} \sum_{i=1}^{r} \sum_{j=1}^{s} x_{ij} \quad T = \sum_{i=1}^{r} \sum_{j=1}^{s} x_{ij} \quad n = r \times s$$

假设因素 A、因素 B 都满足单因素方差分析中的前提条件。若试验的目的为了判断因素 A 的影响是否显著,则检验假设 $H_{0A}:\mu_{1j}=\mu_{2j}=\cdots=\mu_{ij}=\cdots=\mu_{rj}(j=1,2,\cdots,s)$,若假设成立,则可以认为因素 A 的影响不显著;如果目的为判断因素 B 的影响是否显著,则检验假设 $H_{0B}:\mu_{i1}=\mu_{i2}=\cdots=\mu_{ij}=\cdots=\mu_{is}(i=1,2,\cdots,r)$。若假设成立,则可以认为因素 B 的影响不显著。

与单因素方差分析基本思路一样,首先把总的离差平方和 SS 分解成三部分,即因素 A、B 水平的差异与随机误差所产生的离差平方和分别记为 SS_A、SS_B、SS_e,然后进行比较,推断假设 H_{0A}、H_{0B} 是否成立,即因素 A 与因素 B 对试验效应是否有显著影响。SS、SS_A、SS_B、SS_e 分别为:

$$SS = \sum_{i=1}^{r}\sum_{j=1}^{s}(x_{ij}-\bar{x})^2 = \sum_{i=1}^{r}\sum_{j=1}^{s}x_e^2 - \frac{1}{rs}T^2$$

$$SS_A = s\sum_{i=1}^{r}(\bar{x}_{i.}-\bar{x})^2 = \frac{1}{r}\sum_{j=1}^{s}T_{.j}^2 - \frac{1}{rs}T^2$$

$$SS_B = r\sum_{j=1}^{s}(\bar{x}_{.j}-\bar{x})^2 = \frac{1}{s}\sum_{i=1}^{r}T_{i.}^2 - \frac{1}{rs}T^2$$

$$SS_e = \sum_{i=1}^{r}\sum_{j=1}^{s}(x_{ij}-\bar{x}_{i.}-\bar{x}_{.j}+\bar{x})^2 = \sum_{i=1}^{r}\sum_{j=1}^{s}x_{ij}^2 - \frac{1}{r}\sum_{j=1}^{s}T_{.j}^2 - \frac{1}{s}\sum_{i=1}^{r}T_{i.}^2 + \frac{1}{rs}T^2$$

则有

$$SS = SS_A + SS_B + SS_e$$

如果 H_{0A} 和 H_{0B} 都成立,选取统计量

$$F_A = \frac{SS_A/\sigma^2(r-1)}{SS_e/\sigma^2(r-1)(s-1)} = \frac{(s-1)SS_A}{SS_e} \sim F((r-1),(r-1)(s-1))$$

同理可得

$$F_B = \frac{(r-1)SS_B}{SS_e} \sim F((s-1),(r-1)(s-1))$$

对于给定的 α,可以通过统计用表6查到 F 临界值,当 $F_A \geq F_\alpha((r-1),(r-1)(s-1))$,则 $P \leq \alpha$,拒绝假设 H_{0A};当 $F_B \geq F_\alpha((s-1),(r-1)(s-1))$,则 $P \leq \alpha$,拒绝假设 H_{0B}。反之,则不能否定原假设。为了便于分析,总结如表9-10。

表9-10 随机区组设计(两因素无重复试验)方差分析表

方差来源	离差平方和	自由度	F 值	F 临界值	结论
因素 A	$SS_A = S\sum_{i=1}^{r}(\bar{x}_{i.}-\bar{x})^2$	$r-1$	$F_A = \frac{(s-1)SS_A}{SS_e}$	$F_\alpha((r-1),(r-1)(s-1))$	
因素 B	$SS_B = r\sum_{j=1}^{s}(\bar{x}_{.j}-\bar{x})^2$	$s-1$	$F_B = \frac{(r-1)SS_B}{SS_e}$	$F_\alpha((s-1),(r-1)(s-1))$	
误差	$SS_e = \sum_{i=1}^{r}\sum_{j=1}^{s}(x_{ij}\bar{x}_{i.}-\bar{x}_{.j}+\bar{x})^2$	$(r-1)(s-1)$			
总和	$SS_r = \sum_{i=1}^{r}\sum_{j=1}^{s}(x_{ij}-\bar{x})^2$	$rs-1$			

例9-7 据推测,原料的粒度和水分可能影响某片剂的贮存期,现留样考察粗粒和细粒两种规格,含水 5%、3% 和 1% 三种情况,将样品进行加速稳定性实验,测定片剂中剩余的有效成分含量,数据如表9-11,试判断粒度和水分对片剂的贮存期是否有影响?

表 9-11　颗粒粒度和水分对药物成分含量影响

含水量(%)	粒度	
	粗(1)	细(2)
5	86.88	84.83
3	89.86	85.86
1	89.91	84.83

解　这里 $r=3$，$s=2$。区组因素 A 表示含水量，处理因素 B 表示粒度。

假设 $H_{0A}:\mu_{i1}=\mu_{i2}=\cdots=\mu_{ij}=\cdots=\mu_{is}(i=1,2,\cdots,r)$，若假设成立，则可以认为因素 A 的影响不显著；如果目的为判断因素 B 的影响是否显著，则检验假设 $H_{0B}:\mu_{1j}=\mu_{2j}=\cdots=\mu_{ij}=\cdots=\mu_{rj}(j=1,2,\cdots,s)$。

根据计算公式，得

$$SS=\sum_{i=1}^{3}\sum_{j=1}^{2}x_{ij}^2-\frac{T^2}{3\times2}=45470.96-\frac{(522.17)^2}{6}=27.38$$

其中，$T=\sum_{i=1}^{3}\sum_{j=1}^{2}x_{ij}^2=522.17$

$$SS_A=\frac{1}{2}\sum_{i=1}^{3}T_{i.}^2-\frac{T^2}{3\times2}=\frac{1}{2}\times90895.910-\frac{(522.17)^2}{6}=4.37$$

$$SS_B=\frac{1}{3}\sum_{j=1}^{2}T_{.j}^2-\frac{T^2}{3\times2}=\frac{1}{3}\times136392.6929-\frac{(522.17)^2}{6}=20.65$$

$$SS_e=SS-SS_A-SS_B=27.38-4.38-20.65=2.36$$

列方差分析表如表 9-12。

表 9-12　颗粒粒度和水分对药物成分含量影响方差分析表

方差来源	离差平方和	自由度	方差	F 值	F 临界值	结论
含水量 A	$SS_A=4.37$	2	2.19	$F_A=1.864$	$F_{0.05}(2,2)=19.00$	$P>0.05$
粒度 B	$SS_B=20.65$	1	20.65	$F_B=17.574$	$F_{0.05}(1,2)=18.51$	$P>0.05$
误差 e	$SS_e=2.36$	2	1.18			
总和	$SS=27.37$	5				

结论：含水量和粒度两因素对某片剂的贮存期都没有显著差异。

随机区组设计的区组因素应该是对实验结果有影响的非处理因素，区组内的各受试对象应均衡，当区组间差别有统计学意义时，随机区组设计比完全随机设计误差小，试验效率高。

第四节　析因设计

在实际研究中，两个或多个因素间通常相互影响，是不独立的。两因素不同水平间的协同作用或拮抗作用，称为交互作用。析因设计(factorial design)是一种多因素多水平的交叉分组设计。它不仅可检验各因素不同水平间效应有无差别，还能分析因素间的交互效应，找出最佳组合，是一种全面试验的高效率设计。本节仅讨论两因素的析因设计，属于两因素多水平有重复观察的试验方法。

一、设计模式

将因素 A 分成 r 个水平,因素 B 分成 s 个水平,对因素 A、B 的每一个水平的两两间组合 $(A_i, B_j)(i=1,2,\cdots,r;j=1,2,\cdots,s)$,进行 k 次试验 $(k=1,2,\cdots,t)$,则得到了 $r×s×t$ 个试验结果 x_{ijk},将试验结果列成表(表9-13)。

表9-13　析因设计(两因素试验重复试验)的安排表

因素 A	因素 B				
	B_1	$\cdots$	B_j	$\cdots$	B_s
A_1	$x_{111},\cdots,x_{11t}$	$\cdots$	$x_{1j1},\cdots,x_{1jt}$	$\cdots$	$x_{1s1},\cdots,x_{1st}$
$\vdots$	$\vdots$		$\vdots$		$\vdots$
A_i	$x_{i11},\cdots,x_{i1t}$	$\cdots$	$x_{ij1},\cdots,x_{ijt}$	$\cdots$	$x_{is1},\cdots,x_{ist}$
$\vdots$	$\vdots$		$\vdots$		$\vdots$
A_r	$x_{r11},\cdots,x_{r1t}$	$\cdots$	$x_{rj1},\cdots,x_{rjt}$	$\cdots$	$x_{rs1},\cdots,x_{rst}$

x_{ijk} 表示对因素 A 的第 i 个水平,因素 B 的第 j 个水平的第 k 次试验结果。

如果要考察两个因素 A、B 之间是否存在交互作用的影响,则需要对两个因素各种水平的组合 (A_i,B_j) 进行重复试验,比如每个组合都重复试验 t 次 $(t>1)$,否则无法分析因素间的交互作用,析因设计属于两因素有重复试验的试验方法。

二、随机化方法

析因设计随机化方法同完全随机设计或随机区组设计随机化方法。

三、资料分析方法

根据表9-13中数据情况,可得:

$$\bar{x}_{ij.} = \frac{1}{t}\sum_{k=1}^{t} x_{ijk} \quad \bar{x}_{i..} = \frac{1}{st}\sum_{j=1}^{s}\sum_{k=1}^{t} x_{ijk} \quad \bar{x}_{.j.} = \frac{1}{rt}\sum_{i=1}^{r}\sum_{k=1}^{t} x_{ijk} \quad T = \sum_{i=1}^{r}\sum_{j=1}^{s}\sum_{k=1}^{t} x_{ijk}$$

$$T_{i.} = \sum_{j=1}^{s}\sum_{k=1}^{t} x_{ijk}(i=1,2,\cdots,r) \quad T_{.j} = \sum_{i=1}^{r}\sum_{k=1}^{t} x_{ijk}(j=1,2,\cdots,s)$$

总离差平方和可以分解为

$$SS = \sum_{i=1}^{r}\sum_{j=1}^{s}\sum_{k=1}^{t} (x_{ijk}-\bar{x})^2$$

$$= \sum_{i=1}^{r}\sum_{j=1}^{s}\sum_{k=1}^{t} \left[(\bar{x}_{i..}-\bar{x}) + (\bar{x}_{.j.}-\bar{x}) + (\bar{x}_{ij.}-\bar{x}_{i..}-\bar{x}_{.j.}+\bar{x}) + (\bar{x}_{ijk}-\bar{x}_{ij.})\right]^2 \quad (9-6)$$

由于式(9-6)中各项交叉乘积的和为零,所以有

$$SS = SS_A + SS_B + SS_I + SS_e$$

其中

$$SS = \sum_{i=1}^{r}\sum_{j=1}^{s}\sum_{k=1}^{t} x_{ijk}^2 - \frac{1}{rst}T^2 \qquad f_{总} = rst-1$$

$$SS_A = st\sum_{i=1}^{r} (\bar{x}_{i..}-\bar{x})^2 = \frac{1}{r}\sum_{j=1}^{s} T_{.j}^2 - \frac{1}{rst}T^2 \qquad f_A = r-1$$

$$SS_B = rt \sum_{j=1}^{s} (\bar{x}_{.j.} - \bar{x})^2 = \frac{1}{s} \sum_{i=1}^{r} T_{i.}^2 - \frac{1}{rst} T^2 \qquad f_B = s-1$$

$$SS_I = t \sum_{i=1}^{r} \sum_{j=1}^{s} (\bar{x}_{ij.} - \bar{x}_{i..} - \bar{x}_{.j.} - \bar{x})^2 \qquad f_I = (r-1)(s-1)$$

$$SS_e = \sum_{i=1}^{r} \sum_{j=1}^{s} (\bar{x}_{ijk} - \bar{x}_{ij.})^2 \qquad f_e = rs(t-1)$$

SS_A、SS_B、SS_I、SS_e 分别表示因素 A、B、A 与 B 的交互作用以及随机误差产生的离差平方和。

假设因素 A、因素 B 都满足单因素方差分析中的前提条件。若试验的目的为了判断因素 A 的影响是否显著,则检验假设 $H_{0A}: \mu_{1j} = \mu_{2j} = \cdots = \mu_{ij} = \cdots = \mu_{rj}(j=1,2,\cdots,s)$,若假设成立,则可以认为因素 A 的影响不显著;如果目的为判断因素 B 的影响是否显著,则检验假设 $H_{0B}: \mu_{i1} = \mu_{i2} = \cdots = \mu_{ij} = \cdots = \mu_{is}(i=1,2,\cdots,r)$。若假设成立,则可以认为因素 B 的影响不显著。若假设 $H_{0AB}: \mu_{ij} = \mu(i=1,2,\cdots,r,i=1,2,\cdots,r)$,假设成立,则可以认为因素 A 与因素 B 的交互作用影响不显著。

可以证明
$$F_A = \frac{rs(t-1)SS_A}{(r-1)SS_e} \sim F((r-1),rs(t-1))$$

$$F_B = \frac{rs(t-1)SS_B}{(s-1)SS_e} \sim F((s-1),rs(t-1))$$

$$F_I = \frac{rs(t-1)SS_I}{(t-1)(s-1)SS_e} \sim F((s-1)(r-1),rs(t-1))$$

给定显著水平 α,如果考察因素 A 的影响,查统计用表 6 得临界值 $F_{A\alpha}((r-1),rs(t-1))$,若 $F_A > F_{A\alpha}((r-1),rs(t-1))$,则认为因素 A 影响显著,否则认为影响不显著。同理因素 B 也类似。如果考察因素 A 与 B 的交互作用的影响,查临界值 $F_{I\alpha}((r-1)(s-1),rs(t-1))$,若 $F_I > F_{I\alpha}((r-1)(s-1),rs(t-1))$ 则认为因素 A、B 交互作用显著,否则认为交互作用不显著。两因素重复试验方差分析见表 9-14。

表 9-14 两因素析因设计(两因素重复试验)方差分析表

方差来源	离差平方和	自由度	方差	F 值	F 临界值	结论
因素 A	SS_A	$r-1$	$\dfrac{SS_A}{r-1}$	$F_A = \dfrac{rs(t-1)SS_A}{(r-1)SS_e}$	$F_{A\alpha}((r-1),rs(t-1))$	
因素 B	SS_B	$s-1$	$\dfrac{SS_B}{s-1}$	$F_B = \dfrac{rs(t-1)SS_B}{(s-1)SS_e}$	$F_{B\alpha}((s-1),rs(t-1))$	
A 与 B 交互作用	SS_I	$(r-1)(s-1)$	$\dfrac{SS_I}{(r-1)(s-1)}$	$F_I = \dfrac{rs(t-1)SS_I}{(t-1)(s-1)SS_e}$	$F_{I\alpha}((r-1)(s-1),rs(t-1))$	
误差	SS_e	$rs(t-1)$	$\dfrac{SS_e}{rs(t-1)}$			
总和	SS	$rst-1$				

例 9-8 为探讨某化学反应中温度和催化剂对收率的影响,有人选了 4 种温度(A)和三种不同的催化剂(B),对所有可能的组合在相同条件下都重复 2 次试验,所有数据如表 9-15,试判断温度、催化剂的作用以及它们之间的交互作用对收率是否有显著影响?

表 9-15　催化剂与温度对效率的影响

催化剂种类 B	温度 A			
	70℃	80℃	90℃	100℃
甲	61,63	64,66	65,66	69,68
乙	63,64	66,67	67,69	68,71
丙	75,67	67,68	69,70	72,74

解　这里 $r=3$，$s=2$，$t=2$。根据计算公式，得方差分析表 9-16。

表 9-16　催化剂与温度对效率影响方差分析表

方差来源	离差平方和	自由度	方差	F 值	F 临界值	结论
温度 A	$SS_A=80.46$	2	52.04167	13.14737	$F_{0.01}(2,12)=6.93$	$**$
种类 B	$SS_B=104.08$	3	26.81944	6.775439	$F_{0.01}(3,12)=5.95$	$**$
A 与 B 交互作用	$SS_I=33.92$	6	5.652778	1.42807	$F_{0.1}(6,12)=2.33$	$P>0.1$
误差 e	$SS_e=47.50$	12	3.958333			
总和	$SS=265.96$	23				

$**$ 表示 $P<0.01$，为有极显著意义。

可以认为因素 A 与 B 对收率有极显著影响，而 A 与 B 的交互作用对其影响不显著。

第五节　正交试验设计

正交试验设计是利用规格化的表格（正交表和交互作用表）来安排与分析多因素多水平试验的一种设计方法，是研究多因素多水平试验的一种高效、快速、经济的设计方法。在多因素、多水平试验中，如果对每个因素的每个水平都互相搭配进行全面试验，需要做的试验次数就会很多。比如对 3 个因素 7 个水平的试验，如果要进行全面试验，就要做 $7^3=343$ 次试验，要花费大量的人力、物力，还要用相当长的时间，显然要进行全面试验是非常困难的。有时，我们应当在不影响试验效果的前提下，尽可能地减少试验次数，正交试验设计就是解决这个问题的有效方法。

一、正交表

正交试验设计有严格的正交表和相对应的交互作用表。正交表是一整套规则的设计表格，是正交试验中用来安排试验、分析试验结果的有力工具，其符号为 $L_n(t^s)$。具体含义如图 9-1。

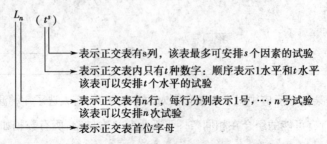

图 9-1　正交表含义

$L_4(2^3)$ 正交表,见表 9-17。例如 $L_9(3^4)$ 是最多可以安排 4 个 3 水平因素,要做 9 次试验的正交表,见表 9-18。正交表根据水平数的不同,可分为等水平表和不等水平表。统计用表 17 提供了常用的正交表,可根据试验因素水平情况选用。

表 9-17　$L_4(2^3)$

试验号	列号			试验号	列号		
	1	2	3		1	2	3
1	1	1	1	3	2	1	2
2	1	2	2	4	2	2	1

表 9-18　$L_9(3^4)$

试验号	列号				试验号	列号			
	1	2	3	4		1	2	3	4
1	1	1	1	1	6	2	3	1	2
2	1	2	2	2	7	3	1	3	2
3	1	3	3	3	8	3	2	1	3
4	2	1	2	3	9	3	3	2	1
5	2	2	3	1					

正交表具有正交性:

(1) 任何一列,各水平出现的次数都相等。例如 $L_4(2^3)$ 中每列的不同数字只有 1 和 2,各出现 2 次。说明在试验安排中,水平整齐可比。

(2) 任意两列的同一行数字构成的有序数对包含了该水平下所有可能的搭配,并且每种数对出现的次数相等。例如 $L_4(2^3)$ 中第 1、2 两列构成的有序数对是(1,1),(1,2),(2,1),(2,2),各出现一次。第 1、3 两列或第 2、3 两列,也是如此。这表明正交表中各因素间水平的搭配非常均衡。

二、用正交表安排试验

对于一项试验研究,首先应根据实验目的拟出要考察的试验因素和水平,确定试验指标。然后进行试验设计。本节将通过一些实例介绍正交试验设计的方法。

1. 交互作用可忽略的多因素试验

例 9-9　为提高穿心莲内酯的提取收率,根据实践经验,对影响提取工艺的四个因素各取两个水平进行考察。试用正交表安排试验方案,其因素水平如表 9-19。

表 9-19　穿心莲内酯提取工艺因素水平表

水平	因素			
	乙醇浓度(A)	溶剂用量(B)	浸渍温度(C)	浸渍时间(D)
1	95%	300mL	70℃	10h
2	80%	500mL	50℃	15h

首先要选用合适的正交表,本例是一个二水平四因素试验,应该从二水平正交表 $L_4(2^3)$、

$L_8(2^7)$、$L_{12}(2^{11})$ 等中选择合适的正交表，$L_4(2^3)$ 只能安排三个因素，不适合。其次要把试验考察的因素安排在正交表上，即进行表头设计。本例有 A、B、C、D 四个因素，每个因素都是二水平，可以选用 $L_8(2^7)$，随机地将 A、B、C、D 安排在 1、2、4、7 列上。见表 9-20。

表 9-20　$L_8(2^7)$ 正交表安排试验

| 试验号 | 列号 | | | | | | | 试验方案 | 试验结果 |
| | A | B | | C | | | D | | |
	1	2	3	4	5	6	7		
1	1	1	1	1	1	1	1	$A_1B_1C_1D_1$	
2	1	1	1	2	2	2	2	$A_1B_1C_2D_2$	
3	1	2	2	1	1	2	2	$A_1B_2C_1D_2$	
4	1	2	2	2	2	1	1	$A_1B_2C_2D_1$	
5	2	1	2	1	2	1	2	$A_2B_1C_1D_2$	
6	2	1	2	2	1	2	1	$A_2B_1C_2D_1$	
7	2	2	1	1	2	2	1	$A_2B_2C_1D_1$	
8	2	2	1	2	1	1	2	$A_2B_2C_2D_2$	

表 9-20 中各列的数字"1""2"分别代表该列因素的相应水平，而每一行相对的水平组合即为一种试验方案。例如第 1 号试验方案为 $A_1B_1C_1D_1$，即用 95%乙醇 300mL 在 70℃下浸渍 10h 进行试验。第 6 号试验方案为 $A_2B_1C_2D_1$，即用 80%乙醇 300mL 在 50℃下浸渍 10h 进行试验。表中共 8 行，需做 8 次试验。注意：表 9-20 中每个因素的列号安排是随机确定的，不同的位置会影响具体的试验方案，所以，应在使用正交表安排试验前确定。

2. 交互作用存在的多因素试验

例 9-10　在例 9-9 提取穿心莲内酯的工艺试验中，如果除了考察 A、B、C、D 四个因素外，还要考察交互作用 $A×B$、$A×C$ 及 $B×C$，进行正交试验设计。

对有交互作用的试验，因素不能任意安排在正交表上，必须利用交互作用表把因素和要考察的交互作用安排在适当的列上，避免不同的因素或交互作用同在一列，以免造成混杂。表头设计时，一般应先安排涉及交互作用多的因素，然后安排涉及交互作用少的，最后安排不涉及交互作用的。就本例而言，可先把因素 A、B 分别安排在第 1、2 列，由 $L_8(2^7)$ 交互作用表（表 9-21）查出 1、2 两列的交互作用反映在第 3 列，所以 A、B 交互作用 $A×B$ 放在第 3 列；然后把 C 安排在第 4 列，则第 1、4 两列的交互作用在第 5 列；而 2、4 两列的交互作用在第 6 列。所以，$A×C$ 放在第 5 列，$B×C$ 应放在第 6 列。D 放在剩下的第 7 列（见表 9-22）。

表 9-21　$L_8(2^7)$ 交互作用表

列号	1	2	3	4	5	6	7
1	(1)	3	2	5	4	7	6
2		(2)	1	6	7	4	5
3			(3)	7	6	5	4
4				(4)	1	2	3
5					(5)	3	2
6						(6)	1
7							(7)

表 9-22　交互作用存在的正交试验安排表

试验号	A	B	A×B	C	A×C	B×C	D	试验方案	穿心莲内酯收率%
	1	2	3	4	5	6	7		
1	1	1	1	1	1	1	1	$A_1B_1C_1D_1$	72
2	1	1	1	2	2	2	2	$A_1B_1C_2D_2$	82
3	1	2	2	1	1	2	2	$A_1B_2C_1D_2$	78
4	1	2	2	2	2	1	1	$A_1B_2C_2D_1$	80
5	2	1	2	1	2	1	2	$A_2B_1C_1D_2$	80
6	2	1	2	2	1	2	1	$A_2B_1C_2D_1$	81
7	2	2	1	1	2	2	1	$A_2B_2C_1D_1$	69
8	2	2	1	2	1	1	2	$A_2B_2C_2D_2$	74

三、正交试验的数据分析

一旦试验方案确定,就必须按各试验方案严格进行试验,并记录试验结果。用正交表安排试验,其结果只是全面试验的部分代表性试验,是否还有比正交表已列试验方案更好的方案呢?接下来的工作就是分析试验所得数据以获得最优决策。正交试验结果的数据分析,要解决如下 3 个问题:①确定因素各水平的优劣;②分析因素的主次;③确定最佳试验方案。下面介绍两种分析正交试验数据的方法:直观分析法和方差分析法。前者直观、简单,但过于粗糙;后者能提供更详细的结论,但计算量稍大。

1. 直观分析法　正交设计的试验安排具有"均匀分散、整齐可比性"的特点,因此可以采用比较直观分析法、简单直观分析法。

例 9-11　例 9-9 试验结果如表 9-23,试对试验结果进行直观分析,判断各因素对穿心莲内酯提取收率的影响主次,确定最佳试验方案。

表 9-23　穿心莲内酯提取收率结果

试验号	A	B		C			D	试验方案	试验结果 y_i
	1	2	3	4	5	6	7		
1	1(95%)	1(300mL)	1	1(70℃)	1	1	1(10h)	$A_1B_1C_1D_1$	72
2	1	1	1	2(50℃)	2	2	2(15h)	$A_1B_1C_2D_2$	82
3	1	2(500mL)	2	1	1	2	2	$A_1B_2C_1D_2$	78
4	1	2	2	2	2	1	1	$A_1B_2C_2D_1$	80
5	2(80%)	1	2	1	2	1	2	$A_2B_1C_1D_2$	80
6	2	1	2	2	1	2	1	$A_2B_1C_2D_1$	81
7	2	2	1	1	2	2	1	$A_2B_2C_1D_1$	69
8	2	2	1	2	1	1	2	$A_2B_2C_2D_2$	74

续表

试验号	列号							试验方案	试验结果 y_i
	A	B		C			D		
	1	2	3	4	5	6	7		
I_i	312	315		299			302		
II_i	304	301		317			314		
$\bar{I}_i$	78	78.75		74.75			75.50		
$\bar{II}_i$	76	75.25		79.25			78.50		
R_i	2	3.5		4.5			3		

解　根据正交表的正交性,用各水平试验结果的平均值分析试验数据,寻求最佳试验条件。

(1) 计算各因素水平的综合平均值及极差:如表9-23中因素 A,用 I_1 表示包含 A_1 水平的4个试验结果之和,用 II_1 表示包含 A_2 水平的4个试验结果之和。其平均值 $\bar{I}_1$、$\bar{II}_1$ 分别为:

$$\bar{I}_1 = \frac{1}{4}(y_1+y_2+y_3+y_4) = \frac{1}{4}(72+82+78+80) = 78$$

$$\bar{II}_1 = \frac{1}{4}(y_5+y_6+y_7+y_8) = \frac{1}{4}(80+81+69+74) = 76$$

$\bar{I}_1$ 和 $\bar{II}_1$ 称为 A_1 水平、A_2 水平的综合平均值,分别反映了 A_1 水平、A_2 水平的试验效果。

因素水平中最大的综合平均值与最小的综合平均值之差称为该因素的极差,用 R_i 表示第 i 列因素的极差。极差的大小反映了因素对试验指标敏感的程度,极差越大,因素越敏感,说明影响程度越大。如因素 A 的极差 $R_1=76-74=2$。同样可得 B、C、D 的各水平综合平均值和极差,结果如表9-23所示。

(2) 比较极差大小判断因素影响顺序:因素极差越大,说明因素的水平改变对试验结果影响也越大,表明该因素对试验指标的影响越重要。因此,根据极差 R_i 大小,因素的主次顺序依次如下(从主到次): C、B、D、A。注意:因素主次的排序不是固定的,它与因素所考察的范围有关。当试验范围或试验条件改变时,其主次关系可能随之改变。

(3) 确定最佳试验方案:由于第1列 A 因素,$\bar{I}_1>\bar{II}_1$,表明 A_1 水平比 A_2 水平好。同理:$\bar{I}_2>\bar{II}_2$,表明 B_1 水平比 B_2 水平好。$\bar{I}_4<\bar{II}_4$,表明 C_2 水平比 C_1 水平好。$\bar{I}_7<\bar{II}_7$,表明 D_2 水平比 D_1 水平好。综合平均值越大,水平越优,各因素最优水平组合在一起就是最佳试验方案。如例9-11中因素 C 应取 C_2 水平,因素 B 应取 B_1 水平,因素 D 应取 D_2 水平,因素 A 原则上可以任取一水平,但取 A_1 水平要比 A_2 水平好些,故取 A_1 水平,可以推测:较佳工艺条件是 $A_1B_1C_2D_2$,即95%的乙醇300mL,控制温度50℃浸渍15小时。这一方案是表9-23中的第2号试验,事实上,也是8个试验中最优的试验结果。数据分析的结果与正交试验的最优结果相一致,若不一致,则需要进一步进行实际试验验证。如果各因素间交互作用可以忽略不计时,所得到的这个最佳工艺条件就是全面试验中的最佳条件。

例9-12　在例9-9提取穿心莲内酯的工艺试验中,如果除考察 A、B、C、D 四个因素外,还要考察交互作用 $A×B$、$A×C$ 及 $B×C$,试用直观分析法寻找最佳工艺条件。

解　对有交互作用的试验,作表头设计,安排试验方案,记录试验结果见表9-22。

用直观分析的方法,计算各列各水平综合平均值和极差,结果见表9-24。由表中末行极差看出,$A×C$及$B×C$的极差较小,说明$A×C$及$B×C$交互作用都很小,可以认为是误差引起的。而由于$A×B$的极差很大,表明$A×B$的交互作用很大,甚至超过A、B的单独作用,这时必须考虑A和B水平的最优搭配。

表9-24　穿心莲内酯提取收率交互作用存在试验数据分析表

试验号	列号							试验方案	提取率(%)
	A	B	$A×B$	C	$A×C$	$B×C$	D		
	1	2	3	4	5	6	7		
1	1	1	1	1	1	1	1	$A_1B_1C_1D_1$	72
2	1	1	1	2	2	2	2	$A_1B_1C_2D_2$	82
3	1	2	2	1	1	2	2	$A_1B_2C_1D_2$	78
4	1	2	2	2	2	1	1	$A_1B_2C_2D_1$	80
5	2	1	2	1	2	1	2	$A_2B_1C_1D_2$	80
6	2	1	2	2	1	2	1	$A_2B_1C_2D_1$	81
7	2	2	1	1	2	2	1	$A_2B_2C_1D_1$	69
8	2	2	1	2	1	1	2	$A_2B_2C_2D_2$	74
I_i	312	315	297	299	305	306	302		
II_i	304	301	319	317	311	310	314		
$\bar{I}_i$	78	78.75	74.25	74.75	76.25	76.50	75.50		
$\bar{II}_i$	76	75.25	79.75	79.25	77.75	77.50	78.50		
R_i	2	3.5	5.5	4.5	1.5	1	3		

根据表9-24试验结果,列出下面二元表,见表9-25。

表9-25　因素A与因素B的交互作用分析表

因素A	因素B	
	B_1	B_2
A_1	$\frac{72+82}{2}=77$	$\frac{78+80}{2}=79$
A_2	$\frac{80+81}{2}=80.5$	$\frac{69+74}{2}=71.5$

比较A、B各水平的4种搭配,以A_2B_1的平均收率最高。因此,当有交互作用$A×B$、$A×C$及$B×C$存在时,最佳试验方案应为$A_2B_1C_2D_2$。这个试验方案在所安排的8次试验中是没有的。这说明用正交表安排试验,只做了全面试验的一部分,可能会漏掉好的试验条件。由于这个方案没有做过试验,可安排几次试验加以验证。

2. 方差分析法　直观分析法简单、直观,计算量较少,便于普及和推广,但它不能区别试验结果的差异是由因素改变所引起的,还是试验的随机波动所引起的。为解决这个问题,需要对试验结果进行方差分析。

方差分析法的基本思想是把由于因素(含交互作用)水平变化所引起试验结果的差异与试验随机误差分开,如果某因素水平的变化所引起试验结果的变动与试验随机误差相差不大,则可认为该因素对试验结果的影响不显著;反之,就可判断该因素对试验结果有显著影响。下面结合实例介绍这种方法。

例 9-13   复方丹参注射液的试制。临床用复方丹参汤(由丹参、葛根、桑寄生、黄精、首乌和甘草组成)治疗冠心病有明显疗效,将其改制成注射液,需考虑以下几个问题:①组方是否合理,能否减少几味药? ②用水煎煮好,还是用乙醇渗漉好? ③用调 pH 除杂好,还是用明胶除杂好? ④需不需要加吐温-80 增溶? 为回答这些问题,归纳出如下试验因素水平表(表9-26)。

表9-26   丹参注射液影响因素与水平

水平	因素				
	A	**B**	**C**	**D**	**E**
1	甘草、桑寄生	丹参	吐温-80	调 pH 除杂	乙醇渗漉
2	0	丹参、黄精、首乌、葛根	0	明胶除杂	水煎煮

根据资料,还需考察交互作用 $C×E$。试验指标是兼顾冠脉血流量和毒性两项指标评分分数。本例宜选择正交表 $L_8(2^7)$ 安排试验,试验结果如表9-27。

表9-27   试验安排表

试验号	列号							试验方案	综合评分值 y_i
	A	**B**	**C**	**D**	**E**	**C×E**			
	1	2	3	4	5	6	7		
1	1	1	1	1	1	1	1	$A_1B_1C_1D_1E_1$	4
2	1	1	1	2	2	2	2	$A_1B_1C_1D_2E_2$	8.7
3	1	2	2	1	1	2	2	$A_1B_2C_2D_1E_1$	8.6
4	1	2	2	2	2	1	1	$A_1B_2C_2D_2E_2$	9.9
5	2	1	2	1	2	1	2	$A_2B_1C_2D_1E_2$	0.3
6	2	1	2	2	1	2	1	$A_2B_1C_2D_2E_1$	6.7
7	2	2	1	1	2	2	1	$A_2B_2C_1D_1E_2$	12.7
8	2	2	1	2	1	1	2	$A_2B_2C_1D_2E_1$	10.7
I_j	31.2	19.7	36.1	25.6	30	24.9	33.3		
II_j	30.4	41.9	25.5	36.0	31.6	36.7	28.3		
R_j	0.8	22.2	10.6	10.4	1.6	11.8	5		
$SS_j=R_j^2/8$	0.08	61.61	14.05	13.52	0.32	17.41	3.13		

由表9-27看出,8次试验结果参差不齐。参差不齐的程度可用其离差平方和来衡量。另一方面,考虑到引起各次试验结果差异的原因,有两种可能:一是由于各因素水平变化造成的,二是试验误差的随机波动。总离差平方和 SS 为:

$$SS = \sum SS_{因素} + SS_e$$

其中,SS_e 为随机误差离差平方和。用正交表安排试验时,应至少留出一列空白列,用来估计试验误差离差平方和 SS_e,若无空白列则应将每种试验方案重复 3~5 次,以估计误差离差平方和 SS_e。

根据方差分析的思想,具体步骤如下:

（1）计算离差平方和　假设共做 n 次试验,每次试验结果为 $y_i(i=1,2,\cdots n)$。SS 反映了 n 次试验结果的总差异。总离差平方和为:

$$SS = \sum_{i=1}^{n}(y_i-\bar{y})^2 = \sum_{i=1}^{n}y_i^2 - CT$$

其中, $CT = \frac{1}{n}\left(\sum_{i=1}^{n}y_i\right)^2$,总自由度 $f_{总}=n-1$

排在第 j 列的因素(含交互作用)共有 k 个水平,每列同水平重复数为 m,可以证明因素 j 各水平变化引起试验结果的离差平方和为:

$$SS_j = \frac{1}{m}\sum_{i=1}^{k}H_{ij}^2 - CT \tag{9-7}$$

其中, H_{ij} 为第 j 个因素第 i 个水平重复 m 次的试验结果之和。对于两水平试验,把式(9-7)整理,可得到两水平更简单的公式:

$$SS_j = \frac{(I_{j1}-II_{j2})^2}{8} \tag{9-8}$$

本例则:

$$CT = \frac{1}{n}\left(\sum_{i=1}^{n}y_i\right)^2 = \frac{61.6^2}{8} = 474.32$$

总离差平方和: $SS = \sum_{i=1}^{n}y_i^2 - CT = (4^2+8.7^2+\cdots+10.7^2)-474.32 = 110.1$ 总自由度: $f_{总}=n-1=8-1=7$。

根据各因素所在列的列号和表 9-27 数据,利用式(9-8),分别计算出各因素的离差平方和:

$$SS_1(SS_A) = \frac{(I_{11}-II_{12})^2}{8} = \frac{(31.2-30.4)^2}{8} = 0.08$$

$$SS_2(SS_B) = \frac{(I_{21}-II_{22})^2}{8} = \frac{(19.7-41.9)^2}{8} = 61.61$$

同理可得: $SS_3(SS_C)=14.05,SS_4(SS_D)=13.52,SS_5(SS_E)=0.32,SS_6(SS_{C\times E})=17.41$。相应各因素自由度为: $f_j=2-1=1$。

对于正交表中的空白列,也可用上述方法计算离差平方和。显然,它们不是因素或交互作用水平变化引起的,可以看作试验误差的离差平方和。所以,计算误差离差平方和,只需把所有空白列的离差平方和相加。其自由度也应把这些空白列的自由度相加。

$$SS_7(SS_e) = \frac{(I_{71}-II_{72})^2}{8} = \frac{(33.3-28.3)^2}{8} = 3.13,f_e=2-1=1$$

根据方差分析的原理有: $SS=SS_A+SS_B+SS_C+SS_D+SS_E+SS_{C\times E}+SS_e$。

上式可帮助检查各种离差平方和的计算结果是否正确。

在计算中,有时非空白列的离均差平方和比误差的离均差平方和还要小,这表明该因素或交互作用对试验结果没有影响或影响甚微,可以认为该列的离差平方和主要是试验误差引起的。为了提高分析精度,常把它们合并在误差离差平方和中一起作为试验误差,相应自由度也应合并在一起。如本例:

$$SS_e = SS_7+SS_A+SS_E = 3.13+0.08+0.32 = 3.53$$

$$f_e = 1+1+1 = 3$$

（2）显著性检验 因素及交互作用是否显著,可通过 F 检验作结论。各因素及误差的方差等于其离差平方和除以相应的自由度,由此,再分别计算 F 值。

$$F = \frac{SS_{因素}/f_{因素}}{SS_e/f_e}$$

本例:$F_B = \frac{SS_B/f_B}{SS_e/f_e} = \frac{61.61/1}{3.53/3} = 52.21$,同理 $F_C = 11.91$,$F_D = 11.46$,$F_{C\times E} = 14.75$。

查统计用表6,$F_{0.05}(1,3) = 10.31$,$F_{0.01}(1,3) = 34.12$,把上面计算结果列入方差分析表（表9-28）。

表9-28 丹参注射液方差分析表

方差来源	离差平方和	自由度	方差	F 值	结论
B	61.61	1	61.61	52.21	＊＊
C	14.05	1	14.05	11.91	＊
D	13.52	1	13.52	11.46	＊
$C\times E$	17.41	1	17.41	14.75	＊
误差 e	3.53	3	1.18		

＊表示 $P<0.05$,为有显著意义;＊＊表示 $P<0.01$,为有极显著意义。

分析表明,因素 B 对试验结果有非常显著的影响,C、D、$C\times E$ 也有显著影响,而 A 和 E 的影响不显著。

从正交试验的观点来看,只选取有显著意义因素的最高水平和交互作用的最优配,确定出最佳方案。不显著的因素,原则上可以根据实际条件（如节能降耗、方便生产等）酌情确定一个水平。如本例,B 可取 B_2,C 可取 C_1,D 可取 D_2。由于 $C\times E$ 有显著意义,从二元表（表9-29）看出,最优搭配是 C_1E_2。因素 A 不显著,表明处方中用不用甘草、桑寄生并不影响方剂的疗效和质量,故取 A_2。

表9-29 因素 C 与因素 E 的交互作用分析表

因素 C	因素 E	
	E_1	E_2
C_1	$\frac{4+10.7}{2} = 7.35$	$\frac{8.7+12.7}{2} = 10.7$
C_2	$\frac{8.6+6.7}{2} = 7.65$	$\frac{9.9+0.3}{2} = 5.1$

综合上述分析,最佳方案为 $A_2B_2C_1D_2E_2$,这个方案表明:丹参、首乌、黄精、葛根为复方丹参注射液的最佳配方。在生产中,用水煎煮比乙醇渗漉好,应该用明胶除杂,加吐温-80增溶。

＊第六节 均匀试验设计

用正交设计安排试验,其试验次数至少为因素水平数平方的整数倍。当科学试验需要考虑水平数较大时,用正交设计安排的试验次数也随之以平方倍增加,有时在实际中往往难以实现。均匀设计是在正交试验设计的基础上,为了降低试验次数而探索出适用于多因素、多水平试验的试验设计方法。

均匀试验设计舍去正交设计的"整齐可比性",让试验点在其试验范围内充分地"均匀分散",使每个试验点有尽可能好的代表性,试验次数大幅度减少。这种单纯的从均匀分散性出发的试验设计称为均匀设计。它特别适合需要考察因素较多,且每个因素变化范围较大的试验设计问题。

一、均匀表

均匀设计的基本思想就是抛开正交设计的"整齐可比"性的特点而只考虑试验点的"均匀分散"性,让试验点在所考察的试验范围内尽量均匀的分布,为了达到均匀布点的目的,与正交设计类似,可以使用均匀设计表(简称均匀表)安排试验。

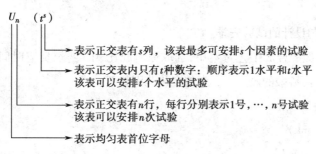

图9-2　均匀表含义

均匀表具有以下特点:

1. 任何一列,各水平仅出现一次。

2. 任何两列的同行码数构成的有序数对仅出现一次。

3. 均匀表中任两列组成的试验方案并不等价。试验点散布并不均匀,因此,每个均匀表都附加了使用表,告诉我们如何挑选相应的列安排试验。

4. 当因素的水平数增加时,试验按水平数的增加量在增加,由于这个特点,使均匀设计更便于使用。

在均匀设计表 $U_n(t^s)$ 中 n 体现了实验组数(次数), t 体现了水平数, s 表示最大可安排的因素数。但均匀设计表只是按均匀原则,选择布点的基础,尚不能直接使用,因为均匀表的各列是不平等的,当水平数相同而因素不同时,挑选的列也不相同,需要查找使用表。使用表最多可安排的因素数都比均匀表列数少。故这是因为均匀设计是数论和多元统计相结合的产物,对数据分析时,依照最小二乘法原理进行回归分析。通常要求均匀满秩。故例如 $U_5(5^4)$ 表最多安排 $s/2+1=4$ 个因素, $U_{11}(11^{10})$ 均匀表最多可安排 $s/2+1=6$ 个因素。

如何选择均匀表呢?用均匀设计表安排试验时,不是有多少列就能安排多少因素,而是比列数少。如 $U_5(5^4)$ 表最多可安排 3 个因素。理论上均匀设计表只能安排 $(s/2+1)$ 个因素 s 为 $U_n(t^3)$ 表中的因素个数。若考察的因素数为 6,根据 $s/2+1=6$ 求出,应选择均匀表 $U_{11}(11^{10})$ 可使实验次数最少,再查与之配套的使用表,选择其中的 1,2,3,5,7,10 六列组成 $U_{11}(11^6)$ 均匀表安排试验。若因素数为 5,则 $s/2+1=5$,求出 $s=8$ 或 9,故仍选择 $U_{11}(11^{10})$ 表。再根据使用表,选择

1,2,3,5,7列组成$U_{11}(11^5)$均匀表安排试验。一般来说因素的水平划分得愈细,均匀性愈好。

二、用均匀表安排试验

利用均匀设计表来安排试验,其步骤和正交设计很相似,通常有如下步骤:

1. 根据试验的目的,确定考察的指标。

2. 选择合适的因素和因素的考察范围。

3. 选择合适该项试验的均匀表,然后根据该表的使用表从中选出列号,将因素分别安排到相应的列号上。

4. 确定各因素的水平,并将这些因素的水平按所在列的指示分别对号入座。最后进行试验。

5. 对试验结果进行分析,确定最佳的试验方案。

三、例题分析

现用实例说明均匀设计的试验安排。

例 9-14 在阿魏酸的合成工艺考察中,选取原料配比、吡啶量、反应时间三个因素进行考察,试验的考察指标是阿魏酸的收率。因素的变化范围如下:

原料配比 A:1.0~3.4

吡啶量 B:10~28(mL)

反应时间 C:0.5~3.5(h)

试用均匀设计安排试验。

对于三个因素,$s/2+1=3$,求出 $s=4$ 或 5,考虑试验的承受程度,选用 $U_7(7^6)$ 均匀表安排试验,根据各因素的变化范围,划分因素水平表9-30:

表 9-30 因素水平表

因素＼水平	1	2	3	4	5	6	7
A	1.0	1.4	1.8	2.2	2.6	3.0	3.4
B	10	13	16	19	22	25	28
C	0.5	1.0	1.5	2.0	2.5	3.0	3.5

由 $U_7(7^6)$ 均匀表的配套使用表可知,应选1,2,3列,因而得下面的试验设计表9-31:

表 9-31 试验设计表

试验号＼列号	1	2	3
1	1	2	3
2	2	4	6
3	3	6	2
4	4	1	5
5	5	3	1
6	6	5	4
7	7	7	7

将各因素所对应的水平值填入表中,得试验表9-32:

表9-32　试验表

试验号 \ 因素	原料配比 A	吡啶量 B(mL)	反应时间 C(h)	阿魏酸收率(%)
1	1.0	13	1.5	0.330
2	1.4	19	3.0	0.366
3	1.8	25	1.0	0.294
4	2.2	10	2.5	0.476
5	2.6	16	0.5	0.209
6	3.0	22	2.0	0.451
7	3.4	28	3.5	0.482

按试验表中每个试验的条件安排试验,将所得结果填入表最右列。

直观上看,试验收率最高为0.482,如果对试验数据不进行统计分析处理,可以认为最优试验方案就是第7号试验,即:配比为3.4,吡啶量28mL,反应时间3.5h。由于均匀设计保证所设计的试验点均匀分布,水平数取得又多,间隔不大,因此,真正的最优条件肯定与此相差下大。如果用正交设计安排这样一个七水平试验,则至少要做49次试验,而全面考察试验点则要43次试验,而均匀设计仅用7次试验就初步完成了考察工作。

均匀设计的特点之一是水平数要大于等于因素个数。因此,如果影响试验的因素较多,水平就应取得多些,而某些试验受条件的限制不可以取那么多的水平,这时可采用拟水平法,就是某一因素的各水平重复使用几次。

四、实验数据的统计分析

前面已经提到,如果试验数据不经统计处理从已做过的试验中挑选结果最好的试验作为最优方案,一般会得到满意的结果,但对试验数据进行统计处理则有希望得到更为有用的信息。均匀设计由于每个因素水平较多,而试验次数又较少,且均匀设计不再具有"整齐可比"的特点,因而分析试验结果时不能采用一般的方差分析法。

利用均匀设计多因素多水平的特点,我们常用多元回归分析(多元逐步回归方法)建立试验结果与多因素之间的回归方程,结合实践经验及专业知识,分析各因素对试验结果的影响。若需要考察因素间交互作用时,一般地,用二次回归分析试验结果与多因素之间的因果关系。

第七节　实例分析:香附不同饮片规格的药理实验比较

香附为妇科常用药,有调经、止痛等功效。对肝气郁结所致月经不调、痛经、腹痛等症最为适宜。本实验的目的是:通过实验数据比较不同炮制方法对香附主要药理作用的影响,为香附炮制的规范化研究,制定其饮片规格标准提供科学依据(文献来源:中药材2007年第30卷第10期1219-1221)。

一、方法与结果

1. 供试液的制备 取生香附、醋香附、酒香附饮片各 1000g,分别加 8 倍量水浸泡 0.5h,加热煎煮 1h,滤过,药渣再加 6 倍量水,煎煮 1h,滤过,合并两次滤液,浓缩至约 2000mL,离心(3000r/min)20min,取上清液,调 pH7.0,并浓缩至 500mL,即得香附 3 种供试液(1mL 供试液相当于原饮片 2g)。

2. 洛氏液的配制 称取氯化钠 9g,氯化钾 0.4g,无水氯化钙 0.1g,碳酸氢钠 0.2g,葡萄糖 1g,先将无水氯化钙用蒸馏水完全溶解,再溶解其他 4 种物质,转移至容量瓶中,用蒸馏水定容至 1000mL。

3. 对在体大鼠子宫平滑肌的作用 选用 180~220g 健康雌性未孕大鼠 40 只,随机均分为 4 组,即洛氏液组、生香附组、醋香附组、酒香附组。按在体子宫实验法,腹腔注射戊巴比妥钠 30mg/kg。麻醉后打开腹腔,找一侧子宫角,在其中点用连有棉线的蛙心夹轻轻夹住,棉线穿过特制的玻璃筒与描记装置相连。待描记曲线稳定后,分别将 1 项下供试液直接加入玻璃筒内,记录子宫的收缩强度和频率。更换供试液时,用吸引法吸出筒内供试液,并用洛氏液冲洗 2~3 次。实验数据以 $\bar{x} \pm S$ 表示,对实验数据进行方差分析,并作组间比较。实验数据和分析结果见表 9-33、表 9-34、表 9-35。

表 9-33 香附不同炮制品对在体大鼠子宫平滑肌收缩的影响

试验号	洛氏液	生香附	醋香附	酒香附
1	2.97	3.57	2.03	5
2	2.9	3.07	2.23	2.63
3	2.33	2.37	1.8	2.3
4	2.87	2.7	2.3	2.3
5	5.07	2.43	2.03	2.07
6	2.6	2.4	2.23	2.83
7	2.67	2.33	1.93	3
8	2.73	3.83	2.27	3.03
9	2.63	2.37	2.37	2.63
10	2.5	3.13	2.23	2.17
$\bar{x} \pm S$	2.93±0.78	2.82±0.55	2.14±0.18	2.80±0.84
RSD(%)	26.55	19.53	8.57	30.21

表 9-34 方差分析表

方差来源	离差平方和	自由度	方差	F 值	临界值	结论
组间	3.832	3	1.277	3.088	2.866($\alpha = 0.05$)	*
组内	14.891	36	0.414			
总和	18.723	39				

表 9-35 香附不同饮片规格的药理实验两两间的比较

$|\bar{x}_i - \bar{x}_j|$	生香附	醋香附	酒香附
洛氏液	0.107	0.785 *	0.131
生香附		0.67 *	0.024
醋香附			0.654 *

* $\alpha = 0.05$

统计结果表明:香附不同炮制方法,对在体大鼠子宫平滑肌的收缩程度有显著影响。醋香附与生香附和酒香附对在体大鼠子宫平滑肌的收缩程度有显著不同,醋香附对在体大鼠子宫平滑肌的收缩程度最弱,生香附和酒香附对在体大鼠子宫平滑肌的收缩程度最强,且两者作用强度无显著差异。

4. 对缩宫素所致大鼠痛经模型的影响　选用120~150g健康雌性大鼠40只,随机均分为4组,即对照组(0.5% CMC-Na)、生香附组、醋香附组、酒香附组。各组大鼠皮下注射己烯雌酚0.4mg/只(第1、5d加倍),每天1次,连续5d,给药组于第2d开始灌胃供试液,连续4d。末次注射己烯雌酚24h,给药40min后,腹腔内注射缩宫素2μL/只,记录30min内大鼠痛经扭体反应发生的次数。实验数据进行方差分析,并作组间比较。实验数据和分析结果见表9-36、表9-37、表9-38。

表9-36　香附不同炮制品对缩宫素所致大鼠扭体影响结果(次)

试验号	洛氏液	生香附	醋香附	酒香附
1	7	6	4	5
2	8	5	2	9
3	9	6	6	6
4	7	5	2	7
5	8	5	5	6
6	8	7	2	8
7	7	7	5	8
8	9	5	5	6
9	10	7	6	7
10	8	5	3	7
$\bar{x} \pm S$	8.1±0.99	5.8±0.92	4.0±1.63	6.9±1.20
RSD(%)	12.28	15.84	40.82	17.35

表9-37　方差分析表

方差来源	离差平方和	自由度	方差	F值	临界值	结论
组间	91.000	3	30.333	20.449	4.377(α=0.01)	＊＊
组内	53.400	36	1.483			
总和	144.400	39				

表9-38　对缩宫素所致大鼠扭体药理实验两两间的比较

$|\bar{x}_i - \bar{x}_j|$	生香附	醋香附	酒香附
洛氏液	2.30＊	4.10＊＊	1.20＊
生香附		1.80＊	1.10
醋香附			2.90＊

　＊α=0.05　＊＊0.01

统计结果表明:香附不同炮制方法,对缩宫素所致大鼠扭体有极显著影响。三种炮制方法与对照组有显著差异;醋香附与生香附和酒香附对缩宫素所致大鼠扭体有显著不同;醋香附对缩宫素所致大鼠扭体最小,生香附和酒香附对缩宫素所致大鼠扭体稍强,且两者作用强度无显著差异。

二、小结与讨论

1. 本实验对醋香附、酒香附、生香附和洛氏液进行比较,结果以醋炙香附对在体大鼠子宫平滑肌的收缩抑制作用和对缩宫素所致大鼠痛经模型的抑制作用最强。醋炙香附使子宫肌张力降低,收缩力减弱,且作用快,持续时间较长,与其他组有显著性差异。这不仅证实了香附传统醋制理论的正确性,为制定香附饮片规格标准提供了科学依据,也为临床上调经、止痛多选用醋香附提供了科学依据。

2. 在"对在体大鼠子宫平滑肌的作用"的实验中,将生香附、醋炙香附、酒炙香附的水提液适当浓缩后,离心,除去药液中大颗粒物质,调至 pH7.0,并置水浴(37%)中保温,以减少药液的颗粒物、pH 值、温度对组织细胞的直接刺激影响。

第八节　常见问题的辨析

一、正交试验方案的合理性解释

我们看到,用正交表安排试验可大大减少试验次数,那么,用正交表设计的一小部分试验能否代表全面试验(如例 1 的试验方案仅安排 8 次试验来代表全面的 16 次试验)?或者说由这一小部分试验的试验结果所得的分析结论能否反映由全面试验的试验结果所做的分析结论?结论是肯定的。这是因为试验设计就是以概率论和数理统计为理论基础,科学地安排多因素试验的一种数学方法,其研究的主要内容就是如何合理安排试验,以使试验次数尽可能少,并能正确分析试验数据。

正交表都具有正交性,体现了试验点具有均匀分散和整齐可比的特点,因此,由正交表设计的试验具有很强的代表性,能够比较全面地反映各因素各水平对指标影响的大致情况。更详细的论述,要涉及较多的代数和概率统计知识,在此从略。

正交试验设计的一般步骤:

1. 明确试验目的,确定考核指标;

2. 挑因素,选水平,制定因素水平表;

3. 根据水平数确定正交表的类型,确定各因素之间是否存在交互作用,进行表头设计;

4. 根据因素数、交互作用、试验成本及选表的要求($df_{表} \geqslant \sum df_{因素} + \sum df_{交互作用}$),确定正交表的大小(正交表的自由度 $df_{表} = n-1$,因素的自由度 $df_{因素} = $ 水平数-1,交互作用的自由度 $df_{A \times B} = df_A \times df_B$);

5. 选定正交表,确定试验方案(计划);

6. 对试验结果进行统计分析;

7. 选出最佳试验方案。

二、均匀设计注意事项

1. 当所研究的因素和水平数目较多时,均匀设计试验法比其他试验设计方法所需的试验次数更少,但不可过分追求少的试验次数,除非有很好的前期工作基础和丰富的经验,否则不要企图通过做很少的试验就可达到试验目的,因为试验结果的处理一般需要采用回归分析方法完成,过少的试验次数很可能导致无法建立有效的模型,也就不能对问题进行深入的分析和研究。一般情况下,建议试验的次数取因素数的 3~5 倍为好。

2. 对于所确定的优化试验条件的评价,一方面要看此条件下指标结果的好坏,另一方面要考虑试验条件是否合理、可行的问题,要权衡利弊,力求达到用最小的付出获取最大收益的效果。

思考与练习九

一、选择题

1. 完全随机设计中,当 $F>F_{1-a}(k-1,N-k)$ (或 $P<\alpha$) 时,可认为 (　　)

　　A. 各样本均值都不相等　　　　　B. 各总体均值相等

　　C. 各总体均值都不相等　　　　　D. 各总体均值不等或不全相等

2. 完全随机设计中,k 个组方差齐性检验拒绝 H_0,可认为 (　　)

　　A. $\sigma_1^2,\sigma_2^2\cdots\cdots\sigma_k^2$ 不全相等　　　B. $\mu_1,\mu_2,\cdots\cdots\mu_k$ 不全相等

　　C. $S_1,S_2,\cdots\cdots S_k$ 不全相等　　　D. $\bar{x}_1,\bar{x}_2,\cdots\cdots\bar{x}_k$ 不全相等

3. 在正交试验设计中,影响试验指标的原因和条件,我们将其称为 (　　)

　　A. 水平或位级　　　　　　　　　B. 因素

　　C. 试验结果　　　　　　　　　　D. 正交表

4. 正交试验设计是解决多因素多水平试验的方法,所谓的"多因素及多水平"是指 (　　)

　　A. 水平个数至少是 2 个,因素个数至多是 2 个

　　B. 水平个数至少是 3 个,因素个数至多是 3 个

　　C. 水平个数至多是 3 个,因素个数至多是 2 个

　　D. 水平个数至多是 4 个,因素个数至少是 3 个

5. 对于 k 处理组,n 个随机区组的随机区组设计,其随机误差离差平方和的自由度为 (　　)

　　A. k　　　　　　　　　　　　　B. n

　　C. $n-k$　　　　　　　　　　　　D. $n-k-1$

二、计算题

1. 研究单味中药对小白鼠细胞免疫机能的影响,把 39 只小白鼠随机分为四组,雌雄各半,用药 15 天后,进行 E-玫瑰花结形成率(E-SFC)测定,结果见表 9-39。对推断三种中药对提高小白鼠细胞免疫机能是否有显著影响?

表 9-39

	对照组	淫羊藿组	党参组	黄芪组
	14	35	21	24
	10	27	24	20
	12	33	18	22
	16	29	17	18
	13	31	22	17
x_{ij}	14	40	19	21
	10	35	18	18
	13	30	23	22
	9	28	20	19
		36	18	23

2. 选用 180~220g 健康雌性未孕大鼠 40 只,随机均分为 4 组,即洛氏液组、生香附组、醋香附组、酒香附组。按在体子宫实验法,记录子宫的收缩强度和频率。实验数据见表 9-40,试选择合适的试验设计方法,对实验数据进行统计分析,推断香附不同炮制品对在体大鼠子宫平滑肌收缩是否有显著的影响?

表 9-40　香附不同炮制品对在体大鼠子宫平滑肌收缩的影响

试验号	洛氏液	生香附	醋香附	酒香附
1	2.97	3.57	2.03	5
2	2.9	3.07	2.23	2.63
3	2.33	2.37	1.8	2.3
4	2.87	2.7	2.3	2.3
5	5.07	2.43	2.03	2.07
6	2.6	2.4	2.23	2.83
7	2.67	2.33	1.93	3
8	2.73	3.83	2.27	3.03
9	2.63	2.37	2.37	2.63
10	2.5	3.13	2.23	2.17
RSD(%)	26.55	19.53	8.57	30.21

3. 提高袋泡剂中的药材浸出率是制备袋泡剂的技术关键。故此,我们探讨浸泡时间和温度两因素与浸出率的关系,六味木香袋泡剂在不同时间和温度与浸出率的试验数据见表 9-41,试判断浸泡时间和温度对浸出率是否有显著影响?

表 9-41

温度 B	浸泡时间 A			
	5min	10min	15min	20min
80℃	24.04	37.91	38.52	39.7
	24.2	39.55	41.62	41.53
90℃	20.61	36.63	40.17	41.32
	23.66	36.62	35.47	41.21
100℃	31.2	42.08	44.25	41.64
	29.4	41.46	42.57	42.91

4. 研究雌螺产卵的最优条件,在$20cm^2$的泥盒里饲养同龄雌螺 10 只,试验条件有 4 个因素(见表 9-42),每个因素 2 个水平。试在考虑温度与含氧量对雌螺产卵有交互作用的情况下安排正交试验。

表 9-42 雌螺产卵条件因素与水平

水平	A 温度(℃)	B 含氧量(%)	C 含水量(%)	D pH 值
1	5	0.5	10	6.0
2	25	5.0	30	8.0

5. 乙醇胺苯磺化反应试验,试验目的在于提高乙醇胺苯的收率因素和水平如下:

表 9-43

水平	反应温度 A	反应时间 B	硫酸浓度 C	操作方法 D
1	50℃	1 小时	17%	搅拌
2	70℃	1 小时	27%	不搅拌

选用正交表 $L_8(2^7)$,试验安排表与试验结果如下,试进行实验数据分析,找出提高乙醇胺苯收率的最佳工艺。

表 9-44 试验安排表与试验结果

	1(A)	2(B)	3(A*B)	4(C)	5(A*C)	6(空白)	7(D)	产率(%)
1	1	1	1	1	1	1	1	65
2	1	1	1	2	2	2	2	74
3	1	2	2	1	1	2	2	71
4	1	2	2	2	2	1	1	73
5	2	1	2	1	2	1	2	70
6	2	1	2	2	1	2	1	73
7	2	2	1	1	2	2	1	62
8	2	2	1	2	1	1	2	67

6. 运用正交试验优选 PVP——碘固体分散物的制备工艺。

选用的因素和水平见下表

表 9-45

水平	溶剂 A	PVP 用量 B(g)	碘用量 C(g)
1	三氧甲烷	15	2.5
2	95%乙醇	20	3.0
3	50%乙醇	25	4.0

试验的考核指标是有效碘的百分量。选用正交表 $L_9(3^4)$。试验的安排及结果如下:

表 9-46

水平	1(A)	2(B)	3(C)	有效碘含量
1	1	3	1	4.56
2	2	2	2	6.82
3	3	1	3	11.00
4	1	2	2	6.33
5	2	1	3	9.04
6	3	3	1	6.39
7	1	1	1	5.32
8	2	3	3	8.99
9	3	2	2	9.29

试对试验进行正交设计,并对试验结果用方差分析法,确定因素的主次及最优组合。

7. 影响阿克拉霉素聚氰基丙烯酸异丁酯毫微粒制备工艺的主要因素及范围如下:

A:聚氰基丙烯酸异丁酯浓度(%)0.4~2.0

B:阿克拉霉素(ACM)浓度(%)0.04~0.20

C:聚醚 F68 浓度(%)0.50~2.50

D:稳定剂 I 浓度(%)0.02~0.18

E:稳定剂 II 浓度(%)0.2~1

F:无水硫酸铜浓度(%)0.80~3.20

G:溶液 pH 值 1.5~3.5

将各因素的范围等分为 5 个水平,并将各水平循环两次成 15 水平(拟水平处理)试:

(1) 画出因素和水平表。

(2) 画出试验方案表,并说明选择均匀设计表的依据及因素安排的列号。

8. 苯达唑透皮吸收制剂配方的优化,根据文献及预先实验结果,确定下列因素及考察范围:

A:DMSO 的用量(mL)2.0~4.5

B:聚乙二醇酯的用量(g)0.1~0.6

C:聚山梨酯 80 的用量(滴)3~8

将各因素等分成 6 个水平,试选择均匀设计表,列出试验方案。

第十章　Excel 软件常见的统计分析

　　Excel 是 Microsoft 公司开发的 office 办公软件中最重要的组件之一,由于其采用电子表格技术,从诞生起便与数据统计有着必然的联系。随着 Excel 版本的逐渐提高,统计分析功能也逐渐强大,其中专为统计设计的各类函数简化了计算。而且通过加载宏添加的数据分析工具更是使复杂的统计分析过程变得快捷和易于实现。

　　Excel 软件的最大优点是普及率高,容易得到,其次是使用简单,不用记许多特殊指令,同时它也能覆盖常用的统计方法,可满足一般工作的需要。另一方面,与许多著名的统计软件(如 SPSS,SAS 等)相比,它也有一些明显的缺点,如自动化程度不高,需要掌握一些基本统计公式,功能不够强大,有些统计计算不能直接计算完成等。

　　本章使用 Excel 2010,并假设读者对 Excel 有一定的了解,因此不再介绍 Excel 的基本用法,主要介绍几种常用的统计计算。

第一节　用 Excel 进行数据整理与统计作图

　　描述统计是对数据最简单的汇总,也是对数据最初始的认识。由于其应用的广泛,Excel 在分析工具中专门编写了"描述统计"宏来实现快捷和智能化的计算。

一、调用 Excel 软件【数据分析】加载宏

　　单击【文件】/【选项】,在【Excel 选项】对话框中选择【加载项】/【管理】/【Excel 加载项】,单击【转到】,出现【加载宏】对话框,选择【分析工具库】【分析工具库 – VBA 函数】,单击【确定】。再单击【数据】菜单,在工具栏处出现【数据分析】选项。如图 10-1 所示。

二、数据的描述性统计

　　例 10-1　某班 20 名学生考试成绩单加载表 10-1 所示,试用分析工具中的描述统计对班级成绩进行分析汇总,并给出相关统计指标。

表 10-1　某班学生成绩

学号	成绩	学号	成绩	学号	成绩	学号	成绩
308101	85	308106	83	308111	83	308116	78
308102	88	308107	69	308112	84	308117	79
308103	92	308108	84	308113	90	308118	86
308104	90	308109	84	308114	91	308119	84
308105	78	308110	87	308115	95	308120	83

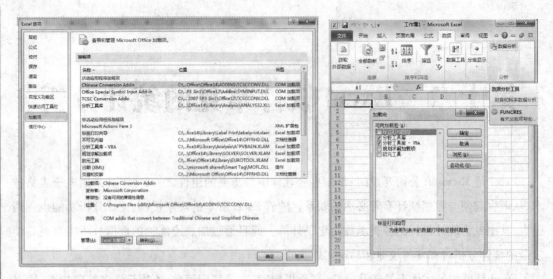

图 10-1 加载数据分析功能示意图

具体操作步骤如下：

（1）新建一个工作表，输入表 10-1 中学生的学号和成绩。

（2）单击【数据】/【数据分析】，出现【数据分析】对话框，选择【描述统计】，单击确定，如图 10-2 所示，出现【描述统计】对话框。

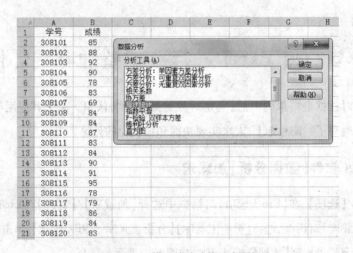

图 10-2 描述统计功能示意图

（3）在【描述统计】对话框中，"输入区域"选择 B1：B21 单元格区域数据（单击【输入区域】，鼠标移到 B1 单元格，点击按住并向下拖动至 B21 单元格，松开鼠标），"分组方式"选中"逐列"，选中"标志位于第一行"，单击选中"输出区域"，鼠标移到并选中 D2 单元格，选中"汇总统计"，选中"平均数置信度"，采用默认给出的 95%，选中"第 K 大值""第 K 小值"，如图 10-3 所示，完成后单击【确定】按钮。

（4）最终结果如图 10-4 所示。

从图 10-4 可以看出，采用分析工具中的描述统计功能，不必利用统计函数或者公式去求解一个统计量，而能直接将平均数、标准差、偏度、峰度等观测数一次给出，使得对数据的统计特性全面而明了，大大提高统计分析的效率。

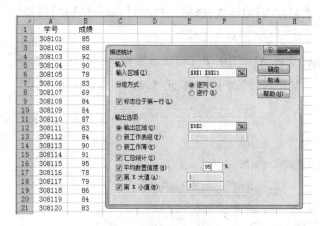

图 10-3 描述统计对话框

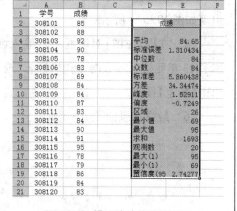

图 10-4 描述统计结果显示图

三、样本直方图

在实际问题中,总体的分布情况往往是不清楚的,利用样本资料作出适当的统计图可以直观观察,当总体的数量指标是连续型随机变量时,可作出样本频率分布密度的直方图,作为总体概率密度函数的近似。

例 10-2 100 包颗粒剂每包称重的数据如下,试推断每包颗粒剂重量的概率分布情况。

表 10-2 100 包颗粒剂每包称重数据(g)

0.89	0.92	0.98	0.91	0.85	0.93	0.89
0.89	0.86	0.87	0.93	0.88	0.82	0.95
0.86	0.85	0.82	0.93	0.96	0.91	0.98
0.95	0.9	0.87	0.88	0.86	0.9	1
0.9	0.95	0.95	0.87	0.87	0.87	0.92
0.95	0.84	0.94	0.92	0.87	0.91	0.86
0.97	0.92	0.89	0.87	0.91	0.92	0.93
0.92	0.92	0.88	0.94	0.78	0.86	0.89
0.88	0.94	0.96	0.89	0.9	0.92	0.92
0.87	0.87	0.89	0.94	0.87	0.87	0.9
0.86	0.92	0.89	0.95	0.92	0.9	0.94
0.97	0.92	0.9	0.91	0.91	0.84	0.93
0.99	0.89	1.03	0.81	0.92	0.86	0.98
0.92	0.84	0.98	0.85	0.91	0.86	0.84
1.06	0.92					

我们可以按照下列步骤作出样本直方图:

解:(1)找出样本数据的最大值和最小值,这里是 0.78 和 1.06。

(2)确定分组的组距和组数,一般按等距分组,当样本容量小于 50 时分为 5~15 组,当样本容量为 100 左右时,分为 7~10 组,当样本容量很大时可分为 10~15 组,本例分为 10 组,$R = 1.06 - 0.78 = 0.28$,由于分 10 组,组距为 0.028,自 0.78 至 1.06 止,共分为 10 个小区间。

(3)新建一个工作表,输入数据,建立组距的起点数据组,如图 10-5 所示。

（4）单击【数据】/【数据分析】，出现【数据分析】对话框，选择【直方图】，单击【确定】按钮，出现如图 10-5 中所示对话框。

（5）在【直方图】对话框中，"输入区域"选择 A1：A101 单元格区域数据，"接收区域"选择 B2：B13 单元格区域数据，选中"标志"选项，"输出区域"选中 D2 单元格，选中"图表输出"选项，单击【确定】按钮。

（6）最终结果如图 10-6 所示。

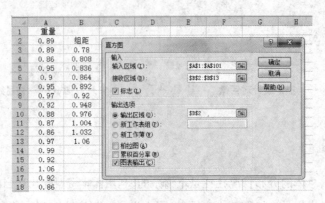

图 10-5　直方图对话框

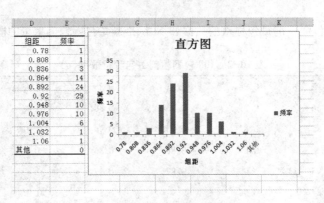

图 10-6　直方图结果显示图

第二节　用 Excel 进行常用分布的概率计算

Excel 可以进行各种常用分布的概率计算，本节介绍二项分布、泊松分布、正态分布等三种常用分布的概率计算。

一、二项分布

Excel 提供了 BINOM. DIST 函数，可以计算二项分布的概率密度函数和累积分布函数。

函数 BINOM. DIST(number_s, trials, probability_s, cumulative)各参数的意义是：

Number_s 为试验成功的次数；

Trials 为独立试验的次数；

Probability_s 为每次试验中成功的概率；

Cumulative 为逻辑值,决定函数的形式。如果为 TRUE,函数 BINOM.DIST 给出累计分布函数,即至多 number_s 次成功的概率;如果为 FALSE,返回概率密度函数,即 number_s 次成功的概率。

例 10-3　设某实验用老鼠正常情况下,受某种病毒感染的概率为 20%,现有 25 只健康老鼠,试分别求有 0~25 只老鼠受感染的概率是多少?

这就成为计算二项分布概率的问题。

可以采用以下步骤计算:

(1) 建立受感染的老鼠只数(0~25)的列数据,如图 10-7。

(2) 将鼠标单击"概率"列"0"行右侧的单元格,即 B2 单元格,计算有 0 只老鼠受感染的概率。单击菜单栏【公式】/【插入函数】,打开【插入函数】对话框,在【选择类别】后的下拉子菜单中选择【统计】,选择 BINOM.DIST 函数,单击【确定】出现【函数参数】对话框,如图 10-8。Number_s 为 A2,Trials 为 25,Probability_s 为 0.2,Cumulative 为 FALSE,单击【确定】可以计算出有 0 只老鼠感染的概率为 0.003777893。单击 B2 单元格,鼠标移到 B2 单元格的右下角,变成黑色+号,按下鼠标左键并向下拖动,在 25 只老鼠处松开左键,这样就可以依次计算出 1~25 只老鼠对应的概率,见表 10-3(所求概率保留三位小数)。从表 10-3 可以看出,正常情况下,按照 20% 的感染率,最可能受感染的只数是 5,概率为 0.196。

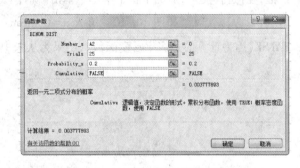

图 10-7　例 10-3 数据录入格式　　　　图 10-8　BINOM.DIST 函数计算过程

表 10-3　25 只老鼠受感染的二项分布概率

受感染的老鼠只数	概率	受感染的老鼠只数	概率	受感染的老鼠只数	概率
0	0.004	9	0.029	19	0.000
1	0.024	10	0.012	20	0.000
2	0.071	11	0.004	21	0.000
3	0.136	12	0.001	22	0.000
4	0.187	13	0.000	23	0.000
5	0.196	14	0.000	24	0.000
6	0.163	15	0.000	25	0.000
7	0.111	16	0.000		
8	0.062	17	0.000		

二、泊松分布

Excel 提供了 POISSON.DIST 函数,可以计算泊松累积分布概率和概率密度函数。

函数 POISSON. DIST(x,mean,cumulative)各参数的意义是：

（1）X 为发生事件数；

（2）Mean 为期望值（泊松分布的均数 λ=np）；

（3）Cumulative 为逻辑值,确定计算的概率分布形式。如果 cumulative 为 TRUE,函数 POIS-SON 返回泊松累积分布概率,即随机事件发生的次数在 0~X 之间（包含 0 和 1）的概率;如果为 FALSE,则返回泊松概率密度函数,即随机事件发生的次数恰好为 x 的概率。

例 10-4 某种彩票每周开奖一次,每次中大奖的概率为十万分之一,若你每周买一张彩票,坚持买了 10 年（1 年 52 周）,试求你从未中过大奖的概率?

采用 Excel 计算步骤如下：

（1）在 sheet 中输入事件数(x)、买彩票次数(n)及每次中大奖的概率(P),利用 np 计算期望值 λ,如图 10-9。

	A	B	C	D	E	F
1	发生事件数	买彩票次数	每次中奖概率	期望值	概率	
2	0	520	0.00001	0.0052		
3						

图 10-9 POISSON 分布概率计算所需参数

（2）鼠标点击"概率"列下的 E_2 单元格,单击菜单【公式】/【插入函数】,打开【插入函数】对话框,在【选择类别】后的下拉子菜单中单击【统计】,选择 POISSON. DIST 函数,单击【确定】出现【函数参数】对话框,如图 10-10。填入 x=0,mean=0.0052 或者依次选择 a2、d4 单元格,填入 FALSE（因为计算的是概率密度函数）,结果为从未中大奖的概率是 0.9948。

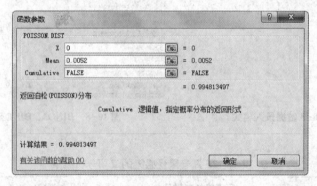

图 10-10 POISSON 函数的概率计算过程

三、正态分布

Excel 中提供了 NORM. DIST 和 NORM. S. DIST 两个函数,分别计算正态分布和标准正态分布的概率;NORM. INV 和 NORM. S. INV 分别对应计算 NORM. DIST 和 NORM. S. DIST 的反函数,即 x 的取值。

函数 NORM. DIST(x,mean,standard_dev,cumulative)和 NORM. INV(probability,mean,standard_dev)各参数的意义是：

（1）X 为需要计算其分布的数值；

（2）Mean 为正态分布的均数；

（3）standard_dev 为正态分布的标准差；

（4）Cumulative 为逻辑值,决定函数的形式。如果为 TRUE,则计算累计分布函数;如果为 FALSE,则计算概率密度函数。

（5）Probability 为正态分布的概率值。

函数 NORM. S. DIST(z,cumulative)和 NORM. S. INV(probabilit)的参数意义是:

（1）Z 为需要计算其分布的数值,即从 $-\infty$ 到 z 值的累积概率分布;

（2）Probability 为标准正态分布的概率值。

例 10-5　某高校高考采用标准化计分方法,并认为考生成绩近似服从正态分布 $N(500, 100)$,如果该省的本科生录取率为 42.5%,问①该省本科生录取分数线应该划定在多少分数线上? ②600 分以上的学生占的百分比为多少?

本例问题①是求正态分布概率分布对应的界值,因为 42.5% 是正态分布的右侧面积,1-42.5%=57.5% 对应的界值即是所求的分数线;问题②是求界值对应的累积概率分布。用 Excel 可以非常简单地计算出。

具体计算步骤如下:

（1）将光标放在 Excel 任一空白单元格上,单击【公式】/【插入函数】/【选择类别】/【统计】,选择 NORM. INV,单击【确定】出现的 NORM. INV 对话框如图 10-11。依次填入 0. 575、500、100。计算结果为 518. 9,即该省本科生分数线应划定在 518 分以上。

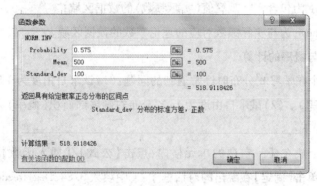

图 10-11　NORM.INV 函数的计算过程

（2）将光标放在 Excel 任一空白单元格上,单击【公式】/【插入函数】/【选择类别】/【统计】,选择 NORM. DIST,单击【确定】出现的 NORM. DIST 对话框如图 10-12。依次填入 600、500、100、TRUE(计算的累积概率)。计算结果为 0. 8413,即该省本科生分数在 600 分以下的学生比例,那么 600 分以上的学生比例为 1-0. 8413=0. 1587,即 15. 87%。

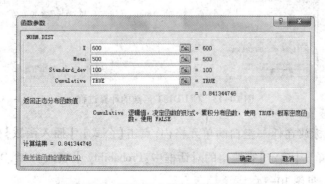

图 10-12　NORM. DIST 函数的计算过程

第三节　用 Excel 进行 χ^2 分布、F 分布的计算

χ^2 分布和 F 分布是常见的抽样分布,Excel 提供了 CHIDIST 和 CHIINV 分别计算 χ^2 分布的单尾概率及其反函数,并且提供了 CHITEST,进行简单的 χ^2 检验,提供了 FDIST 和 FINV 分别计算 F 分布的概率及其反函数。

一、χ^2 分布及 χ^2 检验

χ^2 分布是一种基于正态分布的抽样分布,其基本思想是实际频数与理论频数的接近程度。Excel 提供的函数 CHIDIST 和 CHIINV,在已知自由度情况下,计算某分布的概率或者计算与某概率相对应的界值;提供的函数 CHITEST,可以进行简单的 χ^2 检验。先简单介绍一下这三个函数参数的意义:

CHIDIST(x, deg_freedom) 和 CHIINV(probability, deg_freedom) 中的 X 用来计算分布的数值,probability 为与 χ^2 分布相关的概率,deg_freedom 为自由度的数值。

CHITEST(actual_range, expected_range) 中的参数的意义是:

(1) Actual_range 为包含实际观察值(实际频数)的数据区域;

(2) Expected_range 为与实际频数对应的理论频数的数据区域。

1. χ^2 分布界值与概率的计算

例 10-6　举一个在学习 χ^2 分布时经常遇到的问题:(1)试求自由度为 1 时 $\chi^2 \geqslant 3.84$ 对应的右侧尾部的面积(概率)。(2)试求自由度为 1,χ^2 分布右侧尾部面积(概率)为 0.05 时对应的 χ^2 值。具体计算步骤如下:

(1) 首先把光标放在任一空白的单元格内,点击【公式】/【插入函数】/【选择类别】/【全部】,选择 CHIDIST,单击【确定】在跳出的对话框中:X 中填入 3.84,Deg_freedom 中填入 1。计算结果=0.05。见图 10-13。

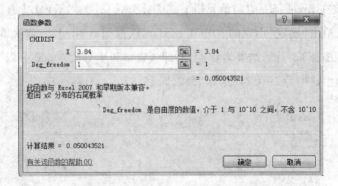

图 10-13　CHIDIST 函数的计算过程

(2) 首先把光标放在任一空白的单元格内,点击【公式】/【插入函数】/【选择类别】/【全部】,选择 CHIINV,单击【确定】在跳出的对话框中:Probability 中填入 0.05,Deg_freedom 中填入 1。计算结果=3.84,见图 10-14。

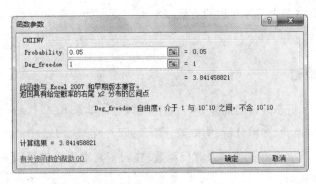

图 10-14　CHIINV 函数的计算过程

2. χ^2 检验　从函数 CHITEST 的参数就可以看出，Excel 提供的检验功能比较简单，而且比较单一，仅适用于独立性检验，如四格表资料、行×列表中两个或多个构成比/率的比较等。

例 10-7　某医师研究物理疗法、药物疗法和外用膏药三种疗法治疗周围性面神经麻痹的疗效，资料见表 10-4。问三种疗法的有效率有无差别。

表 10-4　三种疗法治疗周围性面神经麻痹的疗效

疗法	有效	无效	合计
物理疗法	199	7	206
药物疗法	164	18	182
外用膏药	118	26	144
合计	481	51	532

解:Excel 进行 χ^2 检验步骤如下:

（1）在 Excel 中将表 10-4 的数据录入，见图 10-15。计算每个格子的理论频数，如 B2 单元格的理论频数，把光标放在 B6 单元格，输入" = E2 * B4/E4"，回车。其他格子的理论频数依次计算。

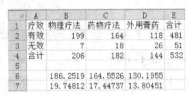

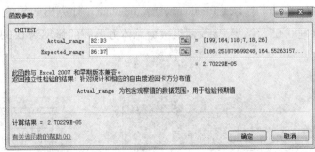

图 10-15　χ^2 检验的数据录入格式及过程

（2）首先把光标放在任一空白的单元格内，点击【公式】/【插入函数】/【选择类别】/【全部】，选择 CHITEST，单击【确定】在【函数参数】对话框中，"Actually_range"选择 B2：D3 单元格区域数据，"Expected_range"选择 B6：D7 单元格区域数据，点击【确定】按钮。

（3）最后的计算结果为三种疗法的有效率相同的概率为 0.000027<0.05，故尚不能认为三种疗法的有效率相同。

二、F 分布及 F 检验

F 分布是一种基于正态分布的抽样分布，是由英国统计学家 R. A. Fisher 最先提出的，故称为 F 分布，用于方差齐性检验、方差分析、协方差分析及回归分析等。Excel 提供了 F. DIST 和 F. INV 两个统计函数分别计算 F 分布的概率及其反函数，在宏工具中也提供了【F-检验，双样本方差】用于双样本方差齐性检验。

在进行两样本均数比较的 t 检验前，要先进行方差齐性检验，也称为 F 检验。

例 10-8　测定功能性子宫出血症中实热组与虚寒组的免疫功能，其淋巴细胞转化率如表 10-5。比较实热组与虚寒组的淋巴细胞转化率两组是否方差齐？

表 10-5　实热组与虚寒组的免疫功能淋巴细胞转化率

分组	n	编号									
		1	2	3	4	5	6	7	8	9	10
实热组	10	0.709	0.755	0.655	0.705	0.723	0.694	0.617	0.672	0.689	0.795
虚寒组	10	0.617	0.608	0.623	0.635	0.593	0.684	0.695	0.718	0.606	0.618

具体步骤如下：

（1）首先，新建一个工作表 sheet1，输入表 10-5 中的数据，建立 3 列 11 行的数据表，第一行为变量名，分别是 code、实热组、虚寒组，见图 10-16。

（2）单击【数据】/【数据分析】，出现【数据分析】对话框，选择【F-检验，双样本方差】，单击【确定】，出现【F-检验，双样本方差】对话框，如图 10-16 所示。

（3）在"变量 1 的区域"选择 B1：B11 单元格区域数据，"变量 2 的区域"选择 C1：C11 单元格区域数据，选中"标志"，在"输出选项"中，可以选择其一，这里选新工作表组，即在同一个 Excel 文件中的 sheet 。单击【确定】。

（4）最终结果见图 10-17。结果给出两个变量的均数、方差、观测值、自由度 df、F 值、$P(F$ 值的右侧尾部概率，等价于用统计函数 F. DIST（x，Deg_freedom1，Deg_freedom2，cumulative）计算出的概率值，此处的 x 就是 F 检验计算出的统计量 F 值、F 单尾临界（即单尾 $F_{0.05}(9,9)$ 界值等价于用统计函数 F. INV（probability，Deg_freedom1，Deg_freedom2）计算出的界值。此处的 probability 是实验规定的检验水准 0.05。结果显示，两组数据总体方差齐的概率为 0.3335>0.05，可以认为两组方差相等。

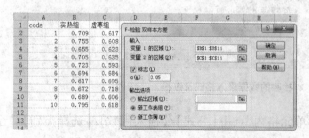

图 10-16　F-检验的数据录入格式及过程

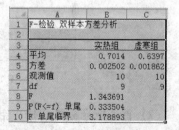

图 10-17　F-检验的结果

第四节　假设检验

假设检验主要分为两种类型:双侧尾检验和单侧尾检验。

当需要检验 $H_0:\sigma=\sigma_0,H_1:\sigma\neq\sigma_0$,就必须使用双侧检验,双侧检验的目的是观察在给定的显著水平下所抽取的样本统计量是否显著异于总体参数。而单侧检验又可分为单侧左尾检验和单侧右尾检验两种,单侧左尾检验用于检测样本统计量是否显著低于总体参数,

$$H_0:\sigma=\sigma_0,H_1:\sigma<\sigma_0$$

单侧右尾检验用于检测样本统计量是否显著高于总体参数:

$$H_0:\sigma=\sigma_0,H_1:\sigma>\sigma_0$$

下面将详细介绍如何在 Excel 中实现不同参数类型的假设检验。

一、两正态总体方差的假设检验

对于来自两个正态总体的样本,其总体方差分别为 σ_1^2 和 σ_2^2,从两个总体中独立地抽取容量为 n_1 和 n_2 的样本,对应的样本方差分别为 S_1 和 S_2,若需要检验 $\sigma_1^2=\sigma_2^2$,则可利用 Excel 分析工具的 F 检验。

例 10-9　合成车间某中间体生产的工艺条件改革后,收率似有提高,但工人师傅反映新工艺的条件不易控制,收率波动较大,为此,对新老工艺分别抽取若干批,结果如表 10-6。试检验推断老师傅反映的问题是否属实。

表 10-6　新老工艺中间体得率数据(%)

老工艺得率	84.0	83.3	82.5	82.0	84.5	83.1	84.1	82.1	83.4	
新工艺得率	86.5	87.7	88.0	87.5	85.6	84.2	86.0	83.2	87.0	86.1

这是一个右侧单尾检验,$H_0:\sigma_1^2=\sigma_2^2$,和 $H_1:\sigma_1^2>\sigma_2^2$。具体操作步骤如下:

(1)　新建工作表,录入表 10-6"新工艺"和"老工艺"的数据,如图 10-18:

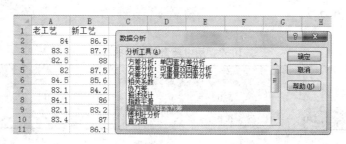

图 10-18　F 检验的数据录入与功能菜单

(2)　单击【数据】/【数据分析】,出现【数据分析】对话框,选择【F 检验,双样本方差】,单击【确定】按钮。

(3)　在出现的【F 检验 双样本方差】对话框中,"变量 1 的区域"选择 A1:A10 单元格区域数据,"变量 2 的区域"选择 B1:B11 单元格区域数据,选中"标志","输出区域"选中 D2 单元格,如图 10-19 所示,单击【确定】按钮。

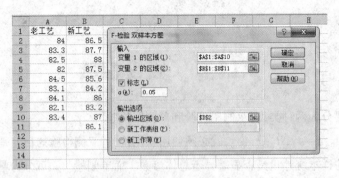

图 10-19　F 检验对话框

（4）最终结果如图 10-20 所示。

由图 10-20 显示的统计数据知道，样本统计量 $F = 0.334373$，其对应的概率 $P = 0.068848 >$ 0.05，说明抽样的结果不是小概率事件，所以接受 $H_0 : \sigma_1^2 = \sigma_2^2$，拒绝 $H_1 : \sigma_1^2 > \sigma_2^2$，说明工人师傅反映的问题显著是有误的。

	A	B	C	D	E	F
1	老工艺	新工艺				
2	84	86.5		F-检验 双样本方差分析		
3	83.3	87.7				
4	82.5	88			老工艺	新工艺
5	82	87.5		平均	83.22222	86.18
6	84.5	85.6		方差	0.791944	2.368444
7	83.1	84.2		观测值	9	10
8	84.1	86		df	8	9
9	82.1	83.2		F	0.334373	
10	83.4	87		P(F<=f) 单尾	0.068848	
11		86.1		F 单尾临界	0.295148	
12						
13						
14						
15						

图 10-20　F 检验显示结果示意图

二、两正态总体均数的假设检验

1. 配对比较

例 10-10　某中药研究所研究试用中药青兰在改变兔脑血流图方面所起的作用，测得用药前后的数据如表 10-7：

表 10-7　用中药青兰前后的数据

编号	1	2	3	4	5
给药前	2.0	5.0	4.0	5.0	6.0
给药后	3.0	6.0	4.5	5.5	8.0

说明青兰究竟有没有改变兔脑血流图的作用。

具体操作如下：

（1）新建工作表，录入表 10-7"给药前"和"给药后"的数据。

（2）单击【数据】/【数据分析】，出现【数据分析】对话框，选择【t-检验，平均值的成对二样本分析】，单击【确定】按钮。

（3）在【t-检验，平均值的成对二样本分析】对话框中，"变量 1 的区域"选中 A1：A6 单元格区域数据,"变量 2 的区域"选中 B1:B6 单元格区域数据,"假设平均差"为 0,选中"标志"选项,"输出区域"选中 D2 单元格,单击【确定】按钮。

（4）最终结果如图 10-21 所示。

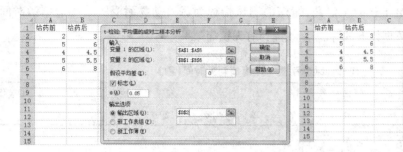

图 10-21 配对比较 t 检验显示结果

由图 10-21 显示的统计数据知道,样本统计量 $t=-3.65148$,其对应的概率 $P=0.021473<0.05$,说明抽样的结果是小概率事件,所以拒绝 $H_0:\mu_1-\mu_2=0$,接受 $H_0:\mu_1-\mu_2\neq0$ 说明该中药青兰对改变兔脑血流有极显著效果。

2. 成组比较

（a）已知 $\sigma_1^2=\sigma_2^2$

例 10-11 合成车间某中间体生产的工艺条件改革后,收率似有提高,为此,对新老工艺分别抽取若干批,结果如表 10-8。

表 10-8 新老工艺中间体得率情况

老工艺得率	84.0	83.3	82.5	82.0	84.5	83.1	84.1	82.1	83.4	
新工艺得率	86.5	87.7	88.0	87.5	85.6	84.2	86.0	83.2	87.0	86.1

试检验推断新、老工艺的收率是否由显著差异?

由 §10-4 例 10-9 知道 $\sigma_1^2=\sigma_2^2$,说明新、老工艺收率的波动性（方差）是显著地相等,下一步检验 $H_0:\mu_1=\mu_2$

具体操作如下:

（1）新建工作表,录入表 10-8"新工艺"和"老工艺"的数据。

（2）单击【数据】/【数据分析】,出现【数据分析】对话框,选择【t-检验 双样本等方差假设】,单击【确定】按钮。

（3）在【t-检验 双样本等方差假设】对话框中,"变量 1 的区域"选择 A1:A10 单元格区域数据,"变量 2 的区域"选择 B1:B11 单元格区域数据,"假设平均差"为 0,选中"标志"选项,"输出区域"选中 D2 单元格,单击【确定】按钮。

（4）最终结果如图 10-22 所示。

由图 10-22 显示的统计数据知道,样本统计量 $t=-5.04748$,其对应的概率双尾 $P=9.92E-05=0.0000992<0.01$,说明抽样的结果是小概

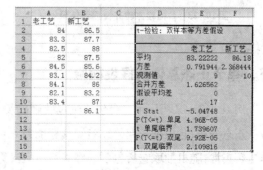

图 10-22 成组比较 t 检验显示结果

率事件，所以拒绝 $H_0: \mu_1 = \mu_2$，接受 $H_1: \mu_1 \neq \mu_2$ 说明新、老工艺的收率有极显著差异。

（b）已知 $\sigma_1^2 \neq \sigma_2^2$

例 10-12 为了检验某一新镇痛药有效性，采用两组大鼠进行比较，对第一组动物给予生理盐水，而对第二组动物给予新的镇痛药，镇痛的测试指标为每一动物耐受一定疼痛刺激时间（秒），两组动物的结果数据如下，试推断新镇痛药有无镇痛效果？

表 10-9　动物耐受一定疼痛刺激时间（秒）

生理盐水组	18	14	16	13	21	24	19	20	24	20
药物组	22	18	31	38	26	28	29	40		

首先检验 $H_0: \sigma_1^2 = \sigma_2^2$

仿 §10-4 例 10-9 操作方法，最终结果如图 10-23 所示：

说明生理盐水组、药物组镇痛时间的波动性（方差）是显著地不相等，下一步检验：

$H_0: \mu_1 = \mu_2$

具体操作如下：

（1）新建工作表，录入表 10-9"生理盐水组"和"药物组"的数据。

（2）单击【数据】/【数据分析】，出现【数据分析】对话框，选择【t 检验 双样本异方差假设】，单击【确定】按钮。

（3）在出现【t 检验 双样本异方差假设】对话框中，"变量 1 的区域"选择 A1:A11 单元格区域数据，"变量 2 的区域"选择 B1:B9 单元格区域数据，选中"标志"选项，默认显著水平为 0.05，"输出区域"选中 D2 单元格，单击【确定】按钮。

（4）最终结果如图 10-24 所示。

由图 10-24 显示的统计数据知道，样本统计量 $t = -3.5051579$，其对应的概率 $P = 0.00567738 < 0.01$，说明抽样的结果是小概率事件，所以拒绝 $H_0: \mu_1 = \mu_2$，接受 $H_1: \mu_1 \neq \mu_2$ 说明新镇痛药有极显著镇痛效果。

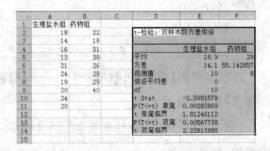

图 10-23　F 检验方差齐性显示结果　　　图 10-24　异方差互相比较检验显示结果

三、单个正态总体的假设检验

例 10-13 某药厂用一台包装机包装硼酸粉，额定标准为每袋净重 0.5kg，设每袋硼酸粉重服从正态分布，且根据长期的经验知其标准差 $\sigma = 0.014$（kg）。某天开工后，为检验包装机的工作是否正常，随机抽取它所包装的硼酸粉 10 袋，称得净重为：

0.496　0.510　0.515　0.506　0.518　0.512　0.524　0.497　0.488　0.511

问这天包装机的工作是否正常？

解：我们假设包装机工作正常，即 $H_0: \mu = 0.05\text{kg}$

选择统计量 $u = \dfrac{\bar{x} - \mu}{\sigma / \sqrt{n}}$，计算一次抽样的统计值，操作如下：

（1）新建工作表，录入"净重"的数据。确定一个单元格，例如单元格 A12。

（2）单击【公式】/【插入函数】，出现【插入函数】对话框，打开"选择类别"项点击【统计】，在"选择函数"项单击【AVERAGE】（计算平均值），单击【确定】按钮。

（3）在出现【函数参数】对话框中，单击【Number1】的折叠按钮，选择"净重"对应的 A_2、A_{11} 单元格区域，返回【函数参数】对话框，完成后单击【确定】按钮。如图 10-25 所示，类似操作可计算标准差值，存储于单元格，例如单元格 A13。

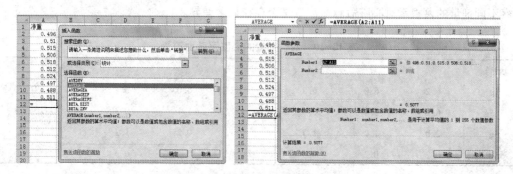

图 10-25　单个总体 t 检验统计过程

（4）选定一个单元格，例如单元格 A15，利用计算公式算出一次抽样的统计量 u 值，如图 10-26 所示：

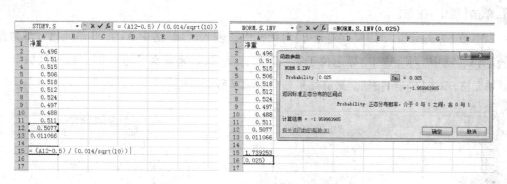

图 10-26　单个总体 t 检验统计推断过程

（5）确定小概率临界值，单击【公式】/【插入函数】，出现【插入函数】对话框，打开"选择类别"项点击【统计】，在"选择函数"项单击【NORM. S. INV】（计算标准正态分布指定概率的临界值），单击【确定】按钮。在【函数参数】对话框中，"Probability"输入 0.025，单击【确定】按钮，计算结果的绝对值即为临界值 $U_{0.05/2}$ 的大小。

（6）比较一次抽样的统计量 u 值与小概率临界值的大小，得出结论。这里 $u = 1.739253 < 1.959963985$，不能拒绝 H_0，说明这天包装机的工作是正常的。

第五节　方差分析

方差分析按照总体的均值仅受一个因素影响还是两个因素影响,可分为单因素方差分析和双因素方差分析,下面详细介绍如何在 Excel 中实现这两种方差分析。

一、单因素方差分析

例 10-14　为考察中药葛根对心脏功能的影响,配制 100mL 含葛根素 1g、1.5g、3g、5g 的药液,用来测定大鼠离体心脏在药液中 7~8min 时间内心脏冠脉血流量,数据如表 10-10 所示。试考察不同剂量的葛根素对心脏冠脉血流量是否存在显著差异。

表 10-10　四种剂量的心脏冠脉血流量

编号	1	2	3	4	5	6	7
1g	6.2	6.0	6.8	1.0	6.0	6.4	12.0
1.5g	6.4	5.4	0.8	0.8	1.1	0.3	1.0
3g	2.0	1.2	1.7	3.2	0.5	1.1	0.5
5g	0.2	0.2	0.5	0.5	0.4	0.3	

采用单因素方差分析予以检验,具体操作如下:

(1) 新建工作表,录入表 10-10 "1g" 至 "5g" 的数据。

(2) 单击【数据】/【数据分析】,出现【数据分析】对话框,选择【方差分析 单因素方差分析】,单击【确定】按钮。

(3) 在【方差分析 单因素方差分析】对话框中,"输入区域" 选中 A1:D8 单元格区域数据,"分组方式" 选中 "列",选中 "标志位于第一行" 选项,默认显著水平为 0.05,"输出区域" 选中 A10 单元格,单击【确定】按钮。最终结果如图 10-27 所示。

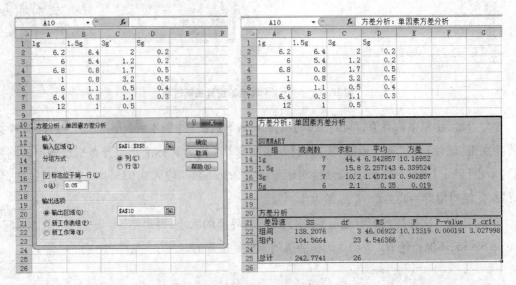

图 10-27　单因素方差分析对话框及显示结果

（4）根据方差分析表显示，做出结论。这里，$F = 10.13319 > 3.027998$，拒绝 H_0，说明四种剂量的葛根对心脏冠脉血流量存在显著差异。

二、双因素方差分析

根据双因素分析中的两因素之间是否存在交互作用可分为无重复双因素方差分析和有重复的双因素方差分析。下面分别讨论如何在 Excel 中实现这两种类型的双因素方差分析。

1. 无重复双因素方差分析　若两因素的交互作用可以忽略不计，实验的结果主要受两个因素的影响，可利用无重复的双因素方差分析判断两因素对实验结果影响的显著性。

例 10-15　某农科所实验在水溶液中种植西红柿，采用了三种施肥方法和四种不同的水温，三种施肥方式是 A_1：一开始就给以全部可溶性肥料；A_2：每两月给以 1/2 的溶液；A_3：每月给以 1/4 的溶液，水温是 4℃、10℃、16℃、20℃，实验结果的亩产量如表 10-11，说明施肥方式和水温各自对产量是否有显著影响。

表 10-11　西红柿的亩产量

水温℃	施肥方式		
	A_1	A_2	A_3
4	20	19	21
10	16	15	14
16	9	10	11
20	8	7	6

具体操作步骤如下：

（1）新建工作表，录入表 10-11 的数据。

（2）单击【数据】/【数据分析】，出现【数据分析】对话框，选择【方差分析 无重复双因素分析】，单击【确定】按钮。

（3）在出现【方差分析 无重复双因素分析】对话框中，"输入区域"选择 B2：E6 单元格区域数据，选中"标志"选项，默认显著水平为 0.05，"输出区域"选中 A8 单元格，单击【确定】按钮。最终结果如图 10-28 所示。

（4）根据方差分析表显示，得出结论。这里，行因素（水温）$F = 78.4 > 4.757063$，拒绝 H_0，说明水温差异对产量有显著差异；列因素（施肥方法）$F = 0.2 < 5.143253$，不能拒绝 H_0，说明施肥方法对产量无显著差异。

2. 有重复双因素方差分析　如果影响实验结果的除了两个因素以外，两个因素之间的交互作用也对实验结果有重要影响，则这类问题为有重复的双因素方差分析。

例 10-16　为了探讨某化学反应中温度和催化剂对收率的影响，选了 4 种温度和三种不同催化剂对所有可能的组合在相同条件下都重复 2 次试验，得数据如下，试判断温度催化剂的作用及他们之间得交互作用对收率是否有显著影响？

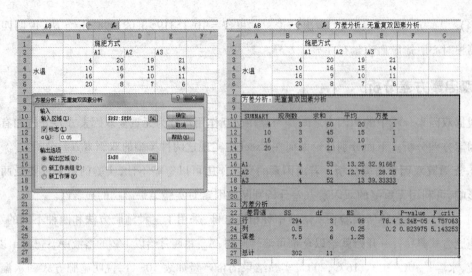

图 10-28 双因素方差分析的对话框及显示结果

表 10-12 不同温度不同催化剂作用对收率的实验数据

催化剂种类	温度（℃）			
	70	80	90	100
甲	61,63	64,66	65,66	69,68
乙	63,64	66,67	67,69	68,71
丙	75,67	67,67	69,70	72,74

具体操作步骤如下：

（1）新建工作表,录入表 10-12 的数据。

（2）单击【数据】/【数据分析】,出现【数据分析】对话框,选择【方差分析 可重复双因素分析】,单击【确定】按钮。

（3）在出现【方差分析 可重复双因素分析】对话框中,"输入区域"选择 B2:F8 单元格区域数据,"每一样本的行数"为 2,默认显著水平为 0.05,"输出区域"选择新工作表组,单击【确定】按钮。最终结果如图 10-29 所示。

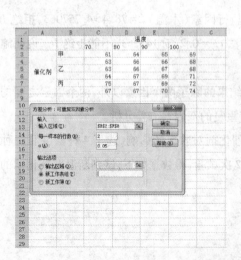

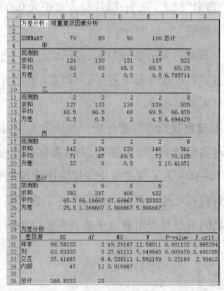

图 10-29 交互作用存在的双因素方差分析

（4）根据方差分析表显示,得出结论。这里,样本因素(催化剂)$F = 12.58511 > 3.885294$,拒绝 H_0,说明催化剂的不同得率的影响有显著差异;列因素(温度)$F = 7.049645 > 3.490295$,拒绝 H_0,说明温度的变化对得率的影响有显著差异,两因素之间的交互作用 $F = 1.592199 < 2.99612$,不能拒绝 H_0,说明交互作用对得率的影响无显著差异。

第六节　相关与回归分析

相关分析按照讨论的相关变量多少可分为简单相关和多元相关(又称复相关),简单相关是指一个因变量与一个自变量的相关关系,而多元相关则是一个因变量与两个或两个以上自变量的相关关系。

这里着重讨论如何应用 Excel 确定和度量变量间的相关与回归分析。

一、散点图

对于两变量相关关系的确定,可以采用散点图法,通过在 Excel 重绘出两变量的散点图,根据散点的分布确定两变量的相关关系,当然散点图仅能定性地确定出相关关系,不能给出定量的度量。

例 10-17　用光电比色计检验尿汞,得尿汞含量 x(mg/L)与消光系数读数 y 的数据如表 10-13,试作出尿汞含量 x 与消光系数读数 y 的散点图。

表 10-13　尿汞含量与消光系数读数测定数据

含量 x(mg/L)	2	4	6	8	10
读数 y	64	138	205	285	320

具体操作步骤如下:

（1）新建工作表,录入表 10-13 的数据。

（2）单击【插入】【散点图】,选择第一个【仅带数据标记的散点图】。如图 10-30 所示。

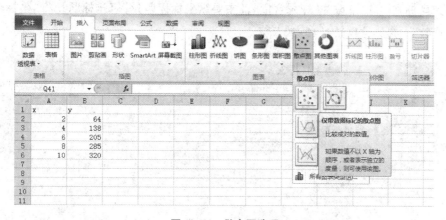

图 10-30　散点图选项

（3）出现【图表工具】菜单,点击【设计】/【选择数据】按钮,出现【选择数据源】对话框,在"图表数据区域"中选择 A2:B6 单元格区域数据,单击【确定】按钮。即做出散点图。如图 10-31(a)所示。

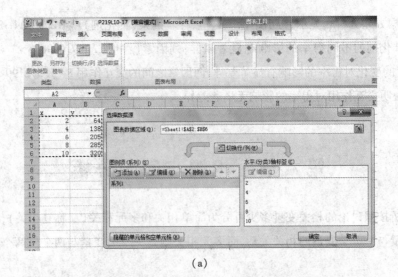

(a)

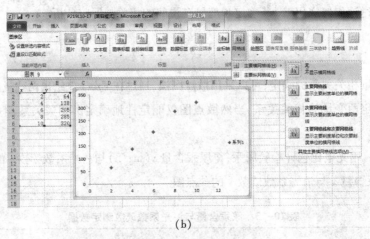

(b)

图 10-31　散点图的操作过程图

（4）在【图表工具】菜单中点击【布局】/【网格线】/【主要横风格线】，选择"无（不显示横风格线）"，如图 10-31（b）所示。

（5）在【图表工具】菜单中点击【布局】/【坐标轴标题】/【主要横坐标轴标题】/【坐标轴下方标题】，将"坐标轴标题"修改为"尿汞含量"；【主要纵坐标标题】/【竖排标题】，将"坐标轴标题"修改为"读数"。最终结果如图 10-32 所示。

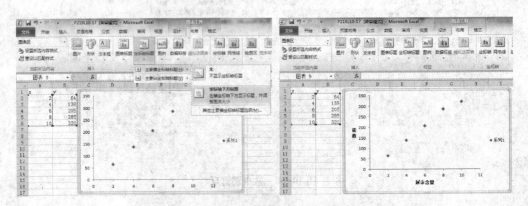

图 10-32　散点图的操作过程及显示结果

NOTE

二、相关系数

采用散点图法仅给出了两变量大致的相关关系,无法准确量出两变量相关程度的大小,也不便于对不同变量间的相关程度进行比较。而此时便函可以采用相关系数法来度量变量间的相关关系。Excel给出了CORREL函数来计算两变量的相关系数。

例 10-18　利用例 10-17 光电比色计检验尿汞测定的数据计算相关系数。

具体操作步骤如下:

(1) 新建一个工作表,输入表 10-13 中的数据。选取任一空白单元格,如 A8。

(2) 单击【公式】/【插入函数】,出现【插入函数】对话框,在"选择类别"项选择【统计】,在"选择函数"项选择【CORREL】(计算两组数据的相关系数),单击【确定】按钮。

(3) 在出现【函数参数】对话框中,"Array1"选择 A2：A6 单元格区域数据,"Array2"选择 B2：B6 单元格区域数据,单击【确定】按钮。如图 10-33 所示。

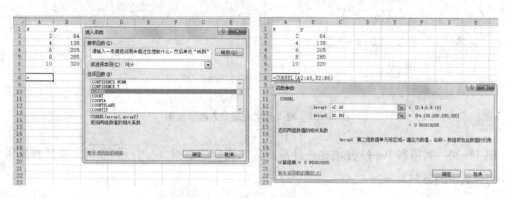

图 10-33　相关系数计算菜单及对话框

(4) 最终结果如图 10-34 所示。

	A	B	C	D	E	F
1	x	y				
2	2	64				
3	4	138				
4	6	205				
5	8	285				
6	10	320				
7						
8	0.993918					
9						
10						
11						
12						

图 10-34　相关系数计算显示结果

三、回归方程

在 Excel 中,实现回归分析主要有三种方法:应用散点图和趋势线实现回归分析,应用回归函数实现回归分析,应用回归分析工具实现回归分析。这里主要介绍应用散点图和回归分析工具实现回归分析。

例 10-19　利用例 10-17 光电比色计检验尿汞测定的数据,应用散点图计算尿汞含量 x 与读数 y 的回归方程。

具体操作步骤如下：

（1）新建工作表，录入表 10-13 的数据，得到散点图。

（2）点击散点图中散点，单击鼠标右键，在出现菜单中选择【添加趋势线】，在出现【设置趋势线格式】对话框中，"趋势预测/回归分析类型"中选择【线性】，选取"显示公式"和"显示 R 平方值"选项，单击【关闭】按钮。

（3）最终结果如图 10-35 所示。

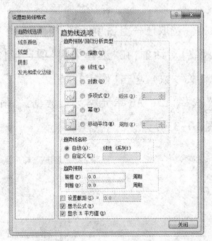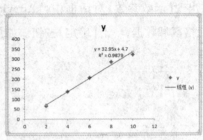

图 10-35 散点图建立回归方程示意图

例 10-20 利用例 10-17 光电比色计检验尿汞测定的数据，应用回归分析工具计算尿汞含量 x 与读数 y 的回归方程。

具体操作步骤如下：

（1）新建工作表，录入表 10-13 的数据。

（2）单击【数据】/【数据分析】，出现【数据分析】对话框，选择【回归】，单击【确定】按钮。

（3）在出现【回归】对话框中，"Y 值输入区域"选择 B1：B6 单元格区域数据，"X 值输入区域"选择 A1：A6 单元格区域数据，选中"标志"选项，"输出区域"选择 D1 单元格，单击【确定】按钮。如图 10-36（a）所示。

（4）最终结果如图 10-36（b）所示。

第一个表格"回归统计"是对两个相关变量的描述性统计表。

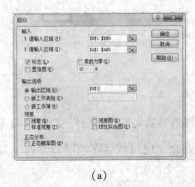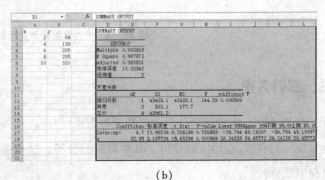

（a）　　　　　　　　　　　　　　（b）

图 10-36

（a）回归分析对话框；（b）回归分析显示结果

第二个表格"方差分析"是回归方程的 F 检验；

第三个表格是回归系数表，"Intercept"是常数项，代表回归方程的截距"a"，"X"或"X Variable"是变量 x 的系数，代表回归方程的斜率"b"。

所以本例中，求得回归方程是 $y=32.95x+4.7$。

思考与练习十

1. 某市对 102 名 7 岁女孩的身高数据测定见表 10-14，试用 Excel 统计软件绘出表 10-14 的直方图。

表 10-14

分组编号 No.	身高分组范围(cm)	频数 f
1	100-	1
2	104-	4
3	108-	10
4	112-	20
5	116-	22
6	120-	20
7	124-	14
8	128-	6
9	132-	4
10	136-140	1

2. 18~24 岁非心脏病死亡的 20 个男子心脏重量(g)如下：

350　320　260　380　270　235　285　300　300　200　275　280　290　310　300　280　300　310　310　320

使用 Excel 2000 统计软件计算 20 个男子心脏的算术平均重量及绝对偏差。

3. 求下表中麻疹病毒特异性 lgG 荧光抗体的平均滴度。

表 10-15

lgG 滴度倒数	例数	lgG 滴度倒数	例数
40	3	320	9
80	22	640	3
180	17	1280	1

使用 Excel 2000 统计软件计算 lgG 滴度倒数的几何平均数。

4. 测定功能性子宫出血症中实热组与虚寒组的免疫功能，其淋巴细胞转化比率如表 10-16，试比较两组的差别($\alpha=0.05$)。

表 10-16

实热组	0.709	0.755	0.655	0.705	0.723					
虚寒组	0.617	0.608	0.623	0.635	0.593	0.684	0.695	0.718	0.606	0.618

5. 用某一方案治疗婴幼儿贫血5例,测得治疗前后血红蛋白含量(g/L)的数据如表10-17,试用 Excel 统计软件推断该方案是否有效?

表 10-17

治疗后含量(g/L)	10.3	10.5	10.8	10.5	10.4
治疗前含量(g/L)	9.1	9.2	9.3	9.4	9.0

6. 为考察三棱莪术液有无抑癌作用,某药物研究院做了如下的药理试验,将35只小白鼠随机分成四组,分别为8只、9只、9只、9只,接种活肿瘤后,注射不同剂量的三棱莪术注射液,半月后称量瘤重,其数据如表10-18,表中 I 组为接种后不加任何处理(空白对照组),II 组、III 组、IV 组分别为接种后注射0.5mL、10mL 和 1.5mL 三棱莪术液,试比较各组瘤之间有无差别? 如有,进行两两间的多重比较。

表 10-18

	I 组	II 组	III 组	IV 组
	3.6	3.0	0.4	3.3
	4.5	2.3	1.7	1.2
	4.2	2.4	2.3	0.0
	4.4	1.1	4.5	2.7
瘤重 $x(g)_{ij}$	3.7	4.0	3.6	3.0
	5.6	3.7	1.3	3.2
	7.0	2.7	3.2	0.6
	5.0	1.9	3.0	1.4
		2.6	2.1	1.2

7. 为了解不同工艺和不同原料对某药得率的影响,对四种不同原料 A1,A2,A3,A4,三种不同工艺 B1,B2,B3 安排试验如下:

表 10-19

	A1	A2	A3	A4
B1	78	84	87	85
B2	81	89	93	89
B3	78	90	89	79

利用 Excel 统计软件说明不同原料和工艺对该药的得率是否有显著影响?

8. 用比色法测定 SiO_2 含量,其数据如下:

表 10-20

SiO_2 含量 X(mg/mL)	0.00	0.02	0.04	0.06	0.08	0.10	0.12
吸收值 Y	0.032	0.135	0.187	0.268	0.359	0.435	0.511

(1) 试用 Excel 统计软件求 X 与 Y 的相关系数 r,并绘出 X 与 Y 的散点图。

(2) 试用 Excel 统计软件求 X 与 Y 的回归方程。

附录　统计用表

1. 标准正态密度函数 $\varphi(x)$ 值表

x	0	0.01	0.02	0.03	0.04	0.05	0.06	0.07	0.08	0.09
0	0.3989	0.3989	0.3989	0.3988	0.3986	0.3984	0.3982	0.3980	0.3977	0.3973
0.1	0.3970	0.3965	0.3961	0.3956	0.3951	0.3945	0.3939	0.3932	0.3925	0.3918
0.2	0.3910	0.3902	0.3894	0.3885	0.3876	0.3867	0.3857	0.3847	0.3836	0.3825
0.3	0.3814	0.3802	0.3790	0.3778	0.3765	0.3752	0.3739	0.3725	0.3712	0.3697
0.4	0.3683	0.3668	0.3653	0.3637	0.3621	0.3605	0.3589	0.3572	0.3555	0.3538
0.5	0.3521	0.3503	0.3485	0.3467	0.3448	0.3429	0.3410	0.3391	0.3372	0.3352
0.6	0.3332	0.3312	0.3292	0.3271	0.3251	0.3230	0.3209	0.3187	0.3166	0.3144
0.7	0.3123	0.3101	0.3079	0.3056	0.3034	0.3011	0.2989	0.2966	0.2943	0.2920
0.8	0.2897	0.2874	0.2850	0.2827	0.2803	0.2780	0.2756	0.2732	0.2709	0.2685
0.9	0.2661	0.2637	0.2613	0.2589	0.2565	0.2541	0.2516	0.2492	0.2468	0.2444
1.0	0.2420	0.2396	0.2371	0.2347	0.2323	0.2299	0.2275	0.2251	0.2227	0.2203
1.1	0.2179	0.2155	0.2131	0.2107	0.2083	0.2059	0.2036	0.2012	0.1989	0.1965
1.2	0.1942	0.1919	0.1895	0.1872	0.1849	0.1826	0.1804	0.1781	0.1758	0.1736
1.3	0.1714	0.1691	0.1669	0.1647	0.1626	0.1604	0.1582	0.1561	0.1539	0.1518
1.4	0.1497	0.1476	0.1456	0.1435	0.1415	0.1394	0.1374	0.1354	0.1334	0.1315
1.5	0.1295	0.1276	0.1257	0.1238	0.1219	0.1200	0.1182	0.1163	0.1145	0.1127
1.6	0.1109	0.1092	0.1074	0.1057	0.1040	0.1023	0.1006	0.0989	0.0973	0.0957
1.7	0.0940	0.0925	0.0909	0.0893	0.0878	0.0863	0.0848	0.0833	0.0818	0.0804
1.8	0.0790	0.0775	0.0761	0.0748	0.0734	0.0721	0.0707	0.0694	0.0681	0.0669
1.9	0.0656	0.0644	0.0632	0.0620	0.0608	0.0596	0.0584	0.0573	0.0562	0.0551
2.0	0.0540	0.0529	0.0519	0.0508	0.0498	0.0488	0.0478	0.0468	0.0459	0.0449
2.1	0.0440	0.0431	0.0422	0.0413	0.0404	0.0396	0.0387	0.0379	0.0371	0.0363
2.2	0.0355	0.0347	0.0339	0.0332	0.0325	0.0317	0.0310	0.0303	0.0297	0.0290
2.3	0.0283	0.0277	0.0270	0.0264	0.0258	0.0252	0.0246	0.0241	0.0235	0.0229
2.4	0.0224	0.0219	0.0213	0.0208	0.0203	0.0198	0.0194	0.0189	0.0184	0.0180
2.5	0.0175	0.0171	0.0167	0.0163	0.0158	0.0154	0.0151	0.0147	0.0143	0.0139
2.6	0.0136	0.0132	0.0129	0.0126	0.0122	0.0119	0.0116	0.0113	0.0110	0.0107
2.7	0.0104	0.0101	0.0099	0.0096	0.0093	0.0091	0.0088	0.0086	0.0084	0.0081
2.8	0.0079	0.0077	0.0075	0.0073	0.0071	0.0069	0.0067	0.0065	0.0063	0.0061
2.9	0.0060	0.0058	0.0056	0.0055	0.0053	0.0051	0.0050	0.0048	0.0047	0.0046
3.0	0.0044	0.0043	0.0042	0.0040	0.0039	0.0038	0.0037	0.0036	0.0035	0.0034
3.1	0.0033	0.0032	0.0031	0.0030	0.0029	0.0028	0.0027	0.0026	0.0025	0.0025
3.2	0.0024	0.0023	0.0022	0.0022	0.0021	0.0020	0.0020	0.0019	0.0018	0.0018
3.3	0.0017	0.0017	0.0016	0.0016	0.0015	0.0015	0.0014	0.0014	0.0013	0.0013
3.4	0.0012	0.0012	0.0012	0.0011	0.0011	0.0010	0.0010	0.0010	0.0009	0.0009

续表

x	0	0.01	0.02	0.03	0.04	0.05	0.06	0.07	0.08	0.09
3.5	0.0009	0.0008	0.0008	0.0008	0.0008	0.0007	0.0007	0.0007	0.0007	0.0006
3.6	0.0006	0.0006	0.0006	0.0005	0.0005	0.0005	0.0005	0.0005	0.0005	0.0004
3.7	0.0004	0.0004	0.0004	0.0004	0.0004	0.0004	0.0003	0.0003	0.0003	0.0003
3.8	0.0003	0.0003	0.0003	0.0003	0.0003	0.0002	0.0002	0.0002	0.0002	0.0002
3.9	0.0002	0.0002	0.0002	0.0002	0.0002	0.0002	0.0002	0.0002	0.0001	0.0001
4.0	0.0001	0.0001	0.0001	0.0001	0.0001	0.0001	0.0001	0.0001	0.0001	0.0001
4.1	0.0001	0.0001	0.0001	0.0001	0.0001	0.0001	0.0001	0.0001	0.0001	0.0001
4.2	0.0001	0.0001	0.0001	0.0001	0.0000	0.0000	0.0000	0.0000	0.0000	0.0000
4.3	0.0000	0.0000	0.0000	0.0000	0.0000	0.0000	0.0000	0.0000	0.0000	0.0000
4.4	0.0000	0.0000	0.0000	0.0000	0.0000	0.0000	0.0000	0.0000	0.0000	0.0000
4.5	0.0000	0.0000	0.0000	0.0000	0.0000	0.0000	0.0000	0.0000	0.0000	0.0000
4.6	0.0000	0.0000	0.0000	0.0000	0.0000	0.0000	0.0000	0.0000	0.0000	0.0000
4.7	0.0000	0.0000	0.0000	0.0000	0.0000	0.0000	0.0000	0.0000	0.0000	0.0000
4.8	0.0000	0.0000	0.0000	0.0000	0.0000	0.0000	0.0000	0.0000	0.0000	0.0000
4.9	0.0000	0.0000	0.0000	0.0000	0.0000	0.0000	0.0000	0.0000	0.0000	0.0000

2. 标准正态分布函数 $\Phi(x)$ 值表

x	0	0.01	0.02	0.03	0.04	0.05	0.06	0.07	0.08	0.09
0.0	0.500000	0.503989	0.507978	0.511966	0.515953	0.519939	0.523922	0.527903	0.531881	0.535856
0.1	0.539828	0.543795	0.547758	0.551717	0.555670	0.559618	0.563559	0.567495	0.571424	0.575345
0.2	0.579260	0.583166	0.587064	0.590954	0.594835	0.598706	0.602568	0.606420	0.610261	0.614092
0.3	0.617911	0.621720	0.625516	0.629300	0.633072	0.636831	0.640576	0.644309	0.648027	0.651732
0.4	0.655422	0.659097	0.662757	0.666402	0.670031	0.673645	0.677242	0.680822	0.684386	0.687933
0.5	0.691462	0.694974	0.698468	0.701944	0.705401	0.708840	0.712260	0.715661	0.719043	0.722405
0.6	0.725747	0.729069	0.732371	0.735653	0.738914	0.742154	0.745373	0.748571	0.751748	0.754903
0.7	0.758036	0.761148	0.764238	0.767305	0.770350	0.773373	0.776373	0.779350	0.782305	0.785236
0.8	0.788145	0.791030	0.793892	0.796731	0.799546	0.802337	0.805105	0.807850	0.810570	0.813267
0.9	0.815940	0.818589	0.821214	0.823814	0.826391	0.828944	0.831472	0.833977	0.836457	0.838913
1.0	0.841345	0.843752	0.846136	0.848495	0.850830	0.853141	0.855428	0.857690	0.859929	0.862143
1.1	0.864334	0.866500	0.868643	0.870762	0.872857	0.874928	0.876976	0.879000	0.881000	0.882977
1.2	0.884930	0.886861	0.888768	0.890651	0.892512	0.894350	0.896165	0.897958	0.899727	0.901475
1.3	0.903200	0.904902	0.906582	0.908241	0.909877	0.911492	0.913085	0.914657	0.916207	0.917736
1.4	0.919243	0.920730	0.922196	0.923641	0.925066	0.926471	0.927855	0.929219	0.930563	0.931888
1.5	0.933193	0.934478	0.935745	0.936992	0.938220	0.939429	0.940620	0.941792	0.942947	0.944083
1.6	0.945201	0.946301	0.947384	0.948449	0.949497	0.950529	0.951543	0.952540	0.953521	0.954486
1.7	0.955435	0.956367	0.957284	0.958185	0.959070	0.959941	0.960796	0.961636	0.962462	0.963273
1.8	0.964070	0.964852	0.965620	0.966375	0.967116	0.967843	0.968557	0.969258	0.969946	0.970621
1.9	0.971283	0.971933	0.972571	0.973197	0.973810	0.974412	0.975002	0.975581	0.976148	0.976705
2.0	0.977250	0.977784	0.978308	0.978822	0.979325	0.979818	0.980301	0.980774	0.981237	0.981691
2.1	0.982136	0.982571	0.982997	0.983414	0.983823	0.984222	0.984614	0.984997	0.985371	0.985738
2.2	0.986097	0.986447	0.986791	0.987126	0.987455	0.987776	0.988089	0.988396	0.988696	0.988989
2.3	0.989276	0.989556	0.989830	0.990097	0.990358	0.990613	0.990863	0.991106	0.991344	0.991576
2.4	0.991802	0.992024	0.992240	0.992451	0.992656	0.992857	0.993053	0.993244	0.993431	0.993613
2.5	0.993790	0.993963	0.994132	0.994297	0.994457	0.994614	0.994766	0.994915	0.995060	0.995201

续表

x	0	0.01	0.02	0.03	0.04	0.05	0.06	0.07	0.08	0.09
2.6	0.995339	0.995473	0.995604	0.995731	0.995855	0.995975	0.996093	0.996207	0.996319	0.996427
2.7	0.996533	0.996636	0.996736	0.996833	0.996928	0.997020	0.997110	0.997197	0.997282	0.997365
2.8	0.997445	0.997523	0.997599	0.997673	0.997744	0.997814	0.997882	0.997948	0.998012	0.998074
2.9	0.998134	0.998193	0.998250	0.998305	0.998359	0.998411	0.998462	0.998511	0.998559	0.998605
3.0	0.998650	0.998694	0.998736	0.998777	0.998817	0.998856	0.998893	0.998930	0.998965	0.998999
3.1	0.999032	0.999065	0.999096	0.999126	0.999155	0.999184	0.999211	0.999238	0.999264	0.999289
3.2	0.999313	0.999336	0.999359	0.999381	0.999402	0.999423	0.999443	0.999462	0.999481	0.999499
3.3	0.999517	0.999534	0.999550	0.999566	0.999581	0.999596	0.999610	0.999624	0.999638	0.999651
3.4	0.999663	0.999675	0.999687	0.999698	0.999709	0.999720	0.999730	0.999740	0.999749	0.999758
3.5	0.999767	0.999776	0.999784	0.999792	0.999800	0.999807	0.999815	0.999822	0.999828	0.999835
3.6	0.999841	0.999847	0.999853	0.999858	0.999864	0.999869	0.999874	0.999879	0.999883	0.999888
3.7	0.999892	0.999896	0.999900	0.999904	0.999908	0.999912	0.999915	0.999918	0.999922	0.999925
3.8	0.999928	0.999931	0.999933	0.999936	0.999938	0.999941	0.999943	0.999946	0.999948	0.999950
3.9	0.999952	0.999954	0.999956	0.999958	0.999959	0.999961	0.999963	0.999964	0.999966	0.999967
4.0	0.999968	0.999970	0.999971	0.999972	0.999973	0.999974	0.999975	0.999976	0.999977	0.999978
4.1	0.999979	0.999980	0.999981	0.999982	0.999983	0.999983	0.999984	0.999985	0.999985	0.999986
4.2	0.999987	0.999987	0.999988	0.999988	0.999989	0.999989	0.999990	0.999990	0.999991	0.999991
4.3	0.999991	0.999992	0.999992	0.999993	0.999993	0.999993	0.999993	0.999994	0.999994	0.999994
4.4	0.999995	0.999995	0.999995	0.999995	0.999996	0.999996	0.999996	0.999996	0.999996	0.999996
4.5	0.999997	0.999997	0.999997	0.999997	0.999997	0.999997	0.999997	0.999998	0.999998	0.999998
4.6	0.999998	0.999998	0.999998	0.999998	0.999998	0.999998	0.999998	0.999998	0.999999	0.999999
4.7	0.999999	0.999999	0.999999	0.999999	0.999999	0.999999	0.999999	0.999999	0.999999	0.999999
4.8	0.999999	0.999999	0.999999	0.999999	0.999999	0.999999	0.999999	0.999999	0.999999	0.999999
4.9	1.000000	1.000000	1.000000	1.000000	1.000000	1.000000	1.000000	1.000000	1.000000	1.000000
5.0	1.000000	1.000000	1.000000	1.000000	1.000000	1.000000	1.000000	1.000000	1.000000	1.000000

3. 标准正态分布临界值表 $p(|u| \geqslant u_{\frac{\alpha}{2}}) = \alpha$

u	0	0.01	0.02	0.03	0.04	0.05	0.06	0.07	0.08	0.09
0	∞	2.5758	2.3263	2.1701	2.0537	1.9600	1.8808	1.8119	1.7507	1.6954
0.1	1.6449	1.5982	1.5548	1.5141	1.4758	1.4395	1.4051	1.3722	1.3408	1.3106
0.2	1.2816	1.2536	1.2265	1.2004	1.1750	1.1503	1.1264	1.1031	1.0803	1.0581
0.3	1.0364	1.0152	0.9945	0.9741	0.9542	0.9346	0.9154	0.8965	0.8779	0.8596
0.4	0.8416	0.8239	0.8064	0.7892	0.7722	0.7554	0.7388	0.7225	0.7063	0.6903
0.5	0.6745	0.6588	0.6433	0.6280	0.6128	0.5978	0.5828	0.5681	0.5534	0.5388
0.6	0.5244	0.5101	0.4959	0.4817	0.4677	0.4538	0.4399	0.4261	0.4125	0.3989
0.7	0.3853	0.3719	0.3585	0.3451	0.3319	0.3186	0.3055	0.2924	0.2793	0.2663
0.8	0.2533	0.2404	0.2275	0.2147	0.2019	0.1891	0.1764	0.1637	0.1510	0.1383
0.9	0.1257	0.1130	0.1004	0.0878	0.0753	0.0627	0.0502	0.0376	0.0251	0.0125

4. X^2 分布临界值表 $P\{X^2(f) > X_\alpha^2(f)\} = \alpha$

f	α											
	0.995	0.99	0.975	0.95	0.9	0.75	0.25	0.1	0.05	0.025	0.01	0.005
1	–	–	0.001	0.004	0.016	0.102	1.323	2.706	3.841	5.024	6.635	7.879
2	0.010	0.020	0.051	0.103	0.211	0.575	2.773	4.605	5.991	7.378	9.210	10.597
3	0.072	0.115	0.216	0.352	0.584	1.213	4.108	6.251	7.815	9.348	11.345	12.838
4	0.207	0.297	0.484	0.711	1.064	1.923	5.385	7.779	9.488	11.143	13.277	14.860
5	0.412	0.554	0.831	1.145	1.610	2.675	6.626	9.236	11.070	12.833	15.086	16.750

续表

f	α											
	0.995	0.99	0.975	0.95	0.9	0.75	0.25	0.1	0.05	0.025	0.01	0.005
6	0.676	0.872	1.237	1.635	2.204	3.455	7.841	10.645	12.592	14.449	16.812	18.548
7	0.989	1.239	1.690	2.167	2.833	4.255	9.037	12.017	14.067	16.013	18.475	20.278
8	1.344	1.646	2.180	2.733	3.490	5.071	10.219	13.362	15.507	17.535	20.090	21.955
9	1.735	2.088	2.700	3.325	4.168	5.899	11.389	14.684	16.919	19.023	21.666	23.589
10	2.156	2.558	3.247	3.940	4.865	6.737	12.549	15.987	18.307	20.483	23.209	25.188
11	2.603	3.053	3.816	4.575	5.578	7.584	13.701	17.275	19.675	21.920	24.725	26.757
12	3.074	3.571	4.404	5.226	6.304	8.438	14.845	18.549	21.026	23.337	26.217	28.300
13	3.565	4.107	5.009	5.892	7.042	9.299	15.984	19.812	22.362	24.736	27.688	29.819
14	4.075	4.660	5.629	6.571	7.790	10.165	17.117	21.064	23.685	26.119	29.141	31.319
15	4.601	5.229	6.262	7.261	8.547	11.037	18.245	22.307	24.996	27.488	30.578	32.801
16	5.142	5.812	6.908	7.962	9.312	11.912	19.369	23.542	26.296	28.845	32.000	34.267
17	5.697	6.408	7.564	8.672	10.085	12.792	20.489	24.769	27.587	30.191	33.409	35.718
18	6.265	7.015	8.231	9.390	10.865	13.675	21.605	25.989	28.869	31.526	34.805	37.156
19	6.844	7.633	8.907	10.117	11.651	14.562	22.718	27.204	30.144	32.852	36.191	38.582
20	7.434	8.260	9.591	10.851	12.443	15.452	23.828	28.412	31.410	34.170	37.566	39.997
21	8.034	8.897	10.283	11.591	13.240	16.344	24.935	29.615	32.671	35.479	38.932	41.401
22	8.643	9.542	10.982	12.338	14.041	17.240	26.039	30.813	33.924	36.781	40.289	42.796
23	9.260	10.196	11.689	13.091	14.848	18.137	27.141	32.007	35.172	38.076	41.638	44.181
24	9.886	10.856	12.401	13.848	15.659	19.037	28.241	33.196	36.415	39.364	42.980	45.559
25	10.520	11.524	13.120	14.611	16.473	19.939	29.339	34.382	37.652	40.646	44.314	46.928
26	11.160	12.198	13.844	15.379	17.292	20.843	30.435	35.563	38.885	41.923	45.642	48.290
27	11.808	12.879	14.573	16.151	18.114	21.749	31.528	36.741	40.113	43.195	46.963	49.645
28	12.461	13.565	15.308	16.928	18.939	22.657	32.620	37.916	41.337	44.461	48.278	50.993
29	13.121	14.256	16.047	17.708	19.768	23.567	33.711	39.087	42.557	45.722	49.588	52.336
30	13.787	14.953	16.791	18.493	20.599	24.478	34.800	40.256	43.773	46.979	50.892	53.672
31	14.458	15.655	17.539	19.281	21.434	25.390	35.887	41.422	44.985	48.232	52.191	55.003
32	15.134	16.362	18.291	20.072	22.271	26.304	36.973	42.585	46.194	49.480	53.486	56.328
33	15.815	17.074	19.047	20.867	23.110	27.219	38.058	43.745	47.400	50.725	54.776	57.648
34	16.501	17.789	19.806	21.664	23.952	28.136	39.141	44.903	48.602	51.966	56.061	58.964
35	17.192	18.509	20.569	22.465	24.797	29.054	40.223	46.059	49.802	53.203	57.342	60.275
36	17.887	19.233	21.336	23.269	25.643	29.973	41.304	47.212	50.998	54.437	58.619	61.581
37	18.586	19.960	22.106	24.075	26.492	30.893	42.383	48.363	52.192	55.668	59.893	62.883
38	19.289	20.691	22.878	24.884	27.343	31.815	43.462	49.513	53.384	56.896	61.162	64.181
39	19.996	21.426	23.654	25.695	28.196	32.737	44.539	50.660	54.572	58.120	62.428	65.476
40	20.707	22.164	24.433	26.509	29.051	33.660	45.616	51.805	55.758	59.342	63.691	66.766
41	21.421	22.906	25.215	27.326	29.907	34.585	46.692	52.949	56.942	60.561	64.950	68.053
42	22.138	23.650	25.999	28.144	30.765	35.510	47.766	54.090	58.124	61.777	66.206	69.336
43	22.859	24.398	26.785	28.965	31.625	36.436	48.840	55.230	59.304	62.990	67.459	70.616
44	23.584	25.148	27.575	29.787	32.487	37.363	49.913	56.369	60.481	64.201	68.710	71.893
45	24.311	25.901	28.366	30.612	33.350	38.291	50.985	57.505	61.656	65.410	69.957	73.166
46	25.041	26.657	29.160	31.439	34.215	39.220	52.056	58.641	62.830	66.617	71.201	74.437
47	25.775	27.416	29.956	32.268	35.081	40.149	53.127	59.774	64.001	67.821	72.443	75.704
48	26.511	28.177	30.755	33.098	35.949	41.079	54.196	60.907	65.171	69.023	73.683	76.969
49	27.249	28.941	31.555	33.930	36.818	42.010	55.265	62.038	66.339	70.222	74.919	78.231
50	27.991	29.707	32.357	34.764	37.689	42.942	56.334	63.167	67.505	71.420	76.154	79.490

5. t 分布临界值表 $p(|t| \geq t_{\frac{\alpha}{2}}) = \alpha$

f	\multicolumn{13}{c}{α}
	0.9	0.8	0.7	0.6	0.5	0.4	0.3	0.2	0.1	0.05	0.02	0.01	0.001
1	0.158	0.325	0.510	0.727	1.000	1.376	1.963	3.078	6.314	12.706	31.821	63.657	636.619
2	0.142	0.289	0.445	0.617	0.816	1.061	1.386	1.886	2.920	4.303	6.965	9.925	31.599
3	0.137	0.277	0.424	0.584	0.765	0.978	1.250	1.638	2.353	3.182	4.541	5.841	12.924
4	0.134	0.271	0.414	0.569	0.741	0.941	1.190	1.533	2.132	2.776	3.747	4.604	8.610
5	0.132	0.267	0.408	0.559	0.727	0.920	1.156	1.476	2.015	2.571	3.365	4.032	6.869
6	0.131	0.265	0.404	0.553	0.718	0.906	1.134	1.440	1.943	2.447	3.143	3.707	5.959
7	0.130	0.263	0.402	0.549	0.711	0.896	1.119	1.415	1.895	2.365	2.998	3.499	5.408
8	0.130	0.262	0.399	0.546	0.706	0.889	1.108	1.397	1.860	2.306	2.896	3.355	5.041
9	0.129	0.261	0.398	0.543	0.703	0.883	1.100	1.383	1.833	2.262	2.821	3.250	4.781
10	0.129	0.260	0.397	0.542	0.700	0.879	1.093	1.372	1.812	2.228	2.764	3.169	4.587
11	0.129	0.260	0.396	0.540	0.697	0.876	1.088	1.363	1.796	2.201	2.718	3.106	4.437
12	0.128	0.259	0.395	0.539	0.695	0.873	1.083	1.356	1.782	2.179	2.681	3.055	4.318
13	0.128	0.259	0.394	0.538	0.694	0.870	1.079	1.350	1.771	2.160	2.650	3.012	4.221
14	0.128	0.258	0.393	0.537	0.692	0.868	1.076	1.345	1.761	2.145	2.624	2.977	4.140
15	0.128	0.258	0.393	0.536	0.691	0.866	1.074	1.341	1.753	2.131	2.602	2.947	4.073
16	0.128	0.258	0.392	0.535	0.690	0.865	1.071	1.337	1.746	2.120	2.583	2.921	4.015
17	0.128	0.257	0.392	0.534	0.689	0.863	1.069	1.333	1.740	2.110	2.567	2.898	3.965
18	0.127	0.257	0.392	0.534	0.688	0.862	1.067	1.330	1.734	2.101	2.552	2.878	3.922
19	0.127	0.257	0.391	0.533	0.688	0.861	1.066	1.328	1.729	2.093	2.539	2.861	3.883
20	0.127	0.257	0.391	0.533	0.687	0.860	1.064	1.325	1.725	2.086	2.528	2.845	3.850
21	0.127	0.257	0.391	0.532	0.686	0.859	1.063	1.323	1.721	2.080	2.518	2.831	3.819
22	0.127	0.256	0.390	0.532	0.686	0.858	1.061	1.321	1.717	2.074	2.508	2.819	3.792
23	0.127	0.256	0.390	0.532	0.685	0.858	1.060	1.319	1.714	2.069	2.500	2.807	3.768
24	0.127	0.256	0.390	0.531	0.685	0.857	1.059	1.318	1.711	2.064	2.492	2.797	3.745
25	0.127	0.256	0.390	0.531	0.684	0.856	1.058	1.316	1.708	2.060	2.485	2.787	3.725
26	0.127	0.256	0.390	0.531	0.684	0.856	1.058	1.315	1.706	2.056	2.479	2.779	3.707
27	0.127	0.256	0.389	0.531	0.684	0.855	1.057	1.314	1.703	2.052	2.473	2.771	3.690
28	0.127	0.256	0.389	0.530	0.683	0.855	1.056	1.313	1.701	2.048	2.467	2.763	3.674
29	0.127	0.256	0.389	0.530	0.683	0.854	1.055	1.311	1.699	2.045	2.462	2.756	3.659
30	0.127	0.256	0.389	0.530	0.683	0.854	1.055	1.310	1.697	2.042	2.457	2.750	3.646
31	0.127	0.256	0.389	0.530	0.682	0.853	1.054	1.309	1.696	2.040	2.453	2.744	3.633
32	0.127	0.255	0.389	0.530	0.682	0.853	1.054	1.309	1.694	2.037	2.449	2.738	3.622
33	0.127	0.255	0.389	0.530	0.682	0.853	1.053	1.308	1.692	2.035	2.445	2.733	3.611
34	0.127	0.255	0.389	0.529	0.682	0.852	1.052	1.307	1.691	2.032	2.441	2.728	3.601
35	0.127	0.255	0.388	0.529	0.682	0.852	1.052	1.306	1.690	2.030	2.438	2.724	3.591
36	0.127	0.255	0.388	0.529	0.681	0.852	1.052	1.306	1.688	2.028	2.434	2.719	3.582
37	0.127	0.255	0.388	0.529	0.681	0.851	1.051	1.305	1.687	2.026	2.431	2.715	3.574
38	0.127	0.255	0.388	0.529	0.681	0.851	1.051	1.304	1.686	2.024	2.429	2.712	3.566
39	0.126	0.255	0.388	0.529	0.681	0.851	1.050	1.304	1.685	2.023	2.426	2.708	3.558
40	0.126	0.255	0.388	0.529	0.681	0.851	1.050	1.303	1.684	2.021	2.423	2.704	3.551
41	0.126	0.255	0.388	0.529	0.681	0.850	1.050	1.303	1.683	2.020	2.421	2.701	3.544
42	0.126	0.255	0.388	0.528	0.680	0.850	1.049	1.302	1.682	2.018	2.418	2.698	3.538
43	0.126	0.255	0.388	0.528	0.680	0.850	1.049	1.302	1.681	2.017	2.416	2.695	3.532
44	0.126	0.255	0.388	0.528	0.680	0.850	1.049	1.301	1.680	2.015	2.414	2.692	3.526
45	0.126	0.255	0.388	0.528	0.680	0.850	1.049	1.301	1.679	2.014	2.412	2.690	3.520
46	0.126	0.255	0.388	0.528	0.680	0.850	1.048	1.300	1.679	2.013	2.410	2.687	3.515
47	0.126	0.255	0.388	0.528	0.680	0.849	1.048	1.300	1.678	2.012	2.408	2.685	3.510
48	0.126	0.255	0.388	0.528	0.680	0.849	1.048	1.299	1.677	2.011	2.407	2.682	3.505
49	0.126	0.255	0.388	0.528	0.680	0.849	1.048	1.299	1.677	2.010	2.405	2.680	3.500
∞	0.126	0.253	0.385	0.524	0.674	0.842	1.036	1.282	1.645	1.960	2.326	2.576	3.291

NOTE

6. F 分布临界值表 $P\{F(f_1,f_2)>F_\alpha(f_1,f_2)\}=\alpha$

$\alpha=0.05$

f_2	1	2	3	4	5	6	7	8	9	10	12	15	20	24	30	40	60	120
1	161.5	199.5	215.7	224.6	230.2	234.0	236.8	238.9	240.5	241.9	243.9	246.0	248.0	249.1	250.1	251.1	252.2	253.3
2	18.51	19.00	19.16	19.25	19.30	19.33	19.35	19.37	19.38	19.40	19.41	19.43	19.45	19.45	19.46	19.47	19.48	19.49
3	10.13	9.55	9.28	9.12	9.01	8.94	8.89	8.85	8.81	8.79	8.74	8.70	8.66	8.64	8.62	8.59	8.57	8.55
4	7.71	6.94	6.59	6.39	6.26	6.16	6.09	6.04	6.00	5.96	5.91	5.86	5.80	5.77	5.75	5.72	5.69	5.66
5	6.61	5.79	5.41	5.19	5.05	4.95	4.88	4.82	4.77	4.74	4.68	4.62	4.56	4.53	4.50	4.46	4.43	4.40
6	5.99	5.14	4.76	4.53	4.39	4.28	4.21	4.15	4.10	4.06	4.00	3.94	3.87	3.84	3.81	3.77	3.74	3.70
7	5.59	4.74	4.35	4.12	3.97	3.87	3.79	3.73	3.68	3.64	3.57	3.51	3.44	3.41	3.38	3.34	3.30	3.27
8	5.32	4.46	4.07	3.84	3.69	3.58	3.50	3.44	3.39	3.35	3.28	3.22	3.15	3.12	3.08	3.04	3.01	2.97
9	5.12	4.26	3.86	3.63	3.48	3.37	3.29	3.23	3.18	3.14	3.07	3.01	2.94	2.90	2.86	2.83	2.79	2.75
10	4.96	4.10	3.71	3.48	3.33	3.22	3.14	3.07	3.02	2.98	2.91	2.85	2.77	2.74	2.70	2.66	2.62	2.58
11	4.84	3.98	3.59	3.36	3.20	3.09	3.01	2.95	2.90	2.85	2.79	2.72	2.65	2.61	2.57	2.53	2.49	2.45
12	4.75	3.89	3.49	3.26	3.11	3.00	2.91	2.85	2.80	2.75	2.69	2.62	2.54	2.51	2.47	2.43	2.38	2.34
13	4.67	3.81	3.41	3.18	3.03	2.92	2.83	2.77	2.71	2.67	2.60	2.53	2.46	2.42	2.38	2.34	2.30	2.25
14	4.60	3.74	3.34	3.11	2.96	2.85	2.76	2.70	2.65	2.60	2.53	2.46	2.39	2.35	2.31	2.27	2.22	2.18
15	4.54	3.68	3.29	3.06	2.90	2.79	2.71	2.64	2.59	2.54	2.48	2.40	2.33	2.29	2.25	2.20	2.16	2.11
16	4.49	3.63	3.24	3.01	2.85	2.74	2.66	2.59	2.54	2.49	2.42	2.35	2.28	2.24	2.19	2.15	2.11	2.06
17	4.45	3.59	3.20	2.96	2.81	2.70	2.61	2.55	2.49	2.45	2.38	2.31	2.23	2.19	2.15	2.10	2.06	2.01
18	4.41	3.55	3.16	2.93	2.77	2.66	2.58	2.51	2.46	2.41	2.34	2.27	2.19	2.15	2.11	2.06	2.02	1.97
19	4.38	3.52	3.13	2.90	2.74	2.63	2.54	2.48	2.42	2.38	2.31	2.23	2.16	2.11	2.07	2.03	1.98	1.93
20	4.35	3.49	3.10	2.87	2.71	2.60	2.51	2.45	2.39	2.35	2.28	2.20	2.12	2.08	2.04	1.99	1.95	1.90
21	4.32	3.47	3.07	2.84	2.68	2.57	2.49	2.42	2.37	2.32	2.25	2.18	2.10	2.05	2.01	1.96	1.92	1.87
22	4.30	3.44	3.05	2.82	2.66	2.55	2.46	2.40	2.34	2.30	2.23	2.15	2.07	2.03	1.98	1.94	1.89	1.84
23	4.28	3.42	3.03	2.80	2.64	2.53	2.44	2.37	2.32	2.27	2.20	2.13	2.05	2.01	1.96	1.91	1.86	1.81
24	4.26	3.40	3.01	2.78	2.62	2.51	2.42	2.36	2.30	2.25	2.18	2.11	2.03	1.98	1.94	1.89	1.84	1.79
25	4.24	3.39	2.99	2.76	2.60	2.49	2.40	2.34	2.28	2.24	2.16	2.09	2.01	1.96	1.92	1.87	1.82	1.77
26	4.23	3.37	2.98	2.74	2.59	2.47	2.39	2.32	2.27	2.22	2.15	2.07	1.99	1.95	1.90	1.85	1.80	1.75
27	4.21	3.35	2.96	2.73	2.57	2.46	2.37	2.31	2.25	2.20	2.13	2.06	1.97	1.93	1.88	1.84	1.79	1.73
28	4.20	3.34	2.95	2.71	2.56	2.45	2.36	2.29	2.24	2.19	2.12	2.04	1.96	1.91	1.87	1.82	1.77	1.71
29	4.18	3.33	2.93	2.70	2.55	2.43	2.35	2.28	2.22	2.18	2.10	2.03	1.94	1.90	1.85	1.81	1.75	1.70
30	4.17	3.32	2.92	2.69	2.53	2.42	2.33	2.27	2.21	2.16	2.09	2.01	1.93	1.89	1.84	1.79	1.74	1.68
31	4.16	3.30	2.91	2.68	2.52	2.41	2.32	2.25	2.20	2.15	2.08	2.00	1.92	1.88	1.83	1.78	1.73	1.67
32	4.15	3.29	2.90	2.67	2.51	2.40	2.31	2.24	2.19	2.14	2.07	1.99	1.91	1.86	1.82	1.77	1.71	1.66
33	4.14	3.28	2.89	2.66	2.50	2.39	2.30	2.23	2.18	2.13	2.06	1.98	1.90	1.85	1.81	1.76	1.70	1.64
34	4.13	3.28	2.88	2.65	2.49	2.38	2.29	2.23	2.17	2.12	2.05	1.97	1.89	1.84	1.80	1.75	1.69	1.63
35	4.12	3.27	2.87	2.64	2.49	2.37	2.29	2.22	2.16	2.11	2.04	1.96	1.88	1.83	1.79	1.74	1.68	1.62
36	4.11	3.26	2.87	2.63	2.48	2.36	2.28	2.21	2.15	2.11	2.03	1.95	1.87	1.82	1.78	1.73	1.67	1.61
37	4.11	3.25	2.86	2.63	2.47	2.36	2.27	2.20	2.14	2.10	2.02	1.95	1.86	1.82	1.77	1.72	1.66	1.60
38	4.10	3.24	2.85	2.62	2.46	2.35	2.26	2.19	2.14	2.09	2.02	1.94	1.85	1.81	1.76	1.71	1.65	1.59
39	4.09	3.24	2.85	2.61	2.46	2.34	2.26	2.19	2.13	2.08	2.01	1.93	1.85	1.80	1.75	1.70	1.65	1.58
40	4.08	3.23	2.84	2.61	2.45	2.34	2.25	2.18	2.12	2.08	2.00	1.92	1.84	1.79	1.74	1.69	1.64	1.58
41	4.08	3.23	2.83	2.60	2.44	2.33	2.24	2.17	2.12	2.07	2.00	1.92	1.83	1.79	1.74	1.69	1.63	1.57
42	4.07	3.22	2.83	2.59	2.44	2.32	2.24	2.17	2.11	2.06	1.99	1.91	1.83	1.78	1.73	1.68	1.62	1.56
43	4.07	3.21	2.82	2.59	2.43	2.32	2.23	2.16	2.11	2.06	1.99	1.91	1.82	1.77	1.72	1.67	1.62	1.55
44	4.06	3.21	2.82	2.58	2.43	2.31	2.23	2.16	2.10	2.05	1.98	1.90	1.81	1.77	1.72	1.67	1.61	1.55
45	4.06	3.20	2.81	2.58	2.42	2.31	2.22	2.15	2.10	2.05	1.97	1.89	1.81	1.76	1.71	1.66	1.60	1.54
46	4.05	3.20	2.81	2.57	2.42	2.30	2.22	2.15	2.09	2.04	1.97	1.89	1.80	1.76	1.71	1.65	1.60	1.53
47	4.05	3.20	2.80	2.57	2.41	2.30	2.21	2.14	2.09	2.04	1.96	1.88	1.80	1.75	1.70	1.65	1.59	1.53
48	4.04	3.19	2.80	2.57	2.41	2.29	2.21	2.14	2.08	2.03	1.96	1.88	1.79	1.75	1.70	1.64	1.59	1.52
49	4.04	3.19	2.79	2.56	2.40	2.29	2.20	2.13	2.08	2.03	1.96	1.88	1.79	1.74	1.69	1.64	1.58	1.52
50	4.03	3.18	2.79	2.56	2.40	2.29	2.20	2.13	2.07	2.03	1.95	1.87	1.78	1.74	1.69	1.63	1.58	1.51

$$\alpha = 0.01$$

f_2	f_1																		
	1	2	3	4	5	6	7	8	9	10	12	15	20	24	30	40	60	120
2	98.50	99.00	99.17	99.25	99.30	99.33	99.36	99.37	99.39	99.46	99.42	99.43	99.45	99.46	99.47	99.47	99.48	99.49
3	34.12	30.82	29.46	28.71	28.24	27.91	27.67	27.49	27.35	27.23	27.05	26.87	26.69	26.60	26.50	26.41	26.32	26.22
4	21.20	18.00	16.69	15.98	15.52	15.21	14.98	14.80	14.66	14.55	14.37	14.20	14.02	13.93	13.84	13.75	13.65	13.56
5	16.26	13.27	12.06	11.39	10.97	10.67	10.46	10.29	10.16	10.05	9.89	9.72	9.55	9.47	9.38	9.29	9.20	9.11
6	13.75	10.92	9.78	9.15	8.75	8.47	8.26	8.10	7.98	7.87	7.72	7.56	7.40	7.31	7.23	7.14	7.06	6.97
7	12.25	9.55	8.45	7.85	7.46	7.19	6.99	6.84	6.72	6.62	6.47	6.31	6.16	6.07	5.99	5.91	5.82	5.74
8	11.26	8.65	7.59	7.01	6.63	6.37	6.18	6.03	5.91	5.81	5.67	5.52	5.36	5.28	5.20	5.12	5.03	4.95
9	10.56	8.02	6.99	6.42	6.06	5.80	5.61	5.47	5.35	5.26	5.11	4.96	4.81	4.73	4.65	4.57	4.48	4.40
10	10.04	7.56	6.55	5.99	5.64	5.39	5.20	5.06	4.94	4.85	4.71	4.56	4.41	4.33	4.25	4.17	4.08	4.00
11	9.65	7.21	6.22	5.67	5.32	5.07	4.89	4.74	4.63	4.54	4.40	4.25	4.10	4.02	3.94	3.86	3.78	3.69
12	9.33	6.93	5.95	5.41	5.06	4.82	4.64	4.50	4.39	4.30	4.16	4.01	3.86	3.78	3.70	3.62	3.54	3.45
13	9.07	6.70	5.74	5.21	4.86	4.62	4.44	4.30	4.19	4.10	3.96	3.82	3.66	3.59	3.51	3.43	3.34	3.25
14	8.86	6.51	5.56	5.04	4.69	4.46	4.28	4.14	4.03	3.94	3.80	3.66	3.51	3.43	3.35	3.27	3.18	3.09
15	8.68	6.36	5.42	4.89	4.56	4.32	4.14	4.00	3.89	3.80	3.67	3.52	3.37	3.29	3.21	3.13	3.05	2.96
16	8.53	6.23	5.29	4.77	4.44	4.20	4.03	3.89	3.78	3.69	3.55	3.41	3.26	3.18	3.10	3.02	2.93	2.84
17	8.40	6.11	5.18	4.67	4.34	4.10	3.93	3.79	3.68	3.59	3.46	3.31	3.16	3.08	3.00	2.92	2.83	2.75
18	8.29	6.01	5.09	4.58	4.25	4.01	3.84	3.71	3.60	3.51	3.37	3.23	3.08	3.00	2.92	2.84	2.75	2.66
19	8.18	5.93	5.01	4.50	4.17	3.94	3.77	3.63	3.52	3.43	3.30	3.15	3.00	2.92	2.84	2.76	2.67	2.58
20	8.10	5.85	4.94	4.43	4.10	3.87	3.70	3.56	3.46	3.37	3.23	3.09	2.94	2.86	2.78	2.69	2.61	2.52
21	8.02	5.78	4.87	4.37	4.04	3.81	3.64	3.51	3.40	3.31	3.17	3.03	2.88	2.80	2.72	2.64	2.55	2.46
22	7.95	5.72	4.82	4.31	3.99	3.76	3.59	3.45	3.35	3.26	3.12	2.98	2.83	2.75	2.67	2.58	2.50	2.40
23	7.88	5.66	4.76	4.26	3.94	3.71	3.54	3.41	3.30	3.21	3.07	2.93	2.78	2.70	2.62	2.54	2.45	2.35
24	7.82	5.61	4.72	4.22	3.90	3.67	3.50	3.36	3.26	3.17	3.03	2.89	2.74	2.66	2.58	2.49	2.40	2.31
25	7.77	5.57	4.68	4.18	3.85	3.63	3.46	3.32	3.22	3.13	2.99	2.85	2.70	2.62	2.54	2.45	2.36	2.27
26	7.72	5.53	4.64	4.14	3.82	3.59	3.42	3.29	3.18	3.09	2.96	2.81	2.66	2.58	2.50	2.42	2.33	2.23
27	7.68	5.49	4.60	4.11	3.78	3.56	3.39	3.26	3.15	3.06	2.93	2.78	2.63	2.55	2.47	2.38	2.29	2.20
28	7.64	5.45	4.57	4.07	3.75	3.53	3.36	3.23	3.12	3.03	2.90	2.75	2.60	2.52	2.44	2.35	2.26	2.17
29	7.60	5.42	4.54	4.04	3.73	3.50	3.33	3.20	3.09	3.00	2.87	2.73	2.57	2.49	2.41	2.33	2.23	2.14
30	7.56	5.39	4.51	4.02	3.70	3.47	3.30	3.17	3.07	2.98	2.84	2.70	2.55	2.47	2.39	2.30	2.21	2.11
31	7.53	5.36	4.48	3.99	3.67	3.45	3.28	3.15	3.04	2.96	2.82	2.68	2.52	2.45	2.36	2.27	2.18	2.09
32	7.50	5.34	4.46	3.97	3.65	3.43	3.26	3.13	3.02	2.93	2.80	2.65	2.50	2.42	2.34	2.25	2.16	2.06
33	7.47	5.31	4.44	3.95	3.63	3.41	3.24	3.11	3.00	2.91	2.78	2.63	2.48	2.40	2.32	2.23	2.14	2.04
34	7.44	5.29	4.42	3.93	3.61	3.39	3.22	3.09	2.98	2.89	2.76	2.61	2.46	2.38	2.30	2.21	2.12	2.02
35	7.42	5.27	4.40	3.91	3.59	3.37	3.20	3.07	2.96	2.88	2.74	2.60	2.44	2.36	2.28	2.19	2.10	2.00
36	7.40	5.25	4.38	3.89	3.57	3.35	3.18	3.05	2.95	2.86	2.72	2.58	2.43	2.35	2.26	2.18	2.08	1.98
37	7.37	5.23	4.36	3.87	3.56	3.33	3.17	3.04	2.93	2.84	2.71	2.56	2.41	2.33	2.25	2.16	2.06	1.96
38	7.35	5.21	4.34	3.86	3.54	3.32	3.15	3.02	2.92	2.83	2.69	2.55	2.40	2.32	2.23	2.14	2.05	1.95
39	7.33	5.19	4.33	3.84	3.53	3.30	3.14	3.01	2.90	2.81	2.68	2.54	2.38	2.30	2.22	2.13	2.03	1.93
40	7.31	5.18	4.31	3.83	3.51	3.29	3.12	2.99	2.89	2.80	2.66	2.52	2.37	2.29	2.20	2.11	2.02	1.92
41	7.30	5.16	4.30	3.81	3.50	3.28	3.11	2.98	2.87	2.79	2.65	2.51	2.36	2.28	2.19	2.10	2.01	1.90
42	7.28	5.15	4.29	3.80	3.49	3.27	3.10	2.97	2.86	2.78	2.64	2.50	2.34	2.26	2.18	2.09	1.99	1.89
43	7.26	5.14	4.27	3.79	3.48	3.25	3.09	2.96	2.85	2.76	2.63	2.49	2.33	2.25	2.17	2.08	1.98	1.88
44	7.25	5.12	4.26	3.78	3.47	3.24	3.08	2.95	2.84	2.75	2.62	2.47	2.32	2.24	2.15	2.07	1.97	1.87
45	7.23	5.11	4.25	3.77	3.45	3.23	3.07	2.94	2.83	2.74	2.61	2.46	2.31	2.23	2.14	2.05	1.96	1.85
46	7.22	5.10	4.24	3.76	3.44	3.22	3.06	2.93	2.82	2.73	2.60	2.45	2.30	2.22	2.13	2.04	1.95	1.84
47	7.21	5.09	4.23	3.75	3.43	3.21	3.05	2.92	2.81	2.72	2.59	2.44	2.29	2.21	2.12	2.03	1.94	1.83
48	7.19	5.08	4.22	3.74	3.43	3.20	3.04	2.91	2.80	2.71	2.58	2.44	2.28	2.20	2.12	2.02	1.93	1.82
49	7.18	5.07	4.21	3.73	3.42	3.19	3.03	2.90	2.79	2.71	2.57	2.43	2.27	2.19	2.11	2.02	1.92	1.81
50	7.17	5.06	4.20	3.72	3.41	3.19	3.02	2.89	2.78	2.70	2.56	2.42	2.27	2.18	2.10	2.01	1.91	1.80

7. 多重比较的 q 分布临界值表 $P\{q(k,f_e)>q_\alpha(k,f_e)\}=\alpha$

$\alpha=0.05$

f_e	k																		
	2	3	4	5	6	7	8	9	10	11	12	13	14	15	16	17	18	19	20
1	17.97	26.98	32.82	37.08	40.41	43.12	45.40	47.36	49.07	50.59	51.96	51.96	54.33	55.34	56.30	57.22	58.04	58.83	59.56
2	6.08	8.33	9.80	10.88	11.74	12.44	13.03	13.54	13.99	14.39	14.75	15.08	15.38	15.65	15.91	16.14	16.37	16.57	16.77
3	4.50	5.91	6.82	7.50	8.04	8.46	8.85	9.18	9.46	9.72	9.95	10.15	10.35	10.52	10.69	10.84	10.98	11.11	11.24
4	3.93	5.04	5.76	6.29	6.71	7.05	7.35	7.60	7.83	8.03	8.21	8.37	8.52	8.66	8.79	8.91	9.03	9.13	9.23
5	3.64	4.60	5.22	5.67	6.03	6.33	6.58	6.80	6.99	7.17	7.32	7.47	7.60	7.72	7.83	7.93	8.03	8.12	8.21
6	3.46	4.34	4.90	5.30	5.63	5.90	6.12	6.32	6.49	6.65	6.79	6.92	7.03	7.14	7.24	7.34	7.43	7.10	7.59
7	3.34	4.16	4.68	5.06	5.36	5.61	5.82	6.00	6.16	6.3	6.43	6.55	6.66	6.76	6.85	6.94	7.02	7.09	7.17
8	3.26	4.04	4.53	4.89	5.17	5.40	5.60	5.77	5.92	6.05	6.18	6.29	6.39	6.48	6.57	6.65	6.73	6.80	6.87
9	3.20	3.95	4.41	4.76	5.02	5.24	5.43	5.59	5.74	5.87	5.98	6.09	6.19	6.28	6.36	6.44	6.51	6.58	6.64
10	3.15	3.88	4.33	4.65	4.91	5.12	5.30	5.46	5.60	5.72	5.83	5.93	6.03	6.11	6.19	6.27	6.34	6.4	6.47
11	3.11	3.82	4.26	4.57	4.82	5.03	5.20	5.35	5.49	5.61	5.71	5.81	5.90	5.98	6.06	6.13	6.20	6.27	6.33
12	3.08	3.77	4.20	4.51	4.75	4.95	5.12	5.27	5.39	5.51	5.61	5.71	5.80	5.88	5.95	6.02	6.09	6.15	6.21
13	3.06	3.73	4.15	4.45	4.69	4.88	5.05	5.19	5.32	5.43	5.53	5.63	5.71	5.79	5.86	5.93	5.99	6.05	6.11
14	3.03	3.70	4.11	4.41	4.64	4.83	4.99	5.13	5.25	5.36	5.46	5.55	5.64	5.71	5.79	5.85	5.91	5.97	6.03
15	3.01	3.67	4.08	4.37	4.59	4.78	4.94	5.08	5.2	5.31	5.40	5.49	5.57	5.65	5.72	5.78	5.85	5.90	5.96
16	3.00	3.65	4.05	4.33	4.56	4.74	4.90	5.03	5.15	5.26	5.35	5.44	5.52	5.59	5.66	5.73	5.79	5.84	5.90
17	2.98	3.63	4.02	4.30	4.52	4.70	4.86	4.99	5.11	5.21	5.31	5.39	5.47	5.54	5.61	5.67	5.73	5.79	5.84
18	2.97	3.61	4.00	4.28	4.49	4.67	4.82	4.96	5.07	5.17	5.27	5.35	5.43	5.50	5.57	5.63	5.69	5.74	5.79
19	2.96	3.59	3.98	4.25	4.47	4.65	4.79	4.92	5.04	5.14	5.23	5.31	5.39	5.46	5.53	5.59	5.65	5.7	5.76
20	2.95	3.58	3.96	4.23	4.45	4.62	4.77	4.90	5.01	5.11	5.20	5.28	5.36	5.45	5.49	5.55	5.61	5.66	5.71
24	2.92	3.53	3.90	4.17	4.37	4.54	4.68	4.81	4.92	5.01	5.10	5.18	5.25	5.32	5.38	5.44	5.49	5.55	5.59
30	2.89	3.49	3.85	4.10	4.30	4.46	4.6	4.72	4.83	4.92	5.00	5.08	5.15	5.21	5.27	5.33	5.38	5.43	5.47
40	2.88	3.44	3.79	4.04	4.23	4.39	4.52	4.63	4.74	4.82	4.90	4.98	5.04	5.11	5.16	5.22	5.27	5.31	5.36
60	2.83	3.4	3.74	3.98	4.16	4.31	4.44	4.55	4.65	4.73	4.81	4.88	4.94	5.0	5.06	5.11	5.15	5.2	5.24
120	2.80	3.36	3.68	3.92	4.10	4.24	4.36	4.47	4.56	4.64	4.71	4.78	4.84	4.90	4.95	5.00	5.04	5.09	5.13
∞	2.77	3.31	3.63	3.86	4.03	4.17	4.29	4.39	4.47	4.55	4.62	4.68	4.74	4.80	4.85	4.89	4.93	4.97	5.01

$\alpha=0.01$

f_e	k																		
	2	3	4	5	6	7	8	9	10	11	12	13	14	15	16	17	18	19	20
1	90.03	13.05	164.3	185.6	202.2	215.8	227.2	237.0	245.6	253.2	260.0	266.2	271.8	277.0	281.8	286.3	290.4	294.3	298.0
2	14.04	19.02	22.29	24.72	26.63	28.2 0	29.53	30.68	31.69	32.59	33.40	34.13	34.81	35.43	36.00	36.53	37.03	37.50	37.95
3	8.26	10.62	12.17	13.33	14.24	15.00	15.64	16.20	16.69	17.13	17.53	17.89	18.22	18.52	18.81	19.07	19.32	19.55	19.77
4	6.51	8.12	9.17	9.96	10.58	11.10	11.55	11.93	12.27	10.48	12.84	13.09	13.32	13.53	13.73	13.91	14.08	14.24	14.40
5	5.70	6.98	7.80	8.42	8.91	9.32	9.67	9.97	10.24	10.48	10.70	10.89	11.08	11.24	11.40	11.55	11.68	11.81	11.93
6	5.24	6.33	7.03	7.56	7.97	8.32	8.61	8.87	9.1	9.30	9.48	9.65	9.81	9.95	10.08	10.21	10.32	10.43	10.54
7	4.95	5.92	6.54	7.01	7.37	7.68	7.94	8.17	8.37	8.55	8.71	8.86	9.00	9.12	9.24	9.35	9.46	9.55	9.65
8	4.75	5.64	6.20	6.62	6.96	7.24	7.47	7.68	7.86	8.03	8.18	8.31	8.44	8.55	8.66	8.76	8.85	8.94	9.03
9	4.60	5.43	5.96	6.35	6.66	6.91	7.13	7.33	7.49	7.65	7.78	7.91	8.03	8.13	8.23	8.33	8.41	8.49	8.57
10	4.48	5.27	5.77	6.14	6.43	6.67	6.87	7.05	7.21	7.36	7.49	7.60	7.71	7.81	7.91	7.99	8.08	8.15	8.23
11	4.39	5.15	5.62	5.97	6.25	6.48	6.67	6.84	6.99	7.13	7.25	7.36	7.46	7.56	7.65	7.73	7.81	7.88	7.95
12	4.32	5.05	5.50	5.84	6.10	6.32	6.51	6.67	6.81	6.94	7.06	7.17	7.26	7.36	7.44	7.52	7.59	7.66	7.73
13	4.26	4.96	5.40	5.73	5.98	6.19	6.37	6.53	6.67	6.79	6.90	7.01	7.10	7.19	7.27	7.35	7.42	7.48	7.55
14	4.21	4.89	5.32	5.63	5.88	6.08	6.26	6.41	6.54	6.66	6.77	6.87	6.96	7.05	7.13	7.20	7.27	7.33	7.39
15	4.17	4.84	5.25	5.56	5.80	5.99	6.16	6.31	6.44	6.55	6.66	6.76	6.84	6.93	7.00	7.07	7.14	7.20	7.26
16	4.13	4.79	5.19	5.49	5.72	5.92	6.08	6.22	6.35	6.46	6.56	6.66	6.74	6.82	6.90	6.97	7.03	7.09	7.15
17	4.10	4.74	5.14	5.43	5.66	5.85	6.01	6.15	6.27	6.38	6.48	6.57	6.66	6.73	6.81	6.87	6.94	7.00	7.05
18	4.07	4.70	5.09	5.38	5.60	5.79	5.94	6.08	6.20	6.31	6.41	6.50	6.58	6.65	6.73	6.79	6.85	6.91	6.97
19	4.05	4.67	5.05	5.33	5.55	5.73	5.89	6.02	6.14	6.25	6.34	6.43	6.51	6.58	6.65	6.72	6.78	6.84	6.89
20	4.02	4.64	5.02	5.29	5.51	5.69	5.84	5.97	6.09	6.19	6.28	6.37	6.45	6.52	6.59	6.65	6.71	6.77	6.82
24	3.96	4.55	4.91	5.17	5.37	5.54	5.69	5.81	5.92	6.02	6.11	6.19	6.26	6.33	6.39	6.45	6.51	6.56	6.61
30	3.89	4.45	4.8	5.05	5.24	5.40	5.54	5.65	5.76	5.85	5.93	6.01	6.08	6.14	6.20	6.26	6.31	6.36	6.41
40	3.82	4.37	4.70	4.93	5.11	5.27	5.39	5.50	5.60	5.69	5.76	5.83	5.90	5.96	6.02	6.07	6.12	6.16	6.21
60	3.76	4.28	4.59	4.82	4.99	5.13	5.25	5.36	5.45	5.53	5.60	5.67	5.73	5.78	5.84	5.89	5.93	5.97	6.01
120	3.70	4.20	4.50	4.71	4.87	5.01	5.12	5.21	5.30	5.37	5.44	5.50	5.56	5.61	5.66	5.71	5.75	5.79	5.83
∞	3.64	4.12	4.40	4.60	4.76	4.88	4.99	5.08	5.16	5.23	5.29	5.35	5.40	5.45	5.49	5.54	5.57	5.61	5.65

8. 多重比较的 S 分布临界值表 $P\{S(k-1,f_e)>S_\alpha(k-1,f_e)\}=\alpha$

$\alpha=0.05$

f_e	\multicolumn{13}{c}{$k-1$}
	2	3	4	5	6	7	8	9	10	12	15	20	24	30
1	19.97	25.44	29.97	33.92	37.47	40.71	43.72	46.53	49.18	54.10	60.74	70.43	77.31	86.62
2	6.16	7.58	8.77	9.82	10.77	11.64	12.45	13.21	13.93	15.26	17.07	19.72	21.61	24.16
3	4.37	5.28	6.04	6.71	7.32	7.89	8.41	8.91	9.37	10.24	11.43	13.16	14.40	16.08
4	3.73	4.45	5.06	5.59	6.08	6.53	6.95	7.35	7.72	8.42	9.37	10.77	11.77	13.13
5	3.40	4.03	4.56	5.03	5.45	5.84	6.21	6.55	6.88	7.49	8.32	9.55	10.43	11.61
6	3.21	3.78	4.26	4.68	5.07	5.43	5.76	6.07	6.37	6.93	7.69	8.80	9.60	10.69
7	3.08	3.61	4.06	4.46	4.82	5.15	5.46	5.75	6.03	6.55	7.26	8.30	9.05	10.06
8	2.99	3.49	3.92	4.29	4.64	4.95	5.24	5.52	5.79	6.28	6.95	7.94	8.65	9.61
9	2.92	3.40	3.81	4.17	4.50	4.80	5.08	5.35	5.60	6.07	6.72	7.66	8.34	9.27
10	2.86	3.34	3.73	4.08	4.39	4.68	4.96	5.21	5.46	5.91	6.53	7.45	8.10	9.00
11	2.82	3.28	3.66	4.00	4.31	4.59	4.86	5.11	5.34	5.78	6.39	7.28	7.91	8.78
12	2.79	3.24	3.61	3.94	4.24	4.52	4.77	5.02	5.25	5.68	6.27	7.13	7.75	8.60
13	2.76	3.20	3.57	3.89	4.18	4.45	4.70	4.94	5.17	5.59	6.16	7.01	7.62	8.45
14	2.73	3.17	3.53	3.85	4.13	4.40	4.65	4.88	5.10	5.51	6.08	6.91	7.51	8.32
15	2.71	3.14	3.50	3.81	4.09	4.35	4.60	4.83	5.04	5.45	6.00	6.82	7.41	8.21
16	2.70	3.12	3.47	3.76	4.06	4.31	4.55	4.78	4.99	5.39	5.94	6.75	7.33	8.11
17	2.68	3.10	3.44	3.75	4.02	4.28	4.51	4.74	4.95	5.34	5.88	6.68	7.25	8.03
18	2.67	3.08	3.42	3.72	4.00	4.25	4.48	4.70	4.91	5.30	5.83	6.62	7.18	7.95
19	2.65	3.06	3.40	3.70	3.97	4.22	4.45	4.67	4.88	5.26	5.79	6.57	7.12	7.88
20	2.64	3.05	3.39	3.68	3.95	4.20	4.42	4.64	4.85	5.23	5.75	6.52	7.07	7.82
24	2.61	3.00	3.33	3.62	3.88	4.12	4.34	4.55	4.75	5.12	5.62	6.37	6.90	7.63
30	2.58	2.96	3.28	3.56	3.81	4.04	4.26	4.46	4.65	5.01	5.50	6.22	6.73	7.43
40	2.54	2.92	3.23	3.50	3.74	3.97	4.18	4.37	4.56	4.90	5.37	6.06	6.56	7.23
60	2.51	2.88	3.18	3.44	3.68	3.89	4.10	4.28	4.46	4.80	5.25	5.91	6.39	7.03
120	2.48	2.84	3.13	3.38	3.61	3.82	4.02	4.20	4.37	4.69	5.12	5.76	6.21	6.83

$\alpha=0.05$

f_e	\multicolumn{13}{c}{$k-1$}
	2	3	4	5	6	7	8	9	10	12	15	20	24	30
1	100.0	127.3	150.0	169.8	187.5	203.7	218.78	232.8	246.1	270.7	303.9	352.4	386.8	433.4
2	14.07	17.25	19.92	22.28	24.41	26.37	28.20	29.91	31.53	34.54	38.62	44.60	48.86	54.63
3	7.85	9.40	10.72	11.88	12.94	13.92	14.83	15.69	16.50	18.02	20.08	23.10	25.27	28.20
4	6.00	7.08	7.99	8.81	9.55	10.24	10.88	11.49	12.06	13.13	14.59	16.74	18.28	20.37
5	5.15	6.02	6.75	7.41	8.00	8.56	9.07	9.56	10.03	10.89	12.08	13.82	15.07	16.77
6	4.67	5.42	6.05	6.61	7.13	7.60	8.05	8.47	8.87	9.62	10.65	12.16	13.25	14.73
7	4.37	5.04	5.60	6.11	6.57	7.00	7.40	7.78	8.14	8.81	9.73	11.10	12.08	13.41
8	4.16	4.77	5.29	5.76	6.18	6.58	6.94	7.29	7.63	8.25	9.10	10.35	11.26	12.49
9	4.01	4.58	5.07	5.50	5.90	6.27	6.61	6.94	7.25	7.83	8.63	9.81	10.65	11.81
10	3.89	4.43	4.90	5.31	5.68	6.03	6.36	6.67	6.96	7.51	8.27	9.39	10.19	11.29
11	3.80	4.32	4.76	5.16	5.52	5.85	6.16	6.46	6.74	7.26	7.99	9.05	9.82	10.87
12	3.72	4.23	4.65	5.03	5.38	5.70	6.00	6.28	6.55	7.06	7.76	8.78	9.53	10.54
13	3.66	4.15	4.56	4.93	5.27	5.58	5.87	6.14	6.40	6.89	7.57	8.56	9.28	10.26
14	3.61	4.09	4.49	4.85	5.17	5.47	5.76	6.02	6.28	6.75	7.41	8.37	9.07	10.02
15	3.57	4.03	4.42	4.77	5.09	5.38	5.66	5.92	6.17	6.63	7.27	8.21	8.89	9.82
16	3.53	3.98	4.37	4.71	5.02	5.31	5.58	5.83	6.08	6.53	7.15	8.07	8.74	9.64
17	3.50	3.94	4.32	4.66	4.96	5.24	5.51	5.76	5.99	6.44	7.05	7.95	8.60	9.49
18	3.47	3.91	4.28	4.61	4.91	5.18	5.44	5.69	5.92	6.36	6.96	7.84	8.48	9.36
19	3.44	3.88	4.24	4.57	4.86	5.13	5.39	5.63	5.86	6.29	6.88	7.75	8.38	9.24
20	3.42	3.85	4.21	4.53	4.82	5.09	5.34	5.58	5.80	6.23	6.81	7.67	8.28	9.13
24	3.35	3.76	4.11	4.41	4.69	4.95	5.19	5.41	5.63	6.03	6.58	7.40	7.99	8.79
30	3.28	3.68	4.01	4.30	4.57	4.81	5.04	5.25	5.46	5.84	6.36	7.14	7.70	8.46
40	3.22	3.60	3.91	4.19	4.44	4.68	4.89	5.10	5.29	5.65	6.15	6.88	7.41	8.13
60	3.16	3.52	3.82	4.09	4.33	4.55	4.75	4.95	5.13	5.47	5.94	6.63	7.13	7.80
120	3.09	3.44	3.73	3.98	4.21	4.42	4.62	4.80	4.97	5.29	5.73	6.38	6.84	7.47

9. 总体率 p 置信区间(上一行 P=0.05,下一行 P=0.01)

m	1	2	3	4	5	6	7	8	9	10	12	14	16	18	20	1-α
1	0.013	0.008	0.006	0.005	0.004	0.004	0.003	0.003	0.003	0.002	0.002	0.002	0.001	0.001	0.001	0.95
	0.987	0.906	0.806	0.716	0.641	0.579	0.527	0.483	0.445	0.413	0.360	0.319	0.287	0.260	0.238	
	0.003	0.002	0.001	0.001	0.001	0.001	0.001	0.001	0.001	0.000	0.000	0.000	0.000	0.000	0.000	0.99
	0.997	0.959	0.889	0.815	0.746	0.685	0.632	0.585	0.544	0.509	0.449	0.402	0.363	0.331	0.304	
2	0.094	0.068	0.053	0.043	0.037	0.032	0.028	0.025	0.023	0.021	0.018	0.016	0.014	0.012	0.011	0.95
	0.992	0.932	0.853	0.777	0.710	0.651	0.600	0.556	0.518	0.484	0.428	0.383	0.347	0.317	0.292	
	0.041	0.029	0.023	0.019	0.016	0.014	0.012	0.011	0.010	0.009	0.008	0.007	0.006	0.005	0.005	0.99
	0.998	0.971	0.917	0.856	0.797	0.742	0.693	0.648	0.608	0.573	0.512	0.463	0.422	0.387	0.358	
3	0.194	0.147	0.118	0.099	0.085	0.075	0.067	0.060	0.055	0.050	0.043	0.038	0.034	0.030	0.028	0.95
	0.994	0.947	0.882	0.816	0.755	0.701	0.652	0.610	0.572	0.538	0.481	0.434	0.396	0.363	0.336	
	0.111	0.088	0.066	0.055	0.047	0.042	0.037	0.033	0.030	0.028	0.024	0.021	0.019	0.017	0.015	0.99
	0.999	0.977	0.934	0.882	0.830	0.781	0.735	0.693	0.655	0.621	0.561	0.510	0.468	0.432	0.401	
4	0.284	0.223	0.184	0.157	0.137	0.122	0.109	0.099	0.091	0.084	0.073	0.064	0.057	0.052	0.047	0.95
	0.995	0.957	0.901	0.843	0.788	0.738	0.692	0.651	0.614	0.581	0.524	0.476	0.437	0.403	0.374	
	0.185	0.144	0.118	0.100	0.087	0.077	0.069	0.062	0.057	0.053	0.045	0.040	0.036	0.032	0.029	0.99
	0.999	0.981	0.945	0.900	0.854	0.809	0.767	0.728	0.691	0.658	0.599	0.549	0.507	0.470	0.438	
5	0.359	0.290	0.245	0.212	0.187	0.167	0.151	0.139	0.128	0.118	0.103	0.091	0.082	0.075	0.068	0.95
	0.996	0.963	0.915	0.863	0.813	0.766	0.723	0.684	0.649	0.616	0.560	0.512	0.471	0.436	0.407	
	0.254	0.203	0.170	0.146	0.128	0.114	0.103	0.094	0.087	0.080	0.070	0.062	0.055	0.050	0.046	0.99
	0.999	0.984	0.953	0.913	0.872	0.831	0.791	0.755	0.720	0.688	0.631	0.582	0.539	0.502	0.470	
6	0.421	0.349	0.299	0.262	0.234	0.211	0.192	0.177	0.163	0.152	0.133	0.119	0.107	0.098	0.090	0.95
	0.996	0.968	0.925	0.878	0.833	0.789	0.749	0.711	0.677	0.646	0.590	0.543	0.502	0.467	0.436	
	0.315	0.258	0.219	0.191	0.169	0.152	0.138	0.127	0.117	0.109	0.095	0.085	0.076	0.069	0.064	0.99
	0.999	0.986	0.958	0.923	0.886	0.848	0.811	0.777	0.744	0.714	0.658	0.610	0.567	0.531	0.498	
7	0.473	0.400	0.348	0.308	0.277	0.251	0.230	0.213	0.198	0.184	0.163	0.146	0.132	0.121	0.111	0.95
	0.997	0.972	0.933	0.891	0.849	0.808	0.770	0.734	0.701	0.671	0.616	0.570	0.529	0.494	0.463	
	0.368	0.307	0.265	0.233	0.209	0.189	0.172	0.159	0.147	0.137	0.121	0.108	0.097	0.089	0.082	0.99
	0.999	0.988	0.963	0.931	0.897	0.862	0.828	0.795	0.764	0.735	0.681	0.634	0.592	0.555	0.522	
8	0.517	0.444	0.390	0.349	0.316	0.289	0.266	0.247	0.230	0.215	0.191	0.172	0.155	0.143	0.132	0.95
	0.997	0.975	0.940	0.901	0.861	0.823	0.787	0.753	0.722	0.692	0.639	0.593	0.553	0.518	0.487	
	0.415	0.352	0.307	0.272	0.245	0.223	0.205	0.189	0.176	0.165	0.146	0.131	0.119	0.109	0.100	0.99
	0.999	0.989	0.967	0.938	0.906	0.873	0.841	0.811	0.781	0.752	0.701	0.655	0.614	0.578	0.545	

10. 总体均数 λ 置信区间

c	0.95		0.99		c	0.95		0.99		c	0.95		0.99	
1	0.025	5.570	0.005	7.430	11	5.490	19.68	4.320	22.78	21	13.79	33.31	11.79	37.22
2	0.242	7.220	0.103	9.270	12	6.200	20.96	4.940	24.14	22	12.22	30.89	10.35	34.67
3	0.619	8.770	0.338	10.98	13	6.920	22.23	5.580	25.00	23	14.58	34.51	12.52	38.48
4	1.090	10.24	0.672	12.59	14	7.650	23.49	6.230	26.84	24	15.38	35.71	13.25	39.74
5	1.620	11.67	1.080	14.15	15	8.400	24.74	6.890	28.16	25	16.18	36.90	14.00	41.00
6	2.200	13.06	1.540	15.66	16	9.150	25.98	7.570	29.48	26	16.98	38.10	14.74	42.25
7	2.810	14.42	2.040	17.13	17	9.900	27.22	8.250	30.79	27	17.79	39.28	15.49	43.50
8	3.450	15.76	2.570	18.58	18	10.67	28.45	8.940	32.00	28	18.61	40.47	16.24	44.74
9	4.120	17.08	3.130	20.00	19	11.44	29.67	9.640	33.38	29	19.42	41.65	17.00	45.98
10	4.800	18.39	3.720	21.40	20	13.00	32.10	11.07	35.95	30	20.24	42.83	17.77	47.21

11. 游程个数检验 r 界值表

n_1	n_2 5	6	7	8	9	10	11	12	13	14	15	16	P
5	3~9	3~10	3~10	3~11	4~11	4~11	4	4	4	5	5	5	单0.05
	2~10	3~10	3~11	3~11	3	3	4	4	4	4	4	4	双0.05
6		3~11	4~11	4~12	4~12	5~12	5~13	5~13	5~13	5~13	6	6	单0.05
		3~11	3~12	3~12	4~13	4~13	4~13	4~13	5	5	5	5	双0.05
7			4~12	4~13	5~13	5~13	5~14	6~14	6~14	6~14	6~15	6~15	单0.05
			3~13	4~13	4~14	5~14	5~14	5~14	5~15	5~15	5~15	6	双0.05
8				5~13	5~14	6~14	6~15	6~15	6~15	7~16	7~16	7~16	单0.05
				4~14	5~14	5~15	5~15	6~16	6~16	6~16	6~17	6~17	双0.05
9					6~14	6~15	6~15	7~16	7~16	7~17	8~17	8~17	单0.05
					5~15	5~16	6~16	6~16	6~17	7~17	7~18	7~18	双0.05
10						6~16	7~16	7~17	8~17	8~17	8~18	8~18	单0.05
						6~16	6~17	7~17	7~18	7~18	8~18	8~19	双0.05

12. 配对秩和检验 T 界值表

n	单0.05	双0.05	单0.01	双0.01	n	单0.05	双0.05	单0.01	双0.01	n	单0.05	双0.05	单0.01	双0.01
5	0~15	~	~	~	13	21~70	17~74	12~79	9~82	21	67~164	58~173	49~182	42~189
6	2~19	0~21	~	~	14	25~80	21~84	15~90	12~93	22	75~178	65~188	55~198	48~205
7	3~25	2~26	0~28	~	15	30~90	25~95	19~101	15~105	23	83~193	73~203	62~214	54~222
8	5~31	3~33	1~35	0~36	16	35~101	29~107	23~113	19~117	24	91~209	81~219	69~231	61~239
9	8~37	5~40	3~42	1~44	17	41~112	34~119	27~126	23~130	25	100~225	89~236	76~249	68~257
10	10~45	8~47	5~50	3~52	18	47~124	40~131	32~139	27~144	26	110~241	98~253	84~267	75~276
11	13~53	10~56	7~59	5~61	19	53~137	46~144	37~153	32~158	27	119~259	107~271	92~286	83~295
12	17~61	13~65	9~69	7~71	20	60~150	52~158	43~167	37~173	28	130~276	116~290	101~305	91~315

13. 成组秩和检验 T 界值表

n_1	n_2-n_1 0	1	2	3	4	5	6	7	8	9	10	双侧P
3	5-16	6-18	6-21	7-23	7-26	8-28	8-31	9-33	10-35	10-38	11-40	0.05
	5-16	5-19	5-22	5-25	6-27	6-30	6-33	6-36	7-38	7-41	7-44	0.01
4	11-25	12-28	12-32	13-35	14-38	15-41	16-64	17-47	17-51	18-54	19-57	0.05
	9-27	10-30	10-34	11-37	11-41	12-45	12-48	13-51	13-55	14-58	15-61	0.01
5	18-37	19-41	20-45	21-49	22-53	24-56	25-60	26-64	27-68	29-71	30-75	0.05
	15-40	16-44	17-48	18-52	19-56	19-61	20-65	21-69	22-73	23-77	24-81	0.01
6	26-52	28-56	29-61	31-65	32-70	34-74	36-78	37-83	39-87	41-91	42-96	0.05
	23-55	24-60	25-65	27-69	28-74	29-79	30-84	31-89	32-94	34-98	35-103	0.01
7	37-68	39-73	41-78	43-83	45-88	46-94	48-99	50-104	52-109	54-114	56-119	0.05
	33-72	34-78	36-83	37-89	39-94	40-100	42-105	43-111	45-116	46-122	48-127	0.01
8	49-87	51-93	54-98	56-104	58-110	61-115	63-121	65-127	68-132	70-138	72-144	0.05
	44-92	46-98	47-105	49-111	51-117	53-123	55-129	57-135	59-141	61-147	62-154	0.01
9	63-108	66-114	68-121	71-127	74-133	77-139	79-146	82-152	85-158	88-164	90-171	0.05
	57-114	59-121	61-128	63-135	65-142	68-148	70-155	72-162	74-169	77-175	79-182	0.01
10	79-131	82-138	85-145	88-152	91-159	94-166	97-173	101-179	104-186	107-193	110-200	0.05
	71-139	74-146	76-154	79-161	81-168	84-176	87-183	89-191	92-198	95-205	97-213	0.01

14. 三样本秩和检验 H 界值表

N	n_1	n_2	n_3	单侧 0.05	单侧 0.01	N	n_1	n_2	n_3	单侧 0.05	单侧 0.01
9	3	3	3	5.60	7.20	11	4	4	3	5.60	7.14
	4	3	2	5.44	6.44		5	3	3	5.65	7.08
	4	4	1	4.97	6.67		5	4	2	5.27	7.12
	5	2	2	5.16	6.53		5	5	1	5.13	7.31
10	4	3	3	5.73	6.75	12	4	4	4	5.69	7.65
	4	4	2	5.45	7.04		5	4	3	5.63	7.44
	5	3	2	5.25	6.82		5	5	2	5.34	7.27
	5	4	1	4.99	6.95	15	5	5	5	5.78	7.98

15. 配伍秩和检验 M 界值表 ($P = 0.05$)

配伍 b	处理 k													
	2	3	4	5	6	7	8	9	10	11	12	13	14	15
2	–	–	20	38	64	96	138	192	258	336	429	538	664	808
3	–	18	37	64	104	158	225	311	416	542	691	865	1063	1292
4		26	52	89	144	217	311	429	574	747	950	1189	1460	1770
5	–	32	65	113	183	277	396	547	731	960	1210	1512	1859	2254
6	18	42	76	137	222	336	482	664	887	1155	1469	1831	2253	2738
7	24.5	50	92	167	272	412	591	815	1086	1410	1791	2233	2740	3316
8	32	50	105	190	310	471	676	931	1241	1612	2047	2552	3131	3790
9	24.5	56	118	214	349	529	760	1047	1396	1813	2302	2871	3523	4264
10	32	62	131	238	388	588	845	1164	1551	2014	2558	3189	3914	4737
11	40.5	66	144	261	427	647	929	1280	1706	2216	2814	3508	4305	5211
12	32	72	157	285	465	706	1013	1396	1862	2417	3070	3827	4697	5685
13	40.5	78	170	309	504	764	1098	1512	2017	2618	3326	4146	5088	6150
14	50	84	183	333	543	823	1182	1629	2172	2820	3581	4465	5479	6632
15	40.5	90	196	356	582	882	1267	1745	2327	3021	3837	4784	5871	7106

16. 相关系数 $P(|r| > r_{\frac{\alpha}{2}}) = \alpha$ 临界值表

f	α		f	α		f	α		f	α	
$n-2$	5%	1%	$n-2$	5%	1%	$n-2$	5%	1%	$n-2$	5%	1%
1	0.9969	0.9999	21	0.4132	0.5256	41	0.3008	0.3887	61	0.2480	0.3223
2	0.9500	0.9900	22	0.4044	0.5151	42	0.2973	0.3843	62	0.2461	0.3198
3	0.8783	0.9587	23	0.3961	0.5052	43	0.2940	0.3801	63	0.2441	0.3173
4	0.8114	0.9172	24	0.3882	0.4958	44	0.2907	0.3761	64	0.2423	0.3150
5	0.7545	0.8745	25	0.3809	0.4869	45	0.2876	0.3721	65	0.2404	0.3126
6	0.7067	0.8343	26	0.3739	0.4785	46	0.2845	0.3683	66	0.2387	0.3104
7	0.6664	0.7977	27	0.3673	0.4705	47	0.2816	0.3646	67	0.2369	0.3081
8	0.6319	0.7646	28	0.3610	0.4629	48	0.2787	0.3610	68	0.2352	0.3060
9	0.6021	0.7348	29	0.3550	0.4556	49	0.2759	0.3575	69	0.2335	0.3038
10	0.5760	0.7079	30	0.3494	0.4487	50	0.2732	0.3542	70	0.2319	0.3017
11	0.5529	0.6835	31	0.3440	0.4421	51	0.2706	0.3509	71	0.2303	0.2997
12	0.5324	0.6614	32	0.3388	0.4357	52	0.2681	0.3477	72	0.2287	0.2977
13	0.5140	0.6411	33	0.3338	0.4296	53	0.2656	0.3445	73	0.2272	0.2957
14	0.4973	0.6226	34	0.3291	0.4238	54	0.2632	0.3415	74	0.2257	0.2938
15	0.4821	0.6055	35	0.3246	0.4182	55	0.2609	0.3385	75	0.2242	0.2919
16	0.4683	0.5897	36	0.3202	0.4128	56	0.2586	0.3357	76	0.2227	0.2900
17	0.4555	0.5751	37	0.3160	0.4076	57	0.2564	0.3328	77	0.2213	0.2882
18	0.4438	0.5614	38	0.3120	0.4026	58	0.2542	0.3301	78	0.2199	0.2864
19	0.4329	0.5487	39	0.3081	0.3978	59	0.2521	0.3274	79	0.2185	0.2847
20	0.4227	0.5368	40	0.3044	0.3932	60	0.2500	0.3248	80	0.2172	0.2830

17. 常用正交表

(1) 2 水平表

$L_4(2^3)$

试验	列号		
	1	2	3
1	1	1	1
2	1	2	2
3	2	1	2
4	2	2	1

任二列间交互作用出现于另一列

$L_8(2^7)$

试验	列号						
	1	2	3	4	5	6	7
1	1	1	1	1	1	1	1
2	1	1	1	2	2	2	2
3	1	2	2	1	1	2	2
4	1	2	2	2	2	1	1
5	2	1	2	1	2	1	2
6	2	1	2	2	1	2	1
7	2	2	1	1	2	2	1
8	2	2	1	2	1	1	2

$L_8(2^7)$ 交互作用表

列号	列号					
	2	3	4	5	6	7
1	3	2	5	4	7	6
2		1	6	7	4	5
3			7	6	5	4
4				1	2	3
5					3	2
6						1

$L_{12}(2^{11})$

试验	列号										
	1	2	3	4	5	6	7	8	9	10	11
1	1	1	1	1	1	1	1	1	1	1	1
2	1	1	1	1	1	2	2	2	2	2	2
3	1	1	2	2	2	1	1	1	2	2	2
4	1	2	1	2	2	1	2	2	1	1	2
5	1	2	2	1	2	2	1	2	1	2	1
6	1	2	2	2	1	2	2	1	2	1	1
7	2	1	2	2	1	1	2	2	1	2	1
8	2	1	2	1	2	2	2	1	1	1	2
9	2	1	1	2	2	2	1	2	2	1	1
10	2	2	2	1	1	1	1	2	2	1	2
11	2	2	1	2	1	2	1	1	1	2	2
12	2	2	1	1	2	1	2	1	2	2	1

$L_{16}(2^{15})$

试验	列号														
	1	2	3	4	5	6	7	8	9	10	11	12	13	14	15
1	1	1	1	1	1	1	1	1	1	1	1	1	1	1	1
2	1	1	1	1	1	1	1	2	2	2	2	2	2	2	2
3	1	1	1	2	2	2	2	1	1	1	1	2	2	2	2
4	1	1	1	2	2	2	2	2	2	2	2	1	1	1	1
5	1	2	2	1	1	2	2	1	1	2	2	1	1	2	2
6	1	2	2	1	1	2	2	2	2	1	1	2	2	1	1
7	1	2	2	2	2	1	1	1	1	2	2	2	2	1	1
8	1	2	2	2	2	1	1	2	2	1	1	1	1	2	2
9	2	1	2	1	2	1	2	1	2	1	2	1	2	1	2
10	2	1	2	1	2	1	2	2	1	2	1	2	1	2	1
11	2	1	2	2	1	2	1	1	2	1	2	2	1	2	1
12	2	1	2	2	1	2	1	2	1	2	1	1	2	1	2
13	2	2	1	1	2	2	1	1	2	2	1	1	2	2	1
14	2	2	1	1	2	2	1	2	1	1	2	2	1	1	2
15	2	2	1	2	1	1	2	1	2	2	1	2	1	1	2
16	2	2	1	2	1	1	2	2	1	1	2	1	2	2	1

$L_{16}(2^{15})$ 交互作用表

列号	列号													
	2	3	4	5	6	7	8	9	10	11	12	13	14	15
1	3	2	5	4	7	6	9	8	11	10	13	12	15	14
2		1	6	7	4	5	10	11	8	9	14	15	12	13
3			7	6	5	4	11	10	9	8	15	14	13	12
4				1	2	3	12	13	14	15	8	9	10	11
5					3	2	13	12	15	14	9	8	11	10
6						1	14	15	12	13	10	11	8	9
7							15	14	13	12	11	10	9	8
8								1	2	3	4	5	6	7
9									3	2	5	4	7	6
10										1	6	7	4	5
11											7	6	5	4
12												1	2	3
13													3	2
14														1

NOTE

（2）3 水平表

$L_9(3^4)$

试验	1	2	3	4
1	1	1	1	1
2	1	2	2	2
3	1	3	3	3
4	2	1	2	3
5	2	2	3	1
6	2	3	1	2
7	3	1	3	2
8	3	2	1	3
9	3	3	2	1

任意两列的交互作用出现于另外二列

$L_{18}(3^7)$

试验	1	2	3	4	5	6	7
1	1	1	1	1	1	1	1
2	1	2	2	2	2	2	2
3	1	3	3	3	3	3	3
4	2	1	1	2	2	3	3
5	2	2	2	3	3	1	1
6	2	3	3	1	1	2	2
7	3	1	2	1	3	2	3
8	3	2	3	2	1	3	1
9	3	3	1	3	2	1	2
10	1	1	3	3	2	2	1
11	1	2	1	1	3	3	2
12	1	3	2	2	1	1	3
13	2	1	2	3	1	3	2
14	2	2	3	1	2	1	3
15	2	3	1	2	3	2	1
16	3	1	3	2	3	1	2
17	3	2	1	3	1	2	3
18	3	3	2	1	2	3	1

$L_{27}(3^{13})$

试验	1	2	3	4	5	6	7	8	9	10	11	12	13
1	1	1	1	1	1	1	1	1	1	1	1	1	1
2	1	1	1	1	2	2	2	2	2	2	2	2	2
3	1	1	1	1	3	3	3	3	3	3	3	3	3
4	1	2	2	2	1	1	1	2	2	2	3	3	3
5	1	2	2	2	2	2	2	3	3	3	1	1	1
6	1	2	2	2	3	3	3	1	1	1	2	2	2
7	1	3	3	3	1	1	1	3	3	3	2	2	2
8	1	3	3	3	2	2	2	1	1	1	3	3	3
9	1	3	3	3	3	3	3	2	2	2	1	1	1
10	2	1	2	3	1	2	3	1	2	3	1	2	3
11	2	1	2	3	2	3	1	2	3	1	2	3	1
12	2	1	2	3	3	1	2	3	1	2	3	1	2
13	2	2	3	1	1	2	3	2	3	1	3	1	2
14	2	2	3	1	2	3	1	3	1	2	1	2	3
15	2	2	3	1	3	1	2	1	2	3	2	3	1
16	2	3	1	2	1	2	3	3	1	2	2	3	1
17	2	3	1	2	2	3	1	1	2	3	3	1	2
18	2	3	1	2	3	1	2	2	3	1	1	2	3
19	3	1	3	2	1	3	2	1	3	2	1	3	2
20	3	1	3	2	2	1	3	2	1	3	2	1	3
21	3	1	3	2	3	2	1	3	2	1	3	2	1
22	3	2	1	3	1	3	2	2	1	3	3	2	1
23	3	2	1	3	2	1	3	3	2	1	1	3	2
24	3	2	1	3	3	2	1	1	3	2	2	1	3
25	3	3	2	1	1	3	2	3	2	1	2	1	3
26	3	3	2	1	2	1	3	1	3	2	3	2	1
27	3	3	2	1	3	2	1	2	1	3	1	3	2

$L_{27}(3^{13})$交互作用表

列号	2	3	4	5	6	7	8	9	10	11	12	13
1	3	2	2	6	5	5	9	8	8	12	11	11
	4	4	3	7	7	6	10	10	9	13	13	12
2		1	1	8	9	10	5	6	7	5	6	7
		4	3	11	12	13	11	12	13	8	9	10
3			1	9	10	8	7	5	6	6	7	5
			2	13	11	12	12	13	11	10	8	9
4				10	8	9	6	7	5	7	5	6
				12	13	11	13	11	12	9	10	8
5					1	1	2	3	4	2	4	3
					7	6	11	13	12	8	10	9
6						1	4	2	3	3	2	4
						5	13	12	11	10	9	8
7							3	4	2	4	3	2
							12	11	13	9	8	10
8								1	1	2	3	4
								10	9	5	7	6
9									1	4	2	3
									8	7	6	5
10										3	4	2
										6	5	7
11											1	1
											13	12
12												1
												11

（3）混合水平表

$L_8(4\times2^4)$

试验	列号				
	1	2	3	4	5
1	1	1	1	1	1
2	1	2	2	2	2
3	2	1	1	2	2
4	2	2	2	1	1
5	3	1	2	1	2
6	3	2	1	2	1
7	4	1	2	2	1
8	4	2	1	1	2

$L_{12}(3\times2^4)$

试验	列号				
	1	2	3	4	5
1	1	1	1	1	1
2	1	1	1	2	2
3	1	2	2	1	2
4	1	2	2	2	1
5	2	1	2	1	1
6	2	1	2	2	2
7	2	2	1	2	1
8	2	2	1	1	2
9	3	1	2	1	2
10	3	1	1	2	1
11	3	2	1	1	2
12	3	2	2	2	1

$L_{16}(4\times2^{13})$

试验	列号												
	1	2	3	4	5	6	7	8	9	10	11	12	13
	(1,2,3	2	3	4	7	8	9	10	11	12	13	14	15)
1	1	1	1	1	1	1	1	1	1	1	1	1	1
2	1	1	1	1	2	2	2	2	2	2	2	2	2
3	1	2	2	2	1	1	1	2	2	2	2	2	2
4	1	2	2	2	2	2	2	2	1	1	1	1	1
5	2	1	1	2	1	1	2	2	1	1	2	2	2
6	2	1	1	2	2	2	2	1	1	2	2	1	1
7	2	2	2	1	1	1	1	2	2	2	2	1	1
8	2	2	2	1	2	2	2	1	1	1	2	2	2
9	3	1	2	1	1	2	1	2	1	2	1	2	2
10	3	1	2	1	2	1	2	1	1	2	2	2	1
11	3	2	1	2	1	2	1	2	2	1	2	1	1
12	3	2	1	2	2	1	2	1	2	1	1	2	2
13	4	1	2	2	1	2	2	1	2	1	1	1	2
14	4	1	2	2	2	1	1	2	2	1	1	2	1
15	4	2	1	1	1	2	2	1	1	2	1	1	2
16	4	2	1	1	2	1	1	2	1	2	2	2	1

括号内的数字表示 $L_{16}(2^{15})$ 的列号

$L_{16}(4^2\times2^9)$

试验	列号										
	1	2	3	4	5	6	7	8	9	10	11
	(1,2,3	4,8,12	5	6	7	9	10	11	13	14	15)
1	1	1	1	1	1	1	1	1	1	1	1
2	1	2	1	1	1	2	2	2	2	2	2
3	1	3	2	2	2	1	1	1	2	2	2
4	1	4	2	2	2	2	2	2	1	1	1
5	2	1	1	2	2	1	1	2	1	2	2
6	2	2	1	2	2	2	2	1	2	1	1
7	2	3	2	1	1	1	1	2	2	1	1
8	2	4	2	1	1	2	2	1	1	2	2
9	3	1	2	1	2	1	2	2	1	2	1
10	3	2	2	1	2	2	1	1	2	1	2
11	3	3	1	2	1	1	2	2	2	1	2
12	3	4	1	2	1	2	1	1	1	2	1
13	4	1	2	2	1	1	2	1	2	2	1
14	4	2	2	2	1	2	1	2	1	1	2
15	4	3	1	1	2	1	2	1	1	2	2
16	4	4	1	1	2	2	1	2	2	1	1

括号内的数字表示 $L_{16}(2^{15})$ 的列号

$L_{18}(2\times3^7)$

试验	列号							
	1	2	3	4	5	6	7	8
1	1	1	1	1	1	1	1	1
2	1	1	2	2	2	2	2	2
3	1	1	3	3	3	3	3	3
4	1	2	1	1	2	2	3	3
5	1	2	2	2	3	3	1	1
6	1	2	3	3	1	1	2	2
7	1	3	1	2	1	3	2	3
8	1	3	2	3	2	1	3	1
9	1	3	3	1	3	2	1	2
10	2	1	1	3	3	2	2	1
11	2	1	2	1	1	3	3	2
12	2	1	3	2	2	1	1	3
13	2	2	1	2	3	1	3	2
14	2	2	2	3	1	2	1	3
15	2	2	3	1	2	3	2	1
16	2	3	1	3	2	3	1	2
17	2	3	2	1	3	1	2	3
18	2	3	3	2	1	2	3	1

18. 常用均匀表

$U_5(5^4)$

试验	列号			
	1	2	3	4
1	3	3	1	5
2	4	5	3	1
3	1	4	4	4
4	5	2	5	3
5	2	1	2	2

$U_5(5^4)$ 的使用表

s	列号			D
2	1	2		0.3100
3	1	2	3	0.4570

$U_7(7^6)$

试验	列号					
	1	2	3	4	5	6
1	7	5	4	7	5	6
2	1	1	3	6	3	4
3	3	3	6	1	4	7
4	6	2	2	2	6	2
5	4	6	1	3	1	5
6	2	7	5	4	7	3
7	5	4	7	5	2	1

$U_7(7^6)$ 的使用表

s	列号				D
2	1	3			0.2398
3	1	2	3		0.3721
4	1	2	3	4	0.4760

$U_9(9^5)$

试验	列号				
	1	2	3	4	5
1	1	2	4	7	8
2	2	4	8	5	7
3	3	6	3	3	6
4	4	8	7	1	5
5	5	1	6	8	4
6	6	3	6	6	3
7	7	5	1	4	2
8	8	7	5	2	1
9	9	9	9	9	9

$U_9(9^5)$ 的使用表

s	列号			D
2	1	3		0.1944
3	1	3	4	0.3102

$U_{11}(11^6)$

试验	列号					
	1	2	3	4	5	6
1	1	2	3	5	7	10
2	2	4	6	10	3	9
3	3	6	9	4	10	8
4	4	8	1	9	6	7
5	5	10	4	3	2	6
6	6	1	7	8	9	5
7	7	3	10	2	5	4
8	8	5	2	7	1	3
9	9	7	5	1	8	2
10	10	9	8	6	4	1
11	11	11	11	11	11	11

$U_{11}(11^6)$ 的使用表

s	列号				D
2	1	5			0.16328
3	1	4	5		0.2649
4	1	3	4	5	0.3528

$U_{13}(13^8)$

试验	列号							
	1	2	3	4	5	6	7	8
1	1	2	5	6	8	9	10	12
2	2	4	10	12	3	5	7	11
3	3	6	2	5	11	1	4	10
4	4	8	7	11	6	10	1	9
5	5	10	12	4	1	6	11	8
6	6	12	4	10	9	2	8	7
7	7	1	9	3	4	11	5	6
8	8	3	1	9	12	7	2	5
9	9	5	6	2	7	3	12	4
10	10	7	11	8	2	12	9	3
11	11	9	3	1	10	8	6	2
12	12	11	8	7	5	4	3	1
13	13	13	13	13	13	13	13	13

$U_{13}(13^8)$ 的使用表

s	列					D
2	1	3				0.1405
3	1	4	7			0.2308
4	1	4	5	7	5	0.3107
5	1	4	5	6	7	0.3814

19. 百分率与概率单位换算表

%	0.0	0.1	0.2	0.3	0.4	0.5	0.6	0.7	0.8	0.9
0	-	1.91	2.12	2.25	2.35	2.42	2.49	2.54	2.59	2.63
1	2.67	2.71	2.74	2.77	2.80	2.83	2.86	2.88	2.90	2.93
2	2.95	2.97	2.99	3.00	3.02	3.04	3.06	3.07	3.09	3.10
3	3.12	3.13	3.15	3.16	3.17	3.19	3.20	3.21	3.23	3.24
4	3.25	3.26	3.27	3.28	3.29	3.30	3.32	3.33	3.34	3.35
5	3.36	3.36	3.37	3.38	3.39	3.40	3.41	3.42	3.43	3.44
6	3.45	3.45	3.46	3.47	3.48	3.49	3.49	3.50	3.51	3.52
7	3.52	3.53	3.54	3.55	3.55	3.56	3.57	3.57	3.58	3.59
8	3.59	3.60	3.61	3.61	3.62	3.63	3.63	3.64	3.65	3.65
9	3.66	3.67	3.67	3.68	3.68	3.69	3.70	3.70	3.71	3.71
10	3.72	3.72	3.73	3.74	3.74	3.75	3.75	3.76	3.76	3.77
11	3.77	3.78	3.78	3.79	3.79	3.80	3.80	3.81	3.81	3.82
12	3.83	3.83	3.84	3.84	3.84	3.85	3.85	3.86	3.86	3.87
13	3.87	3.88	3.88	3.89	3.89	3.90	3.90	3.91	3.91	3.92
14	3.92	3.92	3.93	3.93	3.94	3.94	3.95	3.95	3.96	3.96
15	3.96	3.97	3.97	3.98	3.98	3.98	3.99	3.99	4.00	4.00
16	4.01	4.01	4.01	4.02	4.02	4.03	4.03	4.03	4.04	4.04
17	4.05	4.05	4.05	4.06	4.06	4.07	4.07	4.07	4.08	4.08
18	4.08	4.09	4.09	4.10	4.10	4.11	4.11	4.11	4.12	4.12
19	4.12	4.13	4.13	4.14	4.14	4.14	4.15	4.15	4.15	4.15
20	4.16	4.16	4.17	4.17	4.17	4.18	4.18	4.18	4.19	4.19
21	4.19	4.20	4.20	4.20	4.21	4.21	4.21	4.22	4.22	4.22
22	4.23	4.23	4.23	4.24	4.24	4.24	4.25	4.25	4.25	4.26
23	4.26	4.26	4.27	4.27	4.27	4.28	4.28	4.28	4.29	4.29
24	4.29	4.30	4.30	4.30	4.31	4.31	4.31	4.32	4.32	4.32
25	4.33	4.33	4.33	4.33	4.34	4.34	4.34	4.35	4.35	4.35
26	4.36	4.36	4.36	4.37	4.37	4.37	4.38	4.38	4.38	4.38
27	4.39	4.39	4.39	4.40	4.40	4.40	4.41	4.41	4.41	4.41
28	4.42	4.42	4.42	4.43	4.43	4.43	4.43	4.44	4.44	4.44
29	4.45	4.45	4.45	4.46	4.46	4.46	4.46	4.47	4.47	4.47
30	4.48	4.48	4.48	4.48	4.49	4.49	4.49	4.50	4.50	4.50
31	4.50	4.51	4.51	4.51	4.52	4.52	4.52	4.52	4.53	4.53
32	4.53	4.54	4.54	4.54	4.54	4.55	4.55	4.55	4.55	4.56
33	4.56	4.56	4.57	4.57	4.57	4.57	4.58	4.58	4.58	4.58
34	4.59	4.59	4.59	4.60	4.60	4.60	4.60	4.61	4.61	4.61
35	4.61	4.62	4.62	4.62	4.63	4.63	4.63	4.63	4.64	4.64
36	4.64	4.64	4.65	4.65	4.65	4.65	4.66	4.66	4.66	4.67
37	4.67	4.67	4.67	4.68	4.68	4.68	4.68	4.69	4.69	4.69
38	4.69	4.70	4.70	4.70	4.71	4.71	4.71	4.71	4.72	4.72
39	4.72	4.72	4.73	4.73	4.73	4.73	4.74	4.74	4.74	4.74
40	4.75	4.75	4.75	4.75	4.76	4.76	4.76	4.76	4.77	4.77
41	4.77	4.78	4.78	4.78	4.78	4.79	4.79	4.79	4.79	4.80
42	4.80	4.80	4.80	4.81	4.81	4.81	4.81	4.82	4.82	4.82
43	4.82	4.83	4.83	4.83	4.83	4.84	4.84	4.84	4.84	4.85
44	4.85	4.85	4.85	4.86	4.86	4.86	4.86	4.87	4.87	4.87
45	4.87	4.88	4.88	4.88	4.88	4.89	4.89	4.89	4.89	4.90
46	4.90	4.90	4.90	4.91	4.91	4.91	4.91	4.92	4.92	4.92
47	4.92	4.93	4.93	4.93	4.93	4.94	4.94	4.94	4.94	4.95
48	4.95	4.95	4.95	4.96	4.96	4.96	4.96	4.97	4.97	4.97
49	4.97	4.98	4.98	4.98	4.99	4.99	4.99	4.99	5.00	5.00
50	5.00	5.00	5.00	5.01	5.01	5.01	5.01	5.02	5.02	5.02
51	5.03	5.03	5.03	5.03	5.04	5.04	5.04	5.04	5.05	5.05
52	5.05	5.05	5.06	5.06	5.06	5.06	5.07	5.07	5.07	5.07
53	5.08	5.08	5.08	5.08	5.09	5.09	5.09	5.09	5.10	5.10
54	5.10	5.10	5.11	5.11	5.11	5.11	5.12	5.12	5.12	5.12
55	5.13	5.13	5.13	5.13	5.14	5.14	5.14	5.14	5.15	5.15
56	5.15	5.15	5.16	5.16	5.16	5.16	5.17	5.17	5.17	5.18
57	5.18	5.18	5.18	5.18	5.19	5.19	5.19	5.19	5.20	5.20
58	5.20	5.20	5.21	5.21	5.21	5.21	5.22	5.22	5.22	5.22
59	5.23	5.23	5.23	5.24	5.24	5.24	5.24	5.25	5.25	5.25
60	5.25	5.26	5.26	5.26	5.26	5.27	5.27	5.27	5.27	5.28
61	5.28	5.28	5.28	5.29	5.29	5.29	5.29	5.30	5.30	5.30
62	5.31	5.31	5.31	5.31	5.32	5.32	5.32	5.32	5.33	5.33
63	5.33	5.33	5.34	5.34	5.34	5.35	5.35	5.35	5.35	5.36
64	5.36	5.36	5.36	5.37	5.37	5.37	5.37	5.38	5.38	5.38
65	5.39	5.39	5.39	5.39	5.40	5.40	5.40	5.40	5.41	5.41
66	5.41	5.42	5.42	5.42	5.42	5.43	5.43	5.43	5.43	5.44
67	5.44	5.44	5.45	5.45	5.45	5.45	5.46	5.46	5.46	5.46
68	5.47	5.47	5.47	5.48	5.48	5.48	5.48	5.49	5.49	5.49
69	5.50	5.50	5.50	5.50	5.51	5.51	5.51	5.52	5.52	5.52
70	5.52	5.53	5.53	5.53	5.54	5.54	5.54	5.54	5.55	5.55
71	5.55	5.56	5.56	5.56	5.57	5.57	5.57	5.57	5.58	5.58
72	5.58	5.59	5.59	5.59	5.59	5.60	5.60	5.60	5.61	5.61
73	5.61	5.62	5.62	5.62	5.63	5.63	5.63	5.64	5.64	5.64
74	5.64	5.65	5.65	5.65	5.66	5.66	5.66	5.67	5.67	5.67
75	5.67	5.68	5.68	5.68	5.69	5.69	5.69	5.70	5.70	5.70
76	5.71	5.71	5.71	5.72	5.72	5.72	5.73	5.73	5.73	5.74
77	5.74	5.74	5.75	5.75	5.75	5.76	5.76	5.76	5.77	5.77
78	5.77	5.78	5.78	5.78	5.79	5.79	5.79	5.80	5.80	5.80
79	5.81	5.81	5.81	5.82	5.82	5.82	5.83	5.83	5.83	5.84
80	5.84	5.85	5.85	5.85	5.86	5.86	5.86	5.87	5.87	5.87
81	5.88	5.88	5.89	5.89	5.89	5.90	5.90	5.90	5.91	5.91
82	5.92	5.92	5.92	5.93	5.93	5.93	5.94	5.94	5.95	5.95
83	5.95	5.96	5.96	5.97	5.97	5.97	5.98	5.98	5.99	5.99
84	5.99	6.00	6.00	6.01	6.01	6.02	6.02	6.02	6.03	6.03
85	6.04	6.04	6.04	6.05	6.05	6.06	6.06	6.07	6.07	6.08
86	6.08	6.08	6.09	6.09	6.10	6.10	6.11	6.11	6.12	6.12
87	6.13	6.13	6.14	6.14	6.15	6.15	6.16	6.16	6.17	6.17
88	6.17	6.18	6.18	6.19	6.20	6.20	6.21	6.21	6.22	6.22
89	6.23	6.23	6.24	6.24	6.25	6.25	6.26	6.26	6.27	6.28
90	6.28	6.29	6.29	6.30	6.30	6.31	6.32	6.32	6.33	6.33
91	6.34	6.35	6.35	6.36	6.37	6.37	6.38	6.39	6.39	6.40
92	6.41	6.41	6.42	6.43	6.43	6.44	6.45	6.45	6.46	6.47
93	6.48	6.48	6.49	6.50	6.51	6.51	6.52	6.53	6.54	6.55
94	6.55	6.56	6.57	6.58	6.59	6.60	6.61	6.62	6.63	6.64
95	6.64	6.65	6.66	6.67	6.68	6.70	6.71	6.72	6.73	6.74
96	6.75	6.76	6.77	6.79	6.80	6.81	6.83	6.84	6.85	6.87
97	6.88	6.90	6.91	6.93	6.94	6.96	6.98	7.00	7.01	7.03
98	7.05	7.07	7.10	7.12	7.14	7.17	7.20	7.23	7.26	7.29
99	7.33	7.37	7.41	7.46	7.51	7.58	7.65	7.75	7.88	8.09

NOTE

20. Spearman 等级相关 r_s 界值表

n	单0.1 / 双0.2	0.05 / 0.1	0.025 / 0.05	0.01 / 0.02	0.005 / 0.01	0.0025 / 0.005	n	单0.1 / 双0.2	0.05 / 0.1	0.025 / 0.05	0.01 / 0.02	0.005 / 0.01	0.0025 / 0.005
4	1.000	1.000					28	0.250	0.317	0.375	0.440	0.483	0.522
5	0.800	0.900	1.000	1.000			29	0.245	0.312	0.368	0.433	0.475	0.513
6	0.657	0.829	0.886	0.943	1.000	1.000	30	0.240	0.306	0.362	0.425	0.467	0.504
7	0.571	0.714	0.786	0.893	0.929	0.964	31	0.236	0.301	0.356	0.418	0.459	0.496
8	0.524	0.643	0.738	0.833	0.881	0.905	32	0.232	0.296	0.350	0.412	0.452	0.489
9	0.483	0.600	0.700	0.783	0.833	0.867	33	0.229	0.291	0.345	0.405	0.446	0.284
10	0.455	0.564	0.648	0.745	0.794	0.830	34	0.225	0.287	0.340	0.399	0.439	0.475
11	0.427	0.536	0.618	0.709	0.755	0.800	35	0.222	0.283	0.335	0.394	0.433	0.468
12	0.406	0.503	0.587	0.678	0.727	0.769	36	0.219	0.279	0.330	0.388	0.427	0.462
13	0.385	0.484	0.560	0.648	0.703	0.747	37	0.216	0.275	0.325	0.382	0.421	0.456
14	0.367	0.464	0.538	0.626	0.679	0.723	38	0.212	0.271	0.321	0.378	0.415	0.450
15	0.354	0.446	0.521	0.604	0.654	0.700	39	0.210	0.267	0.317	0.373	0.410	0.444
16	0.341	0.429	0.503	0.582	0.635	0.679	40	0.207	0.264	0.313	0.368	0.405	0.439
17	0.328	0.414	0.485	0.566	0.615	0.662	41	0.204	0.261	0.309	0.364	0.400	0.433
18	0.317	0.401	0.472	0.550	0.600	0.643	42	0.202	0.257	0.305	0.359	0.395	0.428
19	0.309	0.391	0.460	0.535	0.584	0.628	43	0.199	0.254	0.301	0.355	0.391	0.423
20	0.299	0.380	0.447	0.520	0.570	0.612	44	0.197	0.251	0.298	0.351	0.386	0.419
21	0.292	0.370	0.435	0.508	0.556	0.599	45	0.194	0.248	0.294	0.347	0.382	0.414
22	0.284	0.361	0.425	0.496	0.544	0.586	46	0.192	0.246	0.291	0.343	0.378	0.410
23	0.276	0.353	0.415	0.486	0.532	0.573	47	0.190	0.243	0.288	0.340	0.374	0.405
24	0.271	0.344	0.406	0.476	0.521	0.562	48	0.188	0.240	0.285	0.336	0.370	0.401
25	0.265	0.337	0.398	0.466	0.511	0.551	49	0.186	0.238	0.282	0.333	0.366	0.397
26	0.259	0.331	0.390	0.457	0.501	0.541	50	0.184	0.235	0.279	0.329	0.363	0.393
27	0.255	0.324	0.382	0.448	0.491	0.531	60		0.214	0.255	0.300	0.331	

21. Kendall 等级相关 r_k 界值表

f	单侧P 0.05	单侧P 0.01	f	单侧P 0.05	单侧P 0.01	f	单侧P 0.05	单侧P 0.01
5	0.800	1.000	17	0.309	0.426	29	0.222	0.310
6	0.733	0.867	18	0.294	0.412	30	0.218	0.301
7	0.619	0.810	19	0.287	0.392	31	0.213	0.295
8	0.571	0.714	20	0.274	0.379	32	0.210	0.290
9	0.500	0.667	21	0.267	0.371	33	0.205	0.288
10	0.467	0.600	22	0.264	0.359	34	0.201	0.280
11	0.418	0.564	23	0.257	0.352	35	0.197	0.277
12	0.394	0.545	24	0.246	0.341	36	0.194	0.273
13	0.359	0.513	25	0.240	0.333	37	0.192	0.267
14	0.363	0.473	26	0.237	0.329	38	0.189	0.263
15	0.333	0.467	27	0.231	0.322	39	0.188	0.260
16	0.317	0.433	28	0.228	0.312	40	0.185	0.256